Remo Rittiner

Das große Ayur-Yoga-Praxisbuch

W0279267

vianova
Verlag Via Nova

Remo Rittiner

DAS GROSSE AYUR-YOGA PRAXISBUCH

Yoga-Programme für Gesundheit,
Vitalität und geistige Kraft

vianova
Verlag Via Nova

Wichtiger Hinweis:

Die in diesem Buch veröffentlichten Übungen wurden vom Verfasser und vom Verlag sorgfältig erarbeitet und geprüft. Eine Garantie kann dennoch nicht übernommen werden. Eine Haftung des Verfassers bzw. des Verlags für Personen-, Sach- und Vermögensschäden ist ausgeschlossen.

1. Auflage 2017

Verlag Via Nova, Alte Landstr. 12, 36100 Petersberg

Telefon: (06 61) 6 29 73

Fax: (06 61) 96 79 560

E-Mail: info@verlag-vianova.de

Internet: www.verlag-vianova.de

Umschlaggestaltung: Guter Punkt, München

Lektorat: Susanne Klein, Hamburg

Satz: Sebastian Carl, Amerang

Druck und Verarbeitung: Appel und Klinger, 96277 Schneckenlohe

ISBN 978-3-86616-433-8

Danksagung

Danke an alle Yoga-LehrerInnen, die Yoga mit anderen Menschen teilen und geteilt haben.

Danke an T. Krishnamacharya für die Vermittlung der Yoga-Tradition und die Anpassung des Yoga an die moderne Zeit.

Danke an meine Yoga-Lehrer A. Mohan, Sriram, Gary Kraftsow, Mukunda Stiles, von denen ich viel gelernt habe über Yoga.

Danke an die vielen Yoga-SchülerInnen und Yoga-Therapie-KlientInnen, von denen ich so viel lerne, um Ayur-Yoga an den Menschen anzupassen und ständig weiterzuentwickeln.

Danke an alle meine Yoga-LehrerInnen und Yoga-TherapeutInnen, die Ayur-Yoga auf ihre eigene Art authentisch weitergeben und in die Welt bringen.

Danke an Kathrin Rick und Susanne Klein für die wertvolle Überarbeitung und die Korrekturen am Text.

Danke an Christoph Kraft für den Input und die wertvollen Ergänzungen zu den Yoga-Programmen.

Danke an meine liebe Frau Kanya, die mich so liebevoll unterstützt in all meinen Projekten.

Ganz herzlichen Dank an die Fotomodelle Ulrike Wagner und Claudia Rauer, die die Ayur-YogalehrerInnenausbildung in Leipzig leiten, an Marion Sütterlin, die die Ayur-YogalehrerInnenausbildung in Konstanz leitet, an Kerstin Franke, die die Ayur-YogalehrerInnenausbildung in Spanien leitet, an die Yogalehrerin Franziska Golling aus Augsburg und den Yogalehrer Jan Rehfeld aus Kassel.

Lieber Werner Vogel vom Via Nova Verlag,
Herzlichen Dank für deine Güte, deine Offenheit und Unterstützung.
Du hast den Körper im Juni 2017 in tiefem Gott- Vertrauen verlassen.
In meinem Herzen wirst du immer weiterleben.
Tief verbunden
in ewiger Freundschaft widme ich dir dieses Buch
und werde alles tun, damit es ein großer Erfolg wird,
denn das haben wir miteinander so besprochen,
bevor du gegangen bist.
Herzlichst dein Remo Rittiner

Inhaltsverzeichnis

Vorwort

Es ist spannend zu sehen, wie das Leben stets neu seine überraschenden Fäden spinnt …

Remo Rittiner ist einer der erfahrensten und profiliertesten Yoga-Lehrer Europas. Zahllose Menschen hat er schon im Yoga unterrichtet und ausgebildet. Viele seiner Schüler wurden selbst zu erfolgreichen Lehrern, die heute das tiefe Wissen aus der Tradition des Ayur-Yoga auf hilfreiche Weise weitergeben.

Als er mich das erste Mal kontaktierte, um mir ein sehr freundliches Feedback zu einem meiner Bücher zu geben, spürte ich sofort, dass hier ein Mensch schreibt, der um die Tiefe des Yoga weiß, ein Praktiker und Lehrer, dem es bei allem Üben und Unterrichten im Yoga vor allem um das geht, was er selbst den *inneren Meister* nennt, jene tiefere Wirklichkeit, die in uns allen lebendig ist, zu der wir aber meist nur wenig Kontakt haben und deshalb immer wieder Leid und Frustration erfahren.

Unserer inneren Wahrheit nachzuspüren, in Kontakt mit ihr zu kommen, sie als unser eigentliches Wesen zu erkennen und aus ihr heraus zu leben und zu handeln, ist das Anliegen des Yoga. Remo Rittiner, dessen Unterricht alle wichtigen Aspekte des Yoga integriert – von der Philosophie bis hin zur konkreten Körperpraxis –, lässt uns in der persönlichen Begegnung wie auch in diesem Buch stets spüren, dass es ihm um diese Tiefendimension des Yoga geht. Dass nun ich, dessen Bücher vor allem von der Philosophie und den ursprünglichen Wurzeln des Yoga handeln, ein Vorwort zu diesem Buch schreiben darf, das sich schwerpunktmäßig mit der Körperpraxis des Yoga beschäftigt, mag deshalb nur vordergründig betrachtet ungewöhnlich erscheinen. Ob es um die Philosophie geht, um den Atem oder die Körperarbeit: Alle Methoden des Yoga zielen auf den *inneren Meister* ab.

Nachdem Remo Rittiner bereits zu zwei der drei Hauptaspekte des Ayur-Yoga Bücher vorgelegt hat, nämlich zu den Themenkreisen der Heilung und der spirituellen Entwicklung, baten seine Schüler ihn, auch das dritte große Thema, die Asanas, in einem Buch zu behandeln. Dass der Autor dieser Bitte gefolgt ist und jetzt dieses Buch vorlegt, zeigt, wie nah an den Herzen seiner Schüler er ist.

Und Rittiner wäre nicht Rittiner, wenn sein Buch ausschließlich den Asanas vorbehalten wäre. Ayur-Yoga versteht sich als ganzheitliche Disziplin zur Verbesserung unserer Gesundheit und unseres Wohlbefindens und schließt den Atem deshalb ebenso mit ein wie die Philosophie, die Meditation und Ayurveda, das traditionelle System indischer Medizin; zudem die Erkenntnisse der westlichen Medizin und Psychologie. Als solches ist dieses Buch eine Begegnung von östlicher Tradition und westlicher Wissenschaft. Rittiner baut Brücken.

Dass dieses Buch ausführlich in Wort und Bild auf die Asanas eingeht, muss in diesem Vorwort nicht betont werden. Deshalb möchte ich zwei andere Themenkreise erwähnen, die das Buch einrahmen und von besonderem Wert für alle Yoga-Praktizierenden und Yoga-Lehrer sind.

Da sind zum einen die *neun Grundprinzipien des Ayur-Yoga,* die wichtigen Fragen nachgehen, wie man sie in Yoga-Büchern über Asanas sonst nicht finden wird, zum Beispiel zu unserer inneren Haltung und geistigen Ausrichtung oder unseren tief liegenden Überzeugungen. Zu den Grundprinzipien des Ayur-Yoga gehören zudem (um nur beispielshaft zwei weitere Punkte zu nennen) ein klares Bekenntnis zur präzisen anatomischen Ausrichtung der Asanas sowie die systematische Integration des Atemprozesses in die Yoga-Praxis. All das bekommt ausführlich Raum in diesem Buch.

Besonders hinweisen möchte ich noch auf die *neun Erfolgsprinzipien für Yoga-Lehrende und Yoga-Übende.* Die Yoga-Welt, so sagte mir einmal ein Freund, ebenfalls ein erfolgreicher Lehrer, sei ein Haifischbecken. Damit meinte er die große Konkurrenz, die auf dem „Yoga-Markt" herrsche (ja, Yoga ist ein großer Markt geworden!), und dass es schwierig geworden sei, Yoga als Beruf auszuüben, was natürlich auch meint, diesen Beruf *mit Erfolg* auszuüben.

Kapitel 1 · Ursprung und Geschichte des Ayur-Yoga

Die Wurzeln des Yoga

Yoga als Begriff existiert bereits seit etwa 3000 Jahren und yogische Prinzipien wurden schon lange vorher unter anderem in den Veden, den alten indischen Weisheitslehren, erwähnt. In den Upanishaden wird Yoga als Weg empfohlen, um Brahman zu erreichen. Einige der heutigen Namen für Asanas (Körperhaltungen) sind auf die verschiedenen Upanishaden zurückzuführen. Die Yoga-Philosophie nach Patanjali, die *Yoga-Sutren*, sind etwa zwischen 200 vor Christus und 200 nach Christus aufgezeichnet worden. Sie sind eine wichtige Quelle für die Philosophie des Ayur-Yoga. Hatha-Yoga, der körperbetonte Yoga, wie er heute auf der ganzen Welt praktiziert wird, ist hingegen erst ca. seit dem 14. Jahrhundert und mit der Entstehung einer wichtigen Yoga-Schrift, der *Hatha-Yoga Pradipika,* bekannt.

Die Hatha-Yoga Pradipika ist ein Text über Yoga mit 643 Versen, der im 14. Jahrhundert von dem indischen Tantriker Svatmarama verfasst wurde. Später, ungefähr im 17. Jahrhundert, entstand die *Gheranda Samhita*, ein bekanntes Werk über Hatha-Yoga, das aus etwa 300 bis 450 Versen besteht. Die *Yoga Yajnavalkya Samhita* gilt ebenfalls als sehr alter Text und umfasst 462 Verse, in denen ein Dialog zwischen dem Weisen Yajnavalkya und seiner Frau Gargi beschrieben wird. Dieser Text wurde von A. Mohan vom Sanskrit in die englische Sprache übersetzt. Eine weitere Yoga-Schrift, die *Yoga Rahasya,* ist ein Text mit 267 Versen und wurde von Nathamuni, einem Yogi aus dem 9. Jahrhundert, verfasst. Ursprünglich glaubte man, der Text sei verschwunden, bis der indische Yoga-Meister T. Krishnamacharya (1888–1989) ihn wiederentdeckte und zur Verfügung stellte. Und schließlich möchte ich noch die *Yoga Makaranda* erwähnen. Sie wurde 1934 veröffentlicht und war Krishnamacharyas erstes Buch, in dem auch zum ersten Mal die Asana-Praxis in der Vinyasa-Krama-Form präsentiert wird. Es gibt darüber hinaus noch viele weitere indische Textquellen, die Yoga erwähnen, aber nur wenige davon sind in deutscher Übersetzung erhältlich. Im Literaturverzeichnis dieses Buches findest du eine Übersicht von Büchern und alten Yoga-Texten.

T. Krishnamacharya hat maßgeblichen Anteil an der Verbreitung des Yoga in der ganzen Welt. Viele seiner bekannten Schüler, wie sein Sohn T. K. V. Desikachar, B. K. S. Iyengar oder K. Pattabhi Jois, die alle nicht mehr leben, haben Krishnamacharyas Lehren in die Welt gebracht. Meine wichtigsten Yoga-Lehrer, A. Mohan, Gary Kraftsow und Sriram, bei denen ich Yoga studierte und praktizierte, sind alle in dieser Yoga-Tradition von Krishnamacharya verankert und geben diese in unterschiedlicher Weise weiter. Für mich war es ein große Hilfe und Inspiration, von solch kompetenten Lehrern zu lernen. Dafür empfinde ich tiefe Dankbarkeit und Freude.

Wie ich zum Yoga kam und die Geschichte des Ayur-Yoga

Meinen ersten richtigen Beruf, als Sozialpädagoge, erlernte ich relativ spät, als ich bereits 27 Jahre alt war, nachdem ich lange Zeit nichts gefunden hatte, was mich wirklich begeisterte. Während dieser Zeit entdeckte ich Yoga und kam in Kontakt mit dem bekannten indischen Yoga-Lehrer Selvarajan Yesudian, der in Zürich unterrichtete. Es wurde zu einer Begegnung, die mein Leben maßgeblich veränderte. Fasziniert von der Ruhe und Weisheit, die Yesudian ausstrahlte, spürte ich sofort, dass dies der innere Weg war, den ich gehen wollte. So besuchte ich regelmäßig seinen Yoga-Unterricht und fand dort, was ich suchte: Ruhe, Gelassenheit und Frieden. Die persönlichen Gespräche mit Yesudian haben mich innerlich so tief berührt, dass bereits damals eine innere Wandlung in mir stattfand, die ich kaum in Worte fassen kann. Yoga hat mich verzaubert und in den Bann gezogen – bis zum heutigen Tag. Es gibt keine Zufälle, und so kam es, dass ich in einer Weiterbildung für Sozialpädagogen gebeten wurde, eine Yoga-Stunde zu unterrichten. Diese Einladung und Chance nahm ich sofort an! Erstaunlicherweise fiel es mir ganz leicht, Yoga zu unterrichten, und mir schien es, als hätte ich dies schon lange zuvor gemacht. Nach der Yoga-Stunde kam eine Kollegin auf mich zu und meinte, ich sei zwar ein netter Sozialpädagoge, aber meine eigentliche Berufung liege im Lehren des Yoga. Sie sagte: „Du bist der geborene Yoga-Lehrer." Dem stimmte ich sofort zu, und in derselben Nacht träumte ich davon, nach Indien zu reisen und bei einem indischen Yoga-Meister Yoga zu lernen.

So begann ich zu suchen, wer denn dieser Meister sein könnte, und fand in einer Buchhandlung die Antwort. Als ich das Buch *Rückkehr zur Einheit* in der Hand hielt, wusste ich, dass der Autor mein indischer Lehrer sein musste, von dem ich geträumt hatte. Und dieser Autor ist A. Mohan, ein bekannter indischer Yoga-Lehrer und langjähriger Schüler von T. Krishnamacharya. Wer wirklich sucht, wird finden – dies habe ich immer wieder im Leben erfahren dürfen. Es gab natürlich auch einige Hindernisse, bevor ich die Reise nach Indien antreten konnte. Die meisten Leute belächelten mich damals und meinten, ich sei ein naiver Träumer und solle besser Sozialpädagoge bleiben, weil ich vom Yoga als Beruf bestimmt nicht würde leben können. All die negativen Kommentare nahm ich gelassen an, denn ich spürte das Feuer in meinem Herzen und wusste, dass mich niemand stoppen konnte, nach Indien zu reisen. Selbst der Umstand, dass ich zu diesem Zeitpunkt kaum Englisch verstand und sprechen konnte, war für mich kein Hindernis. So stand ich dann 1996 vor Mohans Haustür in der südindischen Stadt Chennai und fragte ihn, ob ich bei ihm lernen könne. Er war ziemlich erstaunt und wollte wissen, wie ich denn bei ihm lernen wolle, wenn ich so wenig Englisch beherrsche. Ich versicherte ihm, dass ich nebenbei Englisch lernen und bestimmt nach zwei Monaten 85 Prozent verstehen würde. Daraufhin stimmte er zu, und nach der in Indien üblichen Testphase, um zu prüfen, ob er mich als Schüler akzeptieren würde, lernte ich bei ihm ganz traditionell in seinem Haus im Einzelunterricht.

Was für ein Segen, dass ich so Yoga lernen konnte –eins zu eins, direkt von der Quelle. Natürlich gab es auch dort einige Schwierigkeiten, und gewisse kulturelle Unterschiede machten es nicht immer leicht, uns zu verständigen. Mein größtes Hindernis war mein großes Ego, das Mühe damit hatte, sich demütig als Schüler hinzugeben und die „indischen" Regeln einer traditionellen Lehrer-Schüler-Beziehung anzunehmen. In erster Linie lernte ich, aufmerksam zuzuhören, Wissen aufzusaugen und nicht viele Fragen zu stellen, was mir sehr schwerfiel. Obwohl ich dadurch viel lernen konnte, hatte ich in dieser Zeit auch mit meinen eigenen Schattenseiten zu tun, mit denen ich damals noch nicht umzugehen wusste. Ich erhielt darin wenig konkrete Anweisung und Unterstützung, was mich gänzlich auf mich selbst zurückwarf und auch zu mir selbst brachte. Mit 20 Jahren Abstand sehe ich diese Erfahrung heute differenzierter und erkenne auch, dass nicht nur mein Schatten ein Thema war, sondern auch in der Gegenrichtung Übertragungen abliefen, die ich mir damals als junger Schüler nicht erklären konnte. Anfang 1997, nach sechsmonatigem Intensivstudium bei A. Mohan, erhielt ich mein erstes Yoga-Diplom, das mich berechtigt, Ayur-Yoga und Yoga-Therapie zu unterrichten. Diese Zeit in Indien war also der Start in mein Berufsleben als Yoga-Lehrer. Welches Geschenk mir das Leben mit dieser wertvollen Zeit in Indien gegeben hat, erfasste ich damals aber noch nicht völlig.

Da A. Mohan selbst 18 Jahre lang von T. Krishnamacharya gelernt hatte, konnte ich viel Wissen über die Yoga-Tradition von Krishnamacharya aus naher Quelle aufnehmen. Mohans Begeisterung für den Yoga wirkte sofort ansteckend auf mich und wächst bis heute in mir. Die Bezeichnung Ayur-Yoga ist 1996 mit Mohan und einigen Schülern entstanden, wobei Mohan selbst den Namen relativ schnell wechselte und sein Yoga heute Svastha-Yoga nennt. Ayur bedeutet „Leben" und Yoga „Verbindung mit der höchsten Weisheit". Wie der Name sagt, geht es also um die tägliche Verbindung mit der Weisheit in uns selbst, die ich als Satguru, den inneren Meister, bezeichne, wobei die höchste Weisheit nicht wirklich in Worte zu fassen ist. Im Ayur-Yoga ist es wichtig, die Yoga-Praxis an den einzelnen Menschen anzupassen. Im Ayurveda, der indischen traditionellen Medizin, ist eine Typenlehre (die drei Typen bzw. Doshas sind Vata, Pitta, Kapha) entwickelt worden, und man hat über lange Zeit Erfahrungen darüber gesammelt, welche Ernährung und Lebensführung für den einzelnen Menschen sinnvoll oder schädlich sein kann. Dieses alte Wissen wird in den Ayur-Yoga integriert, und zwar sowohl in der Philosophie als auch in der Yoga-Praxis. Ganz wesentlich ist es im Ayur-Yoga, die essenziellen Prinzipien der Yoga-Tradition von T. Krishnamacharya mit den neuesten Erkenntnissen aus der Anatomie und Forschung über die Wirkung von Yoga zu verbinden.

Nach meiner Yoga-Ausbildung in Indien eröffnete ich 1997 die erste Schule für Ayur-Yoga in der Schweiz. Die Schule lag in einem normalen Wohnhaus in einem Vorort von Zürich. Ein damaliger Yoga-Schüler bot mir alternativ einen tollen Raum im Zentrum von Zürich, in der Nähe des Paradeplatzes, an. So entstand das Ayur-Yoga-Center Zürich Ende der Neunzigerjahre, das ich bis 2014 leitete und das dann meine Schülerinnen Nadia Bischof und Tanja Spycher übernommen haben. Vom ersten Tag an, an dem ich Yoga unterrichtete, wusste ich, dass es meine Berufung ist, Yoga zu praktizieren und diesen an andere Menschen weiterzugeben. Bereits im Jahre 2000 begann ich, in der Schweiz auf Anfrage meiner Yoga-Schüler eine Ausbildung für Ayur-Yoga-Lehrer anzubieten. 2004 bot ich in der Schweiz die erste Ayur-Yoga-Therapieausbildung an. Inzwischen gibt es Ausbildungen für Ayur-Yoga-Lehrer in verschiedenen Ländern wie Deutschland, Österreich, Spanien und Thailand, und auch die Yoga-Therapieausbildung wird in mehreren Ländern angeboten. Mittlerweile gibt es in vielen Ländern entsprechend auch Ayur-Yoga-Lehrer und Yoga-Therapeuten, die bei mir gelernt haben und Ayur-Yoga in eigener, authentischer Form erfolgreich weitergeben. Es erfüllt mich mit größter Freude, zu sehen, wie viele meiner Schüler Ayur-Yoga erfolgreich unterrichten und selbst Ausbilder für Yoga-Lehrerende und Yoga-Therapeuten geworden sind.

Ihr seid für mich großartig, und das erfüllende Gefühl, etwas zu geben und Menschen sinnvoll zu dienen, verdanke ich euch allen sowie meinen zahlreichen Yoga-Schülern und Yoga-Therapieklienten, von denen ich so viel lernen konnte über das Leben und über den Yoga. Dank euch ist mir klar geworden, wie wichtig es ist, immer ein Schüler des Lebens und des Yoga zu bleiben.

Kapitel 2 · Philosophie des Ayur-Yoga

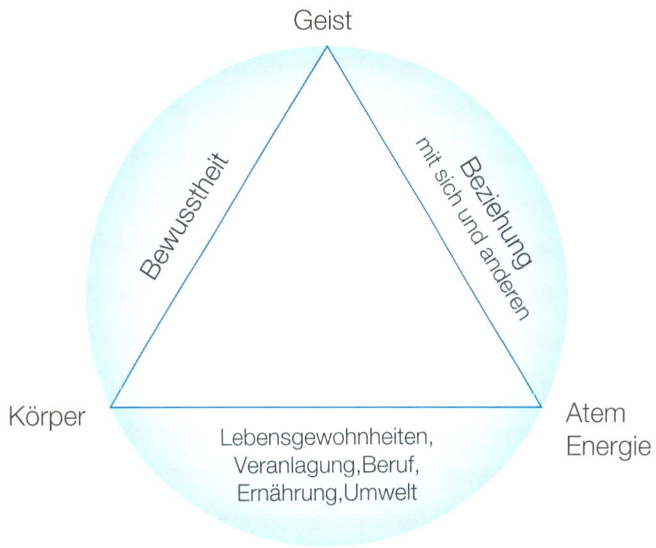

Definition

Unter Ayur-Yoga ist ein achtsamer, angepasster, atembetonter, anatomisch fundierter und abwechslungsreicher Yoga zu verstehen, der Tradition und aktuelles Wissen miteinander verbindet.

Ayur-Yoga ist inspiriert von der klassischen Yoga-Philosophie nach Patanjali und der Yoga-Tradition von T. Krishnamacharya.

Ayur-Yoga fördert die Loslösung von der Identifikation mit Leid und die Verbindung mit dem reinen Bewusstsein.

Ayur-Yoga respektiert alle Religionen sowie die verschiedenen Yoga-Richtungen, welche die universellen ethischen Regeln von Respekt, Toleranz, Frieden, Mitgefühl und Offenheit praktizieren. Nach dem Verständnis des Ayur-Yoga soll Yoga in erster Linie Menschen miteinander verbinden, um Harmonie und Frieden zu fördern.

Ziel und Mittel

Entsprechend der oben genannten Definition zielt die Praxis des Ayur-Yoga vor allem darauf ab, Gesundheit, ganzheitliche Heilung und Transformation in achtsamer Weise zu fördern.

Die vorrangigen Mittel im Ayur-Yoga sind dabei:

- Yoga-Philosophie in das tägliche Leben integrieren
- Gesunder Lebensstil
- Asanas (Körperübungen)
- Pranayama (Atemübungen)
- Mantras
- Entspannungsübungen
- Reflexion und Meditation

In der traditionellen Yoga-Philosophie nach Patanjali geht es im Wesentlichen darum, dass Yoga ein Weg ist, Leiden (Dukkha) zu erkennen und damit einen Umgang zu finden. Dies geschieht, indem es möglich wird, die Identifikation mit dem Leiden zu verringern oder es sogar umzuwandeln in Freiheit. Alles, was Enge verursacht, kann im Bewusstsein des weiten Raums und der Offenheit wertfrei beobachtet werden. Das Zur-Ruhe-Kommen des Geistes hilft dabei, wieder klar zu sehen und die richtigen Antworten in sich selbst zu finden. Im Yoga geht es darum, in Verbindung mit der höchsten inneren Weisheit zu sein und die Verstrickungen mit den Identifikationen unseres Geistes loszulassen.

Auf der körperlichen Ebene ist es im Ayur-Yoga wichtig, Verspannungen, Blockaden, mangelnde Kraft oder Beweglichkeit durch die verschiedenen Mittel aufzulösen und durch eine angepasste, zielgerichtete Praxis den gesundheitlichen Zustand zu optimieren. Dabei geht es im Ayur-Yoga weniger um die Perfektion von Körperhaltungen – wie viele Menschen Yoga deuten –, sondern mehr um den ständigen Fortschritt und die Optimierung der körperlichen und geistigen Gesundheit und Entwicklung. Im Ayur-Yoga sind die positiven Wirkungen wichtiger als Vorstellungen von Perfektion. Dieser Prozess erfordert Achtsamkeit, Anpassung und schrittweise Hinführung durch eine möglichst effektive Yoga-Praxis. Im traditionellen Yoga nach T. Krishnamacharya wurde das Konzept des Vinyasa Krama entwickelt, bei dem es darum geht, eine Yoga-Übungsreihe effektiv und zielgerichtet aufzubauen. Dabei werden die Körperübungen mit der passenden Atmung dynamisch ausgeführt und miteinander verbunden. Diese dynamische Form des Yoga hat sich in der heutigen Zeit größtenteils durchgesetzt. Der Bewegungsmangel durch das viele Sitzen ist einer der Hauptgründe, weshalb so viele Menschen verspannt sind und regelmäßig Rückenschmerzen und Nackenverspannungen haben. Ayur-Yoga ist, wie gesagt, inspiriert von der klassischen Tradition nach T. Krishnamacharya und deren Anwendung von Vinyasa Krama. Indem ich aktuelles Anatomiewissen integriert und Ausrichtungsprinzipien der Spiraldynamik berücksichtigt habe, habe ich im Ayur-Yoga das Vinyasa-Krama-Konzept in den letzten 20 Jahren ständig verfeinert und weiterentwickelt.

Ayur-Yoga ist eine undogmatische, zeitgemäße, innovative Yoga-Richtung, die sich stetig verändert. Ayur-Yoga erhebt keinen Anspruch darauf, die reine, echte Linie der Yoga-Tradition von T. Krishnamacharya zu sein, wie das manche Yoga-Lehrer von sich behaupten. Ayur-Yoga respektiert diese Tradition und die wesentlichen Inhalte des Yoga und vermittelt diese in einer offenen Form für Menschen mit ganz verschiedener Ausrichtung. Die Ziele des Ayur-Yoga sind universell und setzen keine bestimmte Glaubensrichtung voraus. Ganz im Gegenteil geht es im Ayur-Yoga darum, dass jeder Mensch die Yoga-Praxis für sich so anpasst, dass sie sich für ihn stimmig und sinnvoll anfühlt. Es geht also nicht darum, dass zum Beispiel alle Yoga-Übenden vedische Mantras rezitieren oder die Bhagavad Gita studieren müssten, was jedoch durchaus die eigene Entwicklung fördern kann. Vielmehr steht im Vordergrund, die Yoga-Praxis an den Menschen anzupassen, indem die ethischen Empfehlungen des klassischen Yoga nach Patanjali berücksichtigt werden. Selbst T. Krishnamacharya hat Yoga sehr unterschiedlich an seine zahlreichen Yoga-Schüler weitergegeben. Die Yoga-Stile meines ersten Lehrers Mohan und von den bereits verstorbenen Lehrern B. K. S. Iyengar und K. Patthabi Jois könnten zudem kaum unterschiedlicher sein.

Ayur-Yoga unterrichtete ich selbst in den ersten zehn Jahren eher sanft und atembetont, wie ich es von meinen Lehrern Mohan und Sriram gelernt hatte. In den letzten Jahren bin ich dazu übergegangen, Ayur-Yoga dynamischer und kraftvoller zu unterrichten, weil ich einerseits selbst so praktiziere und andererseits im Unterricht bei vielen Menschen gesehen habe, dass es auch Dynamik und Kraft braucht, um optimal in der Balance zu sein. Das sanfte Üben ist vor allem im therapeutischen Yoga von großer Bedeutung. Schon Patanjali hat im Yoga-Sutra 2.46 formuliert, welche Qualitäten ein Asana haben sollte: Stihra sukham asanam, das heißt, eine Haltung sollte stabil (stihra) und angenehm (sukha) sein. Ebenso ist mir bewusst geworden, wie wichtig es ist, die Komfortzone in der Yoga-Praxis zu überwinden, um wirklich auf allen Ebenen zu wachsen. Gerade in der heutigen anspruchsvollen Zeit ist es sehr hilfreich, körperlich und geistig fit zu sein, um die hohen Anforderungen meistern zu können.

Ayur-Yoga hat drei Schwerpunkte:
Yoga für körperliche Fitness
Yoga-Therapie für Heilung
Yoga-Praxis für spirituelle Entwicklung

Da ich schon zwei Yoga-Therapiebücher und ein Buch über die spirituelle Entwicklung geschrieben habe, widme ich dieses Buch nun also der körperlichen Fitness, die sich ihrerseits positiv auf andere Lebensbereiche, wie etwa auf den Beruf und die geistige Entwicklung, auswirken kann. Dieses Buch bietet Anregungen und Anleitungen dafür, deinen Körper – den wichtigen Tempel, in dem du deine Lebenszeit verbringst – durch die Yoga-Praxis in seine optimale Form zu bringen. Dadurch kannst du gesund und kraftvoll leben. Dabei erinnere ich daran, dass Yoga ein ganzheitlicher Weg ist, bei dem es um die geistige Transformation geht. Die Körperübungen des Yoga wirken nur ganzheitlich, wenn du sie mit Achtsamkeit und einer respektvollen inneren Haltung ausführst.

Ayur-Yoga ist offen für all die verschiedenen Yoga-Stile, die es heute gibt, und respektiert die Vielfalt in der Einheit. Die Ziele des Yoga sind Einheit und Freiheit. Die Yoga-Praxis kann dir helfen, anderen offen, tolerant und friedvoll zu begegnen, ohne in Besserwisserei, Dogmatismus, Konkurrenzdenken, Eifersucht und Missgunst zu geraten, die nichts als Leid schaffen. Und für andere Menschen, die Yoga üben, gilt dies natürlich auch. Denn Ayur-Yoga fördert den offenen, ehrlichen und respektvollen Austausch miteinander und die Fähigkeit, sich von Herz zu Herz zu begegnen, was uns tief miteinander verbindet.

Vision

Die Weisheit der Yoga-Tradition mit dem heutigen Wissen über Anatomie, Medizin und Hirnforschung zu verbinden und stetig weiterzuentwickeln und beide Richtungen in einen Austausch zu bringen, sodass östliches altes Wissen und westliches neues Wissen sich gegenseitig ergänzen können – dies ist die Vision für den Weg des Ayur-Yoga.

Durch Ayur-Yoga viele Menschen zu inspirieren, die Verantwortung für die eigene Gesundheit, Heilung und spirituelle Entwicklung anzunehmen und wahrzunehmen und damit aktiv dazu beizutragen, dass es immer mehr gesunde, erfüllte und erwachte Menschen mit erfülltem Herzen und offenem Geist gibt – dies ist eine weitere Vision für den Ayur-Yoga. Gemeinsam können wir eine Welt kreieren, in der die Menschen in Harmonie und Frieden miteinander leben. Fangen wir jetzt also bei uns an und inspirieren wir andere durch unser Vorbild und unsere edlen Handlungen! Mögen wir alle die Veränderung leben, die wir in der Welt sehen möchten!

Kapitel 3 · Die neun Grundprinzipien im Ayur-Yoga

1. Die innere Haltung und die geistige Ausrichtung

„Zuerst die innere Haltung, dann die äußere Form!
Es ist wie beim Malen, wo man die weißen Lichter zuletzt aufsetzt."
KONFUZIUS

Deine innere Haltung bestimmt deine Wahrnehmung, deine Reaktion sowie dein Handeln, das daraus folgt. Haltungen und Handlungen sind eng miteinander verbunden und stehen in einer ständigen Wechselbeziehung. Diese bestimmt im Wesentlichen, wie du die Yoga-Praxis ausführst und welche Wirkungen du davon erfahren wirst. Die inneren Haltungen bewusst wahrzunehmen, gibt dir die Möglichkeit, ungesunde Gedankenmuster zu erkennen und zu verändern. In meiner langjährigen Erfahrung und Yoga-Praxis konnte ich bei vielen Yoga-Schülern negative Gedankenmuster beobachten. Oft sind uns unsere negativen inneren Haltungen nicht selbst bewusst, und es braucht ständige Achtsamkeit und Übung, sie zu erkennen und umzuwandeln. Die folgenden Beispielsätze sollen dich inspirieren, von der Erkenntnis in die bewusste Veränderung zu kommen. Dem Neurowissenschaftler Dr. Joe Dispenza ist es gelungen, wissenschaftlich nachzuweisen, wie wir uns durch die Macht der Gedanken heilen und nachhaltig transformieren können. Die Beispiele geben dir die Möglichkeit, zu entdecken, welche Überzeugungen und Glaubensätze du noch hast, die du aber nicht mehr brauchst, und wie deine neue innere, geistige Ausrichtung lauten kann. Am besten wählst du gleich einen Satz aus, mit dem du in nächster Zeit übst, um eine neue innere Haltung zu verinnerlichen.

- Ich bin nicht gut genug. → Ich bin gut genug und habe Potenzial zur Steigerung.
- Ich mache es falsch. → Ich übe achtsam und mache die Übungen richtig.
- Ich muss mich mehr anstrengen. → Mit Freude und Spaß gebe ich immer mein Bestes.
- Ich möchte perfekt sein. → Ich bin hingebungsvoll und offen für die Ergebnisse.
- Ich mache keine Fortschritte. → Ich vertraue mir und freue mich über Fortschritte.
- Ich kann mich nicht verändern. → Ich bin offen für Veränderungen und wage Neues.

Im Ayur-Yoga wie auch im täglichen Leben ist es von großer Bedeutung, immer wieder innezuhalten und sich seiner inneren Haltung, seiner Motivation und geistigen Ausrichtung bewusst zu werden. Dadurch kannst du deine Achtsamkeit ständig verfeinern und die Qualität deiner Yoga-Praxis und Handlungen auf wunderbare Weise optimieren, was dich wiederum zu neuen, ungeahnten Ergebnissen führen kann. Je bewusster du die Yoga-Übungen ausführst, desto tiefer wirken sich diese auf deine körperliche, energetische und geistige Ausrichtung aus. Wenn du regelmäßig eine neue geistige Ausrichtung wählst, wird sich diese bald manifestieren und in deinem Leben auf positive Weise zeigen. Die klassischen Bhavanas (innere Ausrichtungen) aus dem Yoga, wie Liebe, Enthusiasmus, Mitgefühl und Gleichmut, werden im Ayur-Yoga besonders geübt, um sie zu verinnerlichen und im Leben zu verwirklichen. Hier gilt: Übung macht den Meister. Öffne dich für dein Potenzial und lasse dich davon überraschen, was alles möglich wird, nachdem du deiner Yoga-Praxis und deinem Leben eine neue geistige Ausrichtung gegeben hast.

2. Die Absicht klären

„Die Absicht ist die Seele der Tat."
Deutsches Sprichwort

Bevor du mit der Yoga-Praxis beginnst, ist es hilfreich, dir deiner Motivation, deiner Absicht und Ziele bewusst zu werden. Diese Klärung hilft dir, die passende Yoga-Praxis zu finden und deine Ziele mit einer fokussierten Praxis auch zu erreichen. Du wirst in diesem Buch viele Hinweise und Informationen finden, worum es bei den einzelnen Körperübungen geht und wie du die Asanas optimal ausführen kannst. Bei jeder Übung kommt es, wie gesagt, darauf an, mit welcher inneren Haltung und Absicht du sie ausführst. Du kannst bei jeder Übung und Praxiseinheit mit klaren Zielen den Fokus so anpassen, dass die Wirkungen optimal und genau auf dich abgestimmt sind. Durch die klare Absicht wird es dir möglich, deine Achtsamkeit, deine Atmung und deinen Bewegungsfokus effektiv auszurichten. Wenn du beispielsweise in einer Vorbeuge hauptsächlich deine Beinrückseiten dehnen möchtest, ist dies eine ganz andere Absicht, als wenn du dabei die Ausatmung verlängern oder eine geistige Haltung, wie z. B. Hingabe, verinnerlichen möchtest. Selbstverständlich lassen sich solche Ziele miteinander verbinden, wobei aber ein Schwerpunkt hilfreich ist, damit du dein Ziel effektiv erreichst. Je klarer deine Absicht ist, desto zielgerichteter und achtsamer wird die Ausführung einer Yoga-Übung sein. Ohne klare Absicht und Ziele wird deine Yoga-Praxis schnell zu einem gewohnten Bewegungsablauf, bei dem du die gleichen Übungen und Muster ständig wiederholst, ohne dabei große Fortschritte zu machen. Aus diesem Grund machen wir häufig die Übungen, die wir gerne ausführen und die uns leichtfallen, während wir Übungen vermeiden, die uns wirklich guttäten und uns herausfordern. Dies kennst du vielleicht auch schon selbst aus deiner Yoga-Praxis. Klare Absichten hingegen helfen dir, bestimmte Gewohnheiten aufzugeben, deine Komfortzone zu verlassen und dich durch neue Herausforderungen weiterzuentwickeln. Für die optimale Ausführung der Asanas hilft es, dich auf deine Absicht und die Ziele der Übungen auszurichten, um damit zu effektiven Wirkungen zu kommen.

3. Die Achtsamkeit in der Praxis

„Wenn die Achtsamkeit etwas Schönes berührt, offenbart sie dessen Schönheit.
Wenn sie etwas Schmerzvolles berührt, wandelt sie es um und heilt es."
Thich Nhat Hanh

In der Yoga-Praxis geht es um die ganzheitliche, harmonische Verbindung von Körper, Atem und Geist; und diese Verbindung wird möglich durch Achtsamkeit und Gewahrsein. Durch Achtsamkeit gelingt es dir, deine ungesunden Haltungs- und Bewegungsmuster wahrzunehmen und bewusst zu verändern. Mithilfe der Achtsamkeit spürst du, was sich gut für dich anfühlt und wann dein Körper dir durch Schmerzen Grenzen aufzeigt, die du respektieren solltest, um dich nicht zu überfordern und zu verletzen. Achtsamkeit hilft dir, Verantwortung für dein Handeln zu übernehmen und die Ausführung der Übungen ständig zu verbessern. Sie hilft dir auch, die „glückliche Anstrengung" zu finden, in der du dich mit Freude und Hingabe herausforderst und anstrengst. Sie schützt dich schließlich auch vor Ehrgeiz und dem zwanghaftem Leistungsdenken, das aus der Identifizierung mit dem Ego und gesellschaftlichen Überzeugungen kommt. Es ist kein Zufall, dass die Zahl Acht für Unendlichkeit und Einheit im Innen und Außen steht. Indem du Acht-samkeit auf körperlicher, energetischer und geistiger Ebene wählst, öffnen sich dir unendliche Möglichkeiten der Ausführung und Wirkung der verschiedenen Yoga-Übungen, die deine Yoga-Praxis abwechslungsreich und vielfältig gestalten. So kannst du zum Beispiel bei einer Rückbeuge den

Fokus einmal mehr auf die Brustwirbelsäule lenken, um die Beweglichkeit in diesem Körperbereich optimal zu fördern, und dich bei der gleichen Rückbeuge, wenn du sie das nächste Mal ausführst, auf die geistige Ausrichtung der Offenheit konzentrieren. Indem du den Fokus auch auf kleine körperliche Bereiche und Empfindungen lenkst, kannst du deine Fähigkeit zur achtsamen Wahrnehmung trainieren. Achtsamkeit lädt uns alle ein, der höchsten Weisheit in uns gewahr zu werden und in dieser Verbindung zu sein und zu handeln. Je achtsamer du die Yoga-Übungen ausführst, desto mehr wird sich dir Yoga offenbaren.

4. Die Anpassung der Yoga-Praxis

„Jene die dem Leben dienen, passen sich in ihrem Handeln den Veränderungen an."
LAOTSE

Die hohe Kunst im Yoga und im Leben ist es, sich den ständigen Veränderungen anzupassen. Aus diesem Grund betone ich oft im Unterricht, dass die Yoga-Praxis sich dem einzelnen Menschen anpassen und ihn in seiner Einzigartigkeit respektieren sollte. Die passende Form, eine glückliche Anstrengung und den eigenen Rhythmus zu finden, ist der Schlüssel zu einer erfolgreichen und erfüllten Yoga-Praxis. Jeder Mensch ist einzigartig und deshalb ist die Anpassung der Yoga-Praxis an den einzelnen Menschen auch ein wesentlicher Bestandteil in der Yoga-Tradition nach T. Krishnamacharya. In meinen verschiedenen Yoga-Therapiebüchern habe ich ausführlich beschrieben, wie die Yoga-Praxis an strukturelle Themen sowie bei gesundheitlichen Beschwerden angepasst werden sollte. In diesem Buch findest du selbstverständlich auch Hinweise auf mögliche Anpassungen der Yoga-Praxis, wobei die hier angebotenen Programme in verschiedene Schwierigkeitsstufen gegliedert sind. Im Yoga-Einzelunterricht bieten sich dir natürlich mehr Möglichkeiten, ein angepasstes Yoga-Programm zusammenzustellen. Folgende Punkte sind dabei zu beachten:

- Die körperliche und psychische Konstitution (gemäß der Ayurveda-Lehre)
- Die Lebensgeschichte (traumatische Erfahrungen, Krankheiten, Unfälle etc.)
- Der aktuelle Gesundheitszustand
- Die Lebensgewohnheiten
- Die Ernährung, Verdauung und der Schlaf
- Der Beruf
- Die familiäre Situation
- Die spirituelle Ausrichtung
- Die Bereitschaft zu einer regelmäßigen Yoga-Praxis

Durch gezielte Anpassungen gestaltest du die Yoga-Praxis abwechslungsreich, was deinem Körper wiederum die Möglichkeit gibt, sich auf neue Weise zu bewegen und andere Bereiche zu trainieren. Die regelmäßige Abwechslung hilft dir, mit Interesse und erhöhter Aufmerksamkeit zu üben. Ganz wichtig ist es, die Yoga-Praxis deiner jeweils aktuellen Situation anzupassen und diese zu berücksichtigen, wenn du übst. Wenn du achtsam wahrnimmst, kannst du spüren, was jetzt gerade passt und welche Übungen sinnvoll oder eher kontraproduktiv sind. So ist es zum Beispiel kaum sinnvoll, bei akuten Nackenverspannungen den Kopfstand und Stützhaltungen auf den Händen zu üben. Die stetige Anpassung hilft dir, zielgerichtet zu üben und schützt dich vor Überforderung und möglichen kontraproduktiven Wirkungen, die dir schaden können. Bei akuten Beschwerden und chronischen Krankheiten gilt es, besonders achtsam zu sein bei der Anpassung der Übungen.

Durch die Ausbildung zum Yoga-Therapeuten ist es für einen Yoga-Lehrer einfacher, im Yoga-Gruppenunterricht kompetent auf die einzelnen Schüler einzugehen und die passenden Übungen zu finden. Deshalb empfehle ich allen Yoga-Lehrern die Weiterbildung bzw. Ausbildung in Yoga-Therapie, um mehr Wissen und Sicherheit zu erlangen und Yoga auch im Gruppenunterricht anpassen zu können. Die Fähigkeit, auf jeden Menschen individuell eingehen zu können, schafft tiefes Vertrauen in der Beziehung zwischen Lehrer und Schüler.

Dorthin, wohin wir unsere Aufmerksamkeit lenken, fließt die Energie. So können wir verschiedene Anpassungen für den Körper, Atem und Geist einsetzen, um gezielte Ergebnisse und Wirkungen zu erreichen. In den folgenden Beispielen erläutere ich

Die Atemtechnik im Ayur-Yoga

Im Ayur-Yoga werden die Körperübungen mit der klassischen Yoga-Kehlatmung durchgeführt, die im Sanskrit „Ujjayi“ genannt wird. Diese Technik hilft, den Atem auszudehnen und zu verfeinern. Wir verengen dabei die Stimmritze, die sich im Kehlkopf befindet, und erzeugen einen leichten Reibelaut, der hörbar ist. Mithilfe dieser Technik können wir anhand des Geräuschs wahrnehmen, ob der Atem harmonisch, gleichmäßig und sanft fließt. Sie fördert die Achtsamkeit und optimiert die Dehnung und Kräftigung im Körper. So kann ein langes Ausatmen das parasympathische Nervensystem stimulieren, was wiederum hilfreich ist, um Muskelanspannung zu reduzieren und Dehnung und Mobilisierung effektiver ausführen zu können. Die Kehlatmung hat insgesamt viele positive Wirkungen, wie zum Beispiel:

- Vergrößerung des Atemvolumens in der Lunge
- Aufrichtung der Wirbelsäule und Haltungskorrektur
- Kehlkopfstimulierung und Schleimlösung
- Bessere Sauerstoffaufnahme und Kohlendioxidausscheidung
- Anregung der Verdauung und der Ausscheidungsorgane
- Effektivere Dehnung und Kräftigung der Muskulatur
- Lösung von körperlichen und geistigen Spannungen
- Förderung der Einheit von Körper, Atem und Geist
- Erhöhte Konzentration und geistige Zentrierung
- Anregung der Glückshormone
- Einheit und Verbindung mit der höchsten Weisheit in uns

Bei hohem Blutdruck, Herzbeschwerden, in der Menopause mit Hitzebeschwerden, bei Augendruck, Migräne und starkem Asthma sollte die Kehlatmung nicht oder nur ganz sanft ausgeführt werden. Bist du unsicher, ob die Kehlatmung für dich möglich ist, solltest du dies mit einem Arzt abklären.

Der Fokus der Atmung in der Ayur-Yoga-Praxis

Bei der Einatmung:

Die Einatmung wird durch die Kontraktion verschiedener Atemhilfsmuskeln und des Zwerchfells eingeleitet. Der Brustkorb hebt sich und das Zwerchfell kontrahiert und bewegt sich nach unten. Dabei dehnt sich die Lunge aus. Die verschiedenen Atemhilfsmuskeln, wie zum Beispiel die vorderen Hals-, Zwischenrippen-, kleinen Brust-, geraden Bauch-Lendenmuskeln oder rautenförmigen Muskeln, können bei der Einatmung bewusst angespannt werden, um das Lungenvolumen zu vergrößern, die Einatmung zu verlängern und dabei gleichzeitig die Brustwirbelsäule aufzurichten, was eine optimale Haltung fördert. In der Asana-Praxis des Ayur-Yoga liegt der Fokus beim Einatmen auf dem Brustbein, das sich hebt und gleichzeitig nach vorne bewegt. Wie eine Blume, die sich in alle Richtungen öffnet, weiten wir bei der Einatmung zuerst den Brustraum, dann das Zwerchfell und schließlich den Bauch bis in den Beckenboden. Diese Technik der Einatmung beginnt also im oberen Körper und verläuft nach unten. Auf der körperlichen Ebene fördert diese Einatmung, wie bereits erwähnt, die Aufrichtung der Brustwirbelsäule und darüber hinaus auch das Weiten des Brustkorbs und die optimale Schulterblattausrichtung nach hinten und unten. Außerdem schafft sie Raum für die Organe. Auf der energetischen Ebene wirkt die Einatmung anregend und stimulierend, und auf der spirituellen Ebene fördert sie Qualitäten wie Mitgefühl, Offenheit und Liebe.

In der Asana-Praxis wird diese Form der Einatmung mit dem Heben der Arme, der Weitung des Brustkorbs, der Bewegung in eine gestreckte Haltung oder Rückbeuge verbunden, um die positiven Wirkungen zu optimieren.

Bei der Ausatmung:

Beim bewussten Ausatmen in der Yoga-Praxis ziehen wir die verschiedenen Bauchmuskeln aktiv vom Schambein bis zum Nabel nach innen. Diese Kontraktion ist ein Zusammenspiel der geraden, schrägen und tiefen Bauchmuskulatur. Je nach Übung können wir dazu auch die verschiedenen Beckenbodenmuskeln aktivieren, wie zum Beispiel bei Mula Bandha, dem Wurzelverschluss. Durch den Fokus auf den Bauch wird der untere Rücken stabilisiert und es entsteht mehr Raum für die Organe und Bandscheiben.

Diese aktive Form der Ausatmung kräftigt die verschiedenen Bauchmuskeln und dehnt gleichzeitig die Muskeln im unteren Rücken. Auf der körperlichen Ebene fördert dies die Stabilität im unteren Rücken und regt die Ausscheidung an. Auf der energetischen Ebene löst sie Anspannung und Müdigkeit, und im geistigen Bereich fördert sie die Fähigkeit, loszulassen, demütig und hingebungsvoll zu sein. Beim Senken der Arme, bei Kompressionen des Bauchraums, bei Vorbeugen, Drehungen und Seitbeugen wird diese Technik der Ausatmung bewusst eingesetzt, um die Bewegungen zu vereinfachen und die positiven Wirkungen zu verstärken.

Diese beiden Atemtechniken der Ein- und Ausatmung helfen uns, mehr Bewusstheit in den verschiedenen Bewegungen im Yoga zu entwickeln. Das Gewahrsein für die Atmung ermöglicht uns, die Haltungen von innen heraus auszuführen und zu spüren, wie die Atmung sich mit Körper und Geist harmonisch verbindet. Diese achtsame Form der Atmung hilft, uns auf das Wesentliche, nämlich auf die Wirkung, zu fokussieren und nicht auf eine äußere Form zu fixieren. Das weitverbreitete Muster, sich willentlich und mit viel Ehrgeiz in schwierige Stellungen zu bringen, kann die körperliche Gesundheit sowie die geistige Entwicklung gefährden. Im Ayur-Yoga steht hingegen die harmonische Einheit von Körper, Atem und Geist im Vordergrund.

Die Atmung führt die Bewegung

In den Körperübungen führen wir die Bewegungen mit der Kehlatmung, indem wir mit der Atmung die Bewegung gewissermaßen umschließen. Das bedeutet, dass wir zuerst mit der Atmung beginnen und dann die Bewegung folgt, die dann auch vor der Atmung wieder beendet wird. Durch diese Technik werden Achtsamkeit und eine harmonische Bewegung, die von innen kommt, gewährleistet. Sie schützt uns auch vor hastigen, unachtsamen Bewegungen und führt uns in einen meditativen Zustand von erhöhter Bewusstheit und Präsenz. Mit dieser Technik können wir den Atem bewusst verlängern und verfeinern, was die heilsamen Wirkungen erhöht.

Atem als Feedback

Anhand des Atemgeräuschs und des Atemflusses können wir jederzeit überprüfen, ob wir harmonisch und mit einer glücklichen Anstrengung üben oder ob wir uns in der Übung überfordern und verspannen. Falls der Atemfluss ins Stocken gerät oder sich das Geräusch gepresst anhört, sollten wir die Übung so anpassen, dass der Atem wieder harmonisch fließt. Der Atem gibt uns ein wunderbares Feedback, um wahrzunehmen, in welchem körperlichen und geistigen Zustand wir uns augenblicklich befinden. Der Atem lädt uns ein, tiefer zu spüren und uns von Gedanken zu lösen, um tief in Yoga einzutauchen.

Den Atem variieren und anpassen

Im Ayur-Yoga gibt es eine Vielfalt an Möglichkeiten, in der Asana-Praxis den Atem zu variieren und anzupassen, um verschiedene Wirkungen zu erzeugen. Hier einige Varianten und Möglichkeiten:

- Den Atem frei fließen lassen, um möglichst viel Leichtigkeit zu spüren
- Herausfinden, wie die optimale individuelle Länge der Aus- und Einatmung ist
- Die Ausatmung bewusst verlängern, um zum Beispiel die muskuläre Dehnung und das geistige Loslassen zu fördern
- Nach der Ausatmung eine kurze Pause (Atemleere) einlegen, um die Stille zu fördern und noch mehr loszulassen
- Die Einatmung bewusst verlängern, um sich zu energetisieren und körperliche und geistige Kräfte zu stimulieren
- Nach der Einatmung den Atem anhalten (Atemfülle), um die Energetisierung und Fokussierung zu steigern
- Die Ausatmung mit der Einatmung in proportional verschiedenen Verhältnissen variieren, wie zum Beispiel fünf Sekunden einatmen und zehn Sekunden ausatmen, was die Wirkung einer langen Ausatmung verstärken würde
- Das Atemmuster verändern, indem wir sanfter oder stärker atmen – je nach dem Ziel, das wir verfolgen
- Den Atem schrittweise verlängern, ihn zum Beispiel mit jeder Bewegung etwas länger werden lassen
- In Schritten ein- oder ausatmen (Krama-Atmung)
- Den Fokus der Atmung auf verschiedene Bereiche lenken, um Spannungen und Gedanken loszulassen
- Mittels Tönen von Vokalen den Atem bewusst verlängern und verschiedene Effekte erzielen, wie zum Beispiel das Beruhigen des Geistes durch tiefe Töne im Bauchbereich

- Passende Mantras oder geistige Affirmationen verwenden, um den Atem zu vertiefen

Bei all diesen Atemvariationen ist es wichtig, die passende Technik und das richtige Verhältnis selbst herauszufinden. Im Yoga-Gruppenunterricht ist es wesentlich, dass jeder seinen eigenen Atem- und Bewegungsrhythmus ausführt. Dies ist nur möglich, wenn der Yoga-Lehrer diesen Raum für die Schüler kreiert und auch entsprechende Anweisungen und Korrekturen zu der Atmung gibt, was im Ayur-Yoga sehr wichtig ist. Alle sollen ihren eigenen Rhythmus finden, so wie er gerade passt, denn nur so ist die Einheit in der Vielfalt zu erreichen.

6. Die anatomische Ausrichtung in den Asanas

Das anatomisch richtige Üben hat sich in den letzten Jahren bei vielen modernen Yoga-Richtungen durchgesetzt, was ich als eine positive Entwicklung ansehe, in der sich die alte Tradition des Yoga mit aktuellen und wissenschaftlichen Erkenntnissen aus der westlichen Anatomielehre verbindet.

Während meiner eigenen Yoga-Ausbildungen mit verschiedenen Lehrern der Yoga-Tradition vermisste ich die Genauigkeit in der Ausrichtung der Asanas und das umfangreiche Wissen der westlichen Medizin. So bin ich schon vor einiger Zeit auf die Spiraldynamik nach Dr. Christian Larsen gestoßen, die mich sofort begeisterte durch ihre Klarheit und das medizinische Hintergrundwissen. Die Spiraldynamik hat einen erheblichen Anteil daran, dass in der modernen Yoga-Praxis inzwischen präziser, sicherer und auch gesünder unterrichtet wird. Hier sind unter anderem die Bücher zu Medical-Yoga und Spiraldynamik, an denen Eva Hager-Forstenlechner mitgewirkt hat, sehr lehrreich, und ich empfehle es allen, sie zu studieren.

Im Ayur-Yoga legen wir großen Wert auf eine genaue Ausrichtung in den Asanas, die den individuellen Voraussetzungen des einzelnen Menschen angepasst ist. Inspiriert durch verschiedene Weiterbildungen in Anatomie, durch meine langjährige Erfahrung im Yoga-Unterricht und durch die Manualtherapie konnte ich immer klarere und differenziertere Anweisungen zu den Yoga-Stellungen geben, was zu besseren Ergebnissen in der Yoga-Therapie sowie im Gruppenunterricht führte. Die klassischen Asanas, die im vorliegenden Buch vorgestellt werden, wurden vor langer Zeit hauptsächlich für junge indische Männer konzipiert. Dementsprechend setzen viele der klassischen Yoga-Asanas große Beweglichkeit und Kraft voraus, über die die meisten von uns nicht verfügen.

Die Muskulatur und der Knochenbau sind bei jedem Menschen einzigartig, weshalb T. Krishnamacharya im Laufe seines Lebens Yoga immer mehr anpasste und sanfter wurde in seinem Yoga-Unterricht. Mittels zahlreicher Varianten und Anpassungen der Haltungen entwickelte er einen Yoga-Stil, der auch für viele westliche Menschen geeignet ist und sich auf der ganzen Welt verbreitet hat. Gerade in der Yoga-Therapie ist es wesentlich, die Haltungen zu vereinfachen und so anzupassen, dass optimale Wirkungen durch die Yoga-Praxis erzielt werden. Die anatomische Ausrichtung in den Asanas hängt von den verschiedenen Faktoren bei jedem einzelnen Menschen ab. Ich bin daher kein Befürworter von Standardanweisungen, wie die perfekte Ausrichtung auszusehen habe. So kann zum Beispiel die Anweisung, das Schambein hochzuziehen, sinnvoll sein bei einer Hyperlordose, um den unteren Rücken aus der Stauchung zu führen; anderseits kann sie einen Menschen mit starker Kyphose noch mehr in einen Rundrücken führen. Natürlich gibt es einige Dinge, die für alle gelten, wie zum Beispiel das Vermeiden von Stauchungen in der Hals- und Lendenwirbelsäule oder auf schädliche Tendenzen zu achten, wie die Knie und Ellbogen zu überstrecken, die Füße nach innen oder außen zu knicken, die Schultern hochzuziehen oder die Handgelenke in Stützhaltungen durchzudrücken.

Im Ayur-Yoga vermittele ich zu den einzelnen Asanas verschiedene Konzepte der Ausrichtung und Ausführung, um einerseits die Wirkung zu optimieren und anderseits schädliche Nebenwirkungen auszuschließen. Hier einige allgemeine und wesentliche Punkte für die anatomische Ausrichtung in den Asanas:

- Füße werden gleichmäßig belastet, mit aktivem Längs- und Quergewölbe.
- Kniescheiben sind nach vorne gerichtet und Knie werden gestreckt und nicht durchgedrückt.
- Oberschenkelknochen werden durch Aktivierung der tiefen Gesäßmuskeln nach außen gedreht.
- Das Becken wird in seine Neutralstellung aufgerichtet, sodass der untere Rücken in eine natürliche Lordose kommt.
- Die Wirbelsäule wird nach unten und gleichzeitig nach oben gestreckt, um die Aufrichtung zu verlängern.
- Schulterblätter sind nach hinten und unten zentriert über die Muskelaktivität und die Einatmung im Brust- und Rippenbereich.
- Oberarme sind nach außen und Unterarme nach innen gedreht, um Schultergelenke und Ellbogen optimal auszurichten.
- Der Scheitelpunkt zieht nach oben und der Hinterkopf leicht nach hinten, für eine optimale Kopfausrichtung und einen freien Nacken.

Die Gesundheit, Prävention und Heilung stehen im Ayur-Yoga im Vordergrund, und bei bestehenden Beschwerden gilt: Höchste Aufmerksamkeit und eine seriöse Abklärung durch einen Arzt ist notwendig. Gerade bei Umkehrhaltungen, starken Vor- oder Rückbeugen und schwierigen Sitzhaltungen gibt es Gesundheitsrisiken, die es zu beachten gilt. Die eigenen Grenzen zu übergehen hat schon viele Yoga-Praktizierende schwer geschädigt, wobei dies vermeidbar gewesen wäre durch mehr Wissen und das Akzeptieren der eigenen Grenzen. Da in diesem Buch auch schwierige Asanas und Programme vorgestellt werden, lade ich dich ein, achtsam zu sein und deine Grenzen liebevoll zu respektieren.

In den letzten Jahren konnte ich in der Yoga-Szene eine Tendenz zur Überbetonung der Anatomie und der Technik in den Asanas beobachten, was nicht dem eigentlichen Ziel von Yoga entspricht: sich von der Identifikation mit den Gedanken zu lösen. Durch zu viele Anweisungen besteht nämlich die Gefahr, sehr stark in den Kopf zu kommen, einem Ideal von Perfektion zu verfallen und sich so unter Druck zu setzen. All die beeindruckenden Bilder in den Medien von schlanken Yoginis und kraftvollen Yogis in den schwierigsten Stellungen haben sicherlich dazu beigetragen, dass Yoga von vielen Menschen als der neue Körperkult und Lifestyle wahrgenommen wird. Um die tieferen Wirkungen des Yoga zu erfahren, ist es aber wichtig, sich nicht in der äußerlichen Form zu verlieren. Deshalb gilt es, sich mehr nach innen auszurichten, den Körper und den Atem bewusst wahrzunehmen. Entdecke deine Form und deine Ausrichtung für die glückliche Anstrengung und den Atemfluss und lasse dich von der höchsten Weisheit in dir geführt auf einen Zustand des Fließens ein. „Finde immer wieder deinen Yoga, der für dich passt“, ist eine der Empfehlungen aus dem Ayur-Yoga, die mich inspirieren und begleiten auf dem Yoga-Weg. Die anatomische Ausrichtung mit der geistigen Haltung der Hingabe und Achtsamkeit in Beziehung zu bringen schafft die Verbindung, um die es im Yoga geht, nämlich die Einheit von Körper, Atem und Geist.

7. Die Wirbelsäule als Zauberstab des Lebens

Im traditionellen Yoga legten die Yogis in der Praxis den Schwerpunkt auf die Wirbelsäule. Gemäß ihrem Verständnis bringt die optimale Ausrichtung und Aufrichtung der Wirbelsäule die Organe an ihren ursprünglichen Platz. Nach ihrer Ansicht laufen verschiedene Energiebahnen, sogenannte Nadis, entlang der Wirbelsäule und durch sie hindurch und bestimmen den Energiefluss (Prana) innerhalb des Körpers. Durch eine Fehlhaltung der Wirbelsäule können die inneren Organe, die Nadis sowie die Atmung beeinträchtigt werden, was wiederum zu Störungen, Blockaden und Verspannungen führen kann. Die traditionellen Yogis erkannten auch, dass die Haltung der Wirbelsäule die emotionale und mentale Verfassung beeinflusst.

Die zahlreichen Yoga-Asanas wurden also nach ihrer Wirkung auf die Wirbelsäule benannt und in verschiedene Kategorien eingeteilt, wie zum Beispiel Vor-, Rück- und Seitbeugen, die auch in diesem Buch ausführlich vorgestellt werden.

Die Asanas bieten für die Wirbelsäule abwechslungsreiche Bewegungen, was zu deren optimalen Funktion und zum Gleichgewicht beiträgt. So sind Rückbeugen wichtig, um die Brustwirbelsäule zu mobilisieren und einen Rundrücken (Kyphose) zu korrigieren. Die Drehhaltungen verbessern die Rotationsfähigkeit der Wirbelsäule, kräftigen die tiefliegenden Muskeln im Rücken und können helfen, Verdrehungen wieder auszugleichen. Die Seitbeugen mobilisieren die ganze Wirbelsäule und helfen, seitliche Fehlausrichtungen zu korrigieren. Die Wirbelsäule im Stand und in Sitzhaltungen aufzurichten sorgt für eine optimale Körperhaltung, lässt Raum für die Organe und fördert eine geistige Haltung der Achtsamkeit und Zentrierung. T. Krishnamacharya begann seine Vinyasa Krama, also bestimmte Reihenfolgen von Bewegungsabläufen, gewöhnlich mit der aufrechten Haltung im Stehen, die Samasthiti genannt wird. Im weiteren Verlauf seines Yoga-Unterrichts variierte er seine Übungsreihen und wählte auch andere Haltungen, wie etwa liegende Haltungen oder solche im Sitzen, als Ausgangspunkt.

Während die frühen Yogis Asanas als statische Haltungen durchführten, was auch im Westen in den Neunzigerjahren in vielen Yoga-Richtungen verbreitet war, erkannte Krishnamacharya schon um 1930, dass die modernen Menschen unter Bewegungsmangel litten, und entwickelte einen dynamischen Übungsstil, das sich heute in vielen Yoga-Schulen durchgesetzt hat. Er kombinierte das dynamische Wiederholen einer Haltung mit dem statischen Verweilen in einer Haltung. Basierend auf seinem großen Wissen und seiner Erfahrung begann er, die klassischen Asanas an die Voraussetzungen jedes einzelnen Menschen anzupassen. Diese Herangehensweise wird heute im therapeutischen Yoga sehr differenziert angewendet. Die ursprünglichen Asana-Formen wurden also den einzelnen Menschen angepasst und so entwickelten sich viele Variationen der klassischen Yoga-Haltungen. Je nach Zustand der Wirbelsäule und je nach Körperhaltung werden die Haltungen unterschiedlich ausgeführt. Es geht also nicht darum, den Menschen in irgendwelche Verrenkungen zu bringen, sondern darum, die Haltungen optimal anzupassen.

Durch die Integration des modernen Anatomiewissens verstehen wir die Bedeutung der Wirbelsäule als zentrales Achsenorgan des Körpers. Dadurch, dass heute viele Menschen sitzend den Tag verbringen, und außerdem durch den Bewegungsmangel und einseitige Sportarten ist die Wirbelsäule in der heutigen Zeit hohen Belastungen ausgesetzt. Gerade bei den Übergängen im unteren Rücken und im Nacken kommt es häufig zu Beschwerden durch Überbelastung, die sich bis hin zu Bandscheibenvorfällen entwickeln können. Viele Menschen haben Beschwerden, die durch Fehlhaltungen, wie Rundrücken, flacher Rücken, starke Lordose in der Lendenwirbelsäule (LWS) oder Halswirbelsäule (HWS) oder Skoliose, verursacht werden. Ischiasschmerzen, Wirbelgleiten, Spinalkanalstenose (Verengung des Wirbelkanals) oder Arthrose in der HWS sind weitverbreitete Beschwerden. Gemäß verschiedenen Berichten leidet jeder Dritte heutzutage regelmäßig an Rückenbeschwerden. Die traditionellen Yogis haben also richtig erkannt, dass die Wirbelsäule der Zauberstab des Lebens ist, weshalb wir in der Ayur-Yoga-Praxis die Achtsamkeit besonders auf die Wirbelsaule richten. Die meisten Yoga-Programme und viele sogenannte Asana-Reihen beinhalten sehr viele Vorbeugen und sind gemäß meiner Auffassung nicht ideal für die Wirbelsäule des heutigen Menschen, der schon in vielen Haltungen, wie beim Sitzen und Autofahren, stundenlang nach vorne gebeugt ist, was eher den Rundrücken verstärkt. Die vorderen Muskelketten, wie ich sie in meinem Buch zur Nadi-Muskeltherapie illustriert habe, werden verkürzt und die hinteren Muskelketten konstant überdehnt, was zu starken Verspannungssymptomen führt. Es gibt sehr wenige Menschen, die im Schulter- und Nackenbereich entspannt sind. Probiere es gern selbst aus und drücke gleich einmal mit deinen Fingerkuppen in die Schulter- und Nackenmuskeln und löse diese von Verspannung.

In diesem Buch und in meinen Ayur-Yoga-Kursen sind die Stand- und Streckhaltungen ein Schwerpunkt der Yoga-Praxis. Die Wirbelsäule in die Länge zu bringen und sich zusammen mit der Atmung und Achtsamkeit aufzurichten ist für mich zentral im Yoga wie im Alltag. Die Yoga-Übungen zur bewussten Aufrichtung kannst du also jederzeit ausführen: im Sitzen, beim Essen, beim Gehen.

Das Sanskritwort Ayur bedeutet „Leben“ und damit, Ayur-Yoga in das eigene Leben zu bringen, ist entsprechend auch gemeint, Yoga täglich und überall zu praktizieren. Die Praxis des Yoga beginnt erst richtig, wenn wir die Yoga-Matte verlassen!

Erinnere dich immer wieder daran, deine Wirbelsäule in alle Richtungen zu bewegen, sie zu strecken, nach vorne und nach hinten, zur Seite, sie zu drehen, und erfahre die Dankbarkeit deines Körpers. Lasse deine Wirbelsäule zum Zauberstab werden und richte dich auf wie ein König, denn es fühlt sich gut an, würdevoll und aufrecht im Leben zu stehen. Mögen wir uns auch immer wieder daran erinnern, was uns schon die Yogis und die Naturvölker vorlebten: mit einer natürlichen, leichten Haltung durchs Leben zu gehen!

8. Die Balance von Kraft und Flexibilität

„Wer Frieden hat mit dem Himmel, der bringt die Welt ins Gleichgewicht und lebt in Frieden mit den Menschen."
ZHUANGZI

Viele Menschen verbinden mit dem Bild eines Yoga-Praktizierenden einen Menschen, der sich extrem verrenken kann. Entsprechend glauben immer noch viele, Yoga sei nichts für sie, weil sie zu ungelenkig und steif seien. Flexibilität als Voraussetzung und als Ziel des Yoga wird durch die Medien, einschließlich der Yoga-Magazine mit spektakulären Bildern, einseitig vermittelt. In der Yoga-Tradition nach Patanjali wird, wie bereits erwähnt, im Yoga-Sutra 2.46 klar formuliert, wie eine ideale Haltung sein sollte: stabil (sthira) und leicht (sukha). Wie die Balance einer idealen Haltung erreicht werden kann, wird dann im Yoga-Sutra 2.47 wie folgt formuliert: „Eine immer leichter werdende und intensive Bemühung sowie die tiefgründige Sammlung auf das Grenzenlose helfen uns, diese Haltung zu erreichen."[2]

Diese Definition bezieht sich gemäß dem ganzheitlichen Verständnis von Yoga auch auf die geistige Ebene.

Über die Herkunft und Bedeutung des Sanskritwortes Asana herrschen verschiedene Ansichten. In der Regel wird es als „Sitzhaltung" oder „Anwesendsein" übersetzt. In dem Buch *The Heart of Asana*[3] schreibt Dr. Kausthub Desikachar, das Wort Asana sei von der Wurzel as-bhuvi abgeleitet, was „sein" bedeutet. In dem Buch *Yoga Makaranda* zitiert T. Krishnamacharya eine Stelle aus den Veden, in der es heißt, es gebe so viele Asanas wie Lebewesen. Auf jeden Fall gibt es unendlich viele Asanas und Varianten. Für die strukturelle Ebene ist ein Gleichgewicht von Kraft und Flexibilität von großer Bedeutung. Aus meiner langjährigen Erfahrung als Yoga-Therapeut habe ich gelernt, dass es bei vielen Beschwerden sowohl an Kraft als auch an Flexibilität mangelt.

Vereinfacht ausgedrückt sind die vorderen Muskelketten bei den meisten Menschen verkürzt und verspannt. Bedingt durch einseitige Haltungen und Aktivitäten sind viele Gelenke, wie Hüften, Schultern und die Wirbelsäule, in ihrer Mobilität eingeschränkt, wodurch die optimale Kraftübertragung und Dehnfähigkeit der Muskelketten reduziert und muskuläre Verspannungen verstärkt werden. Im Ayur-Yoga legen wir großen Wert auf die Kräftigung der feinen, tiefliegenden Muskulatur, die durchgehend von den Füßen bis zum Nacken gezielt trainiert wird. Dies verleiht Kraft, Stabilität und eine bessere Haltung und Körperkoordination. Die autochthone Rückenmuskulatur besteht zu 75 Prozent aus Muskelfasern des Typs 1[4], welche mit Yoga optimal trainiert werden können. Durch Gleichgewichtsübungen werden die gelenknahen, stabilisierenden Muskeln trainiert und durch die Kraft- und Dehnungsübungen ganze Muskelketten aktiviert und entspannt. Die zahlreichen Dehnungen durch Yoga-Haltungen fördern die Beweglichkeit des Körpers, lösen Verspannungen und regenerieren die Muskeln in wunderbarer Weise. Gemäß dem Faszienforscher Dr. Robert Schleip können intensive Dehnungen sogar die Wundheilung fördern. Yoga kann übrigens auch sehr gut mit anderen Sport- und Trainingsarten kombiniert werden

2 Übersetzung nach Sriram, aus: Patanjali – Das Yogasutra. Theseus Verlag, Bielefeld 2006, S. 141.

3 *The Heart of Asana – A Comprehensive Manual of Classical Yoga Postures*. Media Garuda, Chennai, Indien, 2012, S. 45.

4 Die roten Muskelfasern kontrahieren eher langsam und werden auch Slow-Twitch-Fasern oder Typ 1 genannt.

- Beim Vinyasa-Krama-Yoga soll der Atem harmonisch mit der Bewegung verbunden sein und an die individuellen Fähigkeiten angepasst werden. Keinesfalls soll die Atmung gepresst sein oder lange angehalten werden, da dies zu Störungen des Nervensystems führen kann.
- Bei der Integration von Mantras und geistigen Affirmationen soll unbedingt beachtet werden, ob die Praktizierenden sich mit den Inhalten identifizieren können und damit in Einklang sind.

Kapitel 4 · Ayur-Yoga-Programme für Gesundheit und Klarheit

Empfehlungen für eine erfolgreiche und erfüllte Yoga-Praxis

Klare Zielsetzungen

Bevor du mit der Auswahl des Yoga-Programms beginnst, nimm deine aktuelle Verfassung wahr und reflektiere die Ziele, die du mit Yoga erreichen möchtest. Wähle spezifische, klare, erreichbare und überprüfbare Ziele, damit deine Yoga-Praxis die gewünschten Ergebnisse bringt.

Vereinbarungen mit sich selbst treffen

Triff mit dir eine Vereinbarung, zu welcher Tageszeit und in welcher Häufigkeit du die Yoga-Praxis ausführen möchtest. Entscheide dich, regelmäßig zu bestimmten Zeiten und an festgelegten Orten zu üben. Kläre genau ab, an welchen Orten du die Yoga-Praxis ausführen kannst, und überlege, ob du dir eine kleine Yoga-Oase schaffen kannst. Indem du eine realistische Vereinbarung mit dir triffst, erhöhst du deine Chancen, sie auch einhalten zu können, was dir Zufriedenheit und Erfolg schenken wird.

Die Yoga-Praxis ist ein Rendezvous mit dir selbst, das du dir immer von Neuem schenken kannst. Sie lädt dich ein, dich und das Leben noch tiefer zu verstehen.

Achtsam und regelmäßig üben

Je achtsamer du die Yoga-Praxis ausführst, desto tiefer sind deren Wirkungen auf allen Ebenen. Indem du die Theorie der optimalen Ausführung der Asanas achtsam ins Üben integrierst, wirst du alte, ungesunde Muster loslassen und neue heilsame Muster erfolgreich programmieren können. Wie immer mehr Hinweise aus der aktuellen Hirnforschung belegen, braucht es eine regelmäßige Wiederholung über vier bis sechs Wochen, bis neue Muster im Gehirn vernetzt sind und wirksam werden.

Abwechslungsreich üben

Nach einer gewissen Zeit des Übens und Verinnerlichens einer Yoga-Praxis ist es wichtig, wieder neue Impulse zu bekommen. Mit Abwechslung in der Yoga-Praxis sind die Ergebnisse vielfältiger und die Übungspraxis bleibt lebendig. Achte besonders darauf, auch Übungen auszuführen, die du nicht so gerne machst, weil dies oft die Übungen sind, die du am meisten brauchst. Wenn du abwechselnd mit immer neuen Yoga-Programmen übst, verhinderst du, dass du die Übungen mechanisch wiederholst; und so schenkst du dir neue Impulse für dein Lernen und die Weiterentwicklung deines Körpers und deines Geistes.

Herausforderungen annehmen und Fortschritte erzielen

Wir alle wachsen am meisten an den Herausforderungen, die uns das Leben schenkt und die wir uns selbst schenken. Die Tendenz, in der Komfortzone zu leben, ist auch im Yoga verbreitet und verhindert die Weiterentwicklung und den Fortschritt im Yoga wie im Leben. In diesem Buch findest du auch schwierige Yoga-Programme mit Übungen, die du vielleicht noch nicht ausführen kannst, die du aber durch Anpassungen und regelmäßige Herausforderung durchaus erlernen kannst. Die uns innewohnende Trägheit (Tamas) und Selbstzufriedenheit hindern uns oft, neue Herausforderungen bewusst anzugehen und uns weiterzuentwickeln. Mache es dir zur Gewohnheit, neue Herausforderungen zu suchen, und achte darauf, dass du dich stetig weiterentwickelst. Dabei lernst du, dein Potenzial voll zu entfalten und Dinge zu erreichen, die du zunächst vielleicht nicht für realisierbar hieltest. Wie die alten Yogis schon wussten, können durch Yoga außergewöhnliche Fähigkeiten (Siddhis) erreicht werden.

Mit Freude und Leichtigkeit üben

Die Wirkung deiner Yoga-Praxis hängt stark von der inneren Ausrichtung ab, mit der du praktizierst. Mit Freude zu üben fördert deine Motivation beim Ausführen der Übungen. Gleichzeitig ist es hilfreich, mit Leichtigkeit zu üben, sodass du während der Praxis locker und gelöst bleiben kannst. Freude in Verbindung mit Leichtigkeit schützt dich einerseits vor ehrgeizigem und verkrampftem Üben und schafft andererseits die ideale Vorbereitung für die Auswirkungen auf der körperlichen und geistigen Ebene, die du anstrebst. Das Nichtanhaften an Erwartungen und Resultaten reduziert die Kontrolle durch den Verstand und führt dich zu geistiger Freiheit, was ein wichtiges Ziel ist im ursprünglichen Yoga.

Streckhaltungen und Aufrichtung der Wirbelsäule

Zielsetzung und Wirkungen

In der menschlichen Evolution hin zur Aufrichtung, genauer gesagt: hin zum aufrechten Gang, waren die Hüftgelenke, das Becken und die Wirbelsäule von zentraler Bedeutung. Diese Aufrichtung kann in den Streckhaltungen wunderbar nachvollzogen und praktiziert werden. Die Streckung und Aufrichtung der Wirbelsäule ist einer der Schwerpunkte in der Praxis des Ayur-Yoga. Sie schaffen die Grundvoraussetzung für eine optimale Haltung, in der genügend Raum für die Organe, Wirbelkörper und Bandscheiben vorhanden ist. Bei den Streckhaltungen finden wir in eine natürliche Haltung, die durch die Aufrichtung des Beckens und die Kraft der tiefliegenden Rückenmuskulatur möglich wird. Die Aufrichtung der Wirbelsäule ermöglicht uns, die verschiedenen Haltungen, wie Vorbeugen, Rückbeugen, Drehhaltungen, Seitbeugen, Umkehrhaltungen und Sitzhaltungen, wirksam auszuführen. Das bewusste Ausführen der Streckhaltungen erhöht zudem die Sicherheit in der Yoga-Praxis, indem die Lenden und die Halswirbelsäule durch die Länge optimal entlastet werden. In den Streckhaltungen können die weitverbreiteten ungesunden Haltungsmuster, wie der Rundrücken (Kyphose) oder ein starkes Hohlkreuz (Hyperlordose), erkannt und bewusst korrigiert werden. Neben der Verbesserung der strukturellen Integrität, einer gesunden Körperhaltung, schaffen Streckhaltungen auch Raum für das Zwerchfell. Dies ist wesentlich für die Funktion der Atmung, der Verdauung und des Nervensystems. Auf der anatomischen Ebene werden bei Streckhaltungen das Becken und der Kopf aufgerichtet und dadurch wird die Wirbelsäule verlängert. Die tiefliegende Muskulatur des Beckenbodens, die Rückenstrecker, Bauchmuskeln, die quadratische Lendenmuskulatur, die rautenförmige Muskulatur des Schultergürtels, die großen Rückenmuskeln, der Trapezmuskel, die Halsmuskulatur sowie die Hüftbeuger werden dabei in die Länge gedehnt und gleichzeitig gekräftigt.
Diese Art der Muskelaktivität ist hochwirksam, um verkürzte, schwache Muskulatur wieder in die optimale Funktionsfähigkeit zu bringen. In den verschiedenen Variationen der Streckhaltungen wird zusätzlich die Bein- und Armmuskulatur gekräftigt. Durch häufiges und langes Sitzen sind viele Muskeln der vorderen Muskelketten, wie zum Beispiel die Hüftbeuger, Bauch- und Brustmuskeln, verkürzt und hinten im Gesäß und Rückenstrecker überdehnt und schwach. Wenn das Becken im Stehen zu weit nach vorne gekippt ist, verkürzen sich die Hüftbeuger, die Lendenmuskeln und Rückenstrecker, was zu einer ungesunden Hohlkreuzhaltung führt, in der die Bauch- und Beckenbodenmuskulatur erschlafft und ihren gesunden Muskeltonus verliert. Ist das Becken im Sitzen oder Stehen dagegen zu weit nach hinten gekippt, führt dies zu einer zu flachen, ungesunden Stellung des unteren Rückens und eventuell zu einem Rundrücken (Kyphose). Dies wiederum führt zu einer starken Verkürzung der vorderen Muskeln, die damit die Bandscheiben belasten. Durch einen Rundrücken wird außerdem die Funktion der Atmung erschwert, was zu schwacher, oberflächlicher Atmung führt.

Die vielen Streckhaltungen im Ayur-Yoga sind ideal, um die vorderen Muskelketten wieder zu dehnen und die hinteren wieder zu kräftigen, um also wieder ins Gleichgewicht zu kommen. Auf der energetischen Ebene wirken sie stimulierend, anregend, und führen zu tieferer Einatmung, was uns mehr Sauerstoff und Lebensenergie schenkt. Indem das Steißbein nach unten zieht und der Scheitelpunkt nach oben, können wir uns in Streckhaltungen gleichzeitig mit der Erde und dem Himmel verbinden und dadurch in Balance kommen. Auf der geistigen Ebene fördern die Streckhaltungen geistige Qualitäten wie Aufrichtigkeit, Würde, Selbstbewusstsein, Offenheit und Entschlossenheit.

Die optimale Ausführung der Streckhaltungen

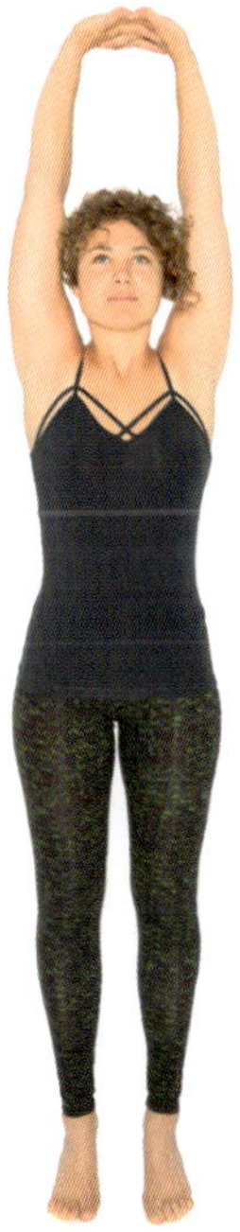

1. Gleichmäßige Fußbelastung (bei stehenden Streckhaltungen), von der Außenkante der Ferse zum Großzehengrundgelenk.
2. Knie nach vorne ausrichten und strecken (bei stehenden Streckhaltungen).
3. Beckenaufrichtung in die Neutralposition durch einen aktiven Beckenboden und Gesäßmuskelaktivierung in die natürliche Lordose.
4. Einatmung mit dem Fokus aufs Brustbein.
5. Nach dem Impuls der Einatmung folgt die Bewegung der Arme und Streckung der Wirbelsäule.
6. Während der Einatmung das Brustbein heben und leicht nach vorne bewegen und gleichzeitig die Brustwirbelsäule strecken. Dabei bleibt das Becken in der Neutralposition.
7. Die Schlüsselbeine und das Kinn leicht heben, um die Weitung des Brustkorbs und die Mobilisierung im Nacken zu fördern.
8. Die Bewegung in die Streckung endet vor der Einatmung.
9. Mit der Ausatmung den Fokus auf den Bauch und die Streckung im unteren Rücken richten.

Häufige Fehler und Risiken bei Streckhaltungen

Fehler

- Das Becken ist nicht in der Neutralposition, sondern zu weit nach hinten (Kyphose) oder zu weit nach vorne gekippt (Hyperlordose).
- Der obere Rücken bleibt zu rund und wird in der Brustwirbelsäule (BWS) zu wenig gestreckt.
- Die Schulterblätter ziehen nach vorne und oben.
- Der Kopf wird nach vorne geschoben, was den Nacken staucht, (Überdehnung der vorderen Halsmuskulatur) oder starr nach hinten gedrückt (Überdehnung der hinteren Nackenmuskulatur), was die Streckung in BWS und HWS reduziert und die Spannung im Nacken verstärkt.

Risiken

Das unachtsame Ausführen von Streckhaltungen kann bestehende Fehlhaltungen, wie zum Beispiel eine Hyperlordose, verstärken, Verspannungen fördern und den Druck auf die Bandscheiben erhöhen, was kontraindiziert ist. Bei Beschwerden in den Bandscheiben können sanfte Streckhaltungen hilfreich sein und zur Entlastung beitragen, während intensive Streckhaltungen, die falsch ausgeführt werden, die Beschwerden noch verstärken. Bei Streckhaltungen im Sitzen ist darauf zu achten, dass die Belastung des unteren Rückens, der Hüft- und Iliosakralgelenke keine Überforderung oder Schmerzen verursacht. Bei Atembeschwerden, Herzbeschwerden und hohem Blutdruck sollten die Streckhaltungen sanfter ausgeführt werden, indem die Arme beispielsweise nur gebeugt und leicht angehoben werden.

Ansonsten sind Streckhaltungen mit wenigen Risiken verbunden und sollten sowohl in der Yoga-Praxis als auch im Alltag möglichst häufig ausgeführt werden. Beim Sitzen können wir immer wieder ein paar Streckhaltungen einbauen, die wir mit tiefer Einatmung ausführen. Dies kannst du jetzt direkt gleich einmal ausprobieren …

Wichtige Streckhaltungen

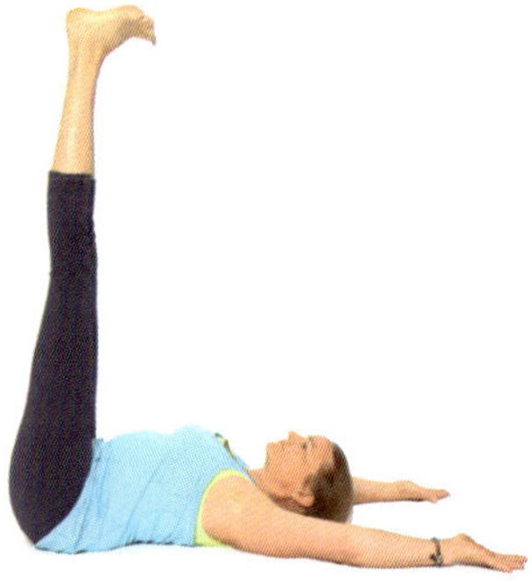

Urdhva Prasarita Padasana

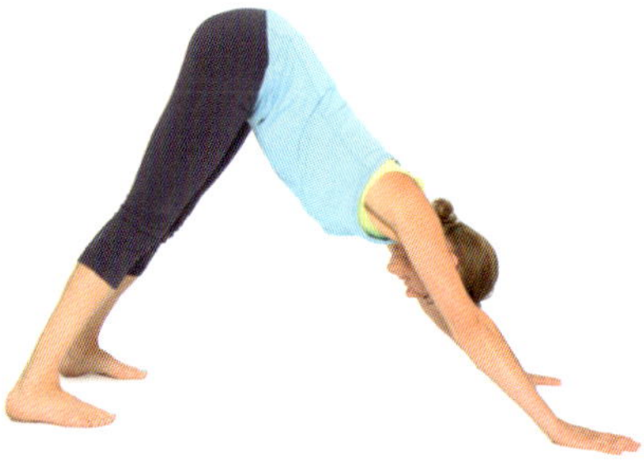

Adho Mukha Shvanasana

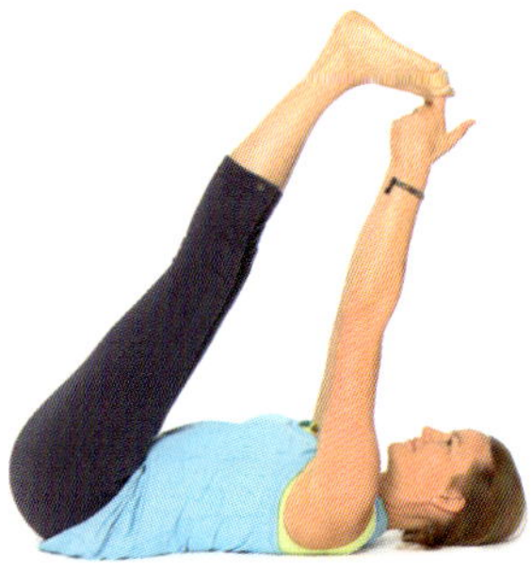

Supta Padangusthasana

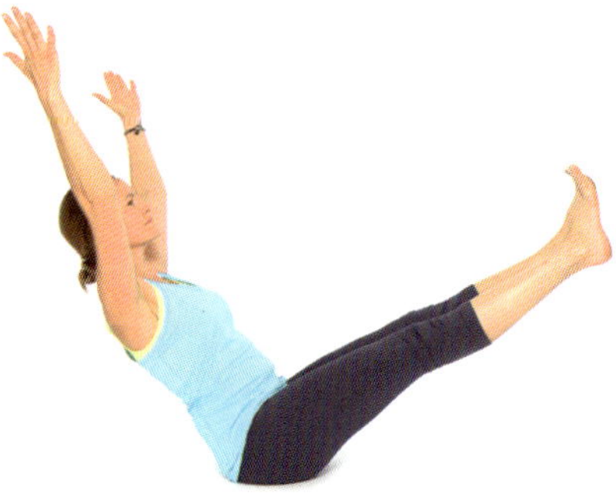

Navasana

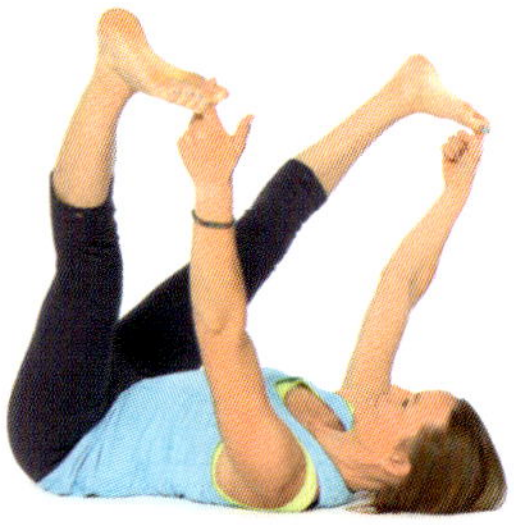

Supta Prasarita Padangusthasana

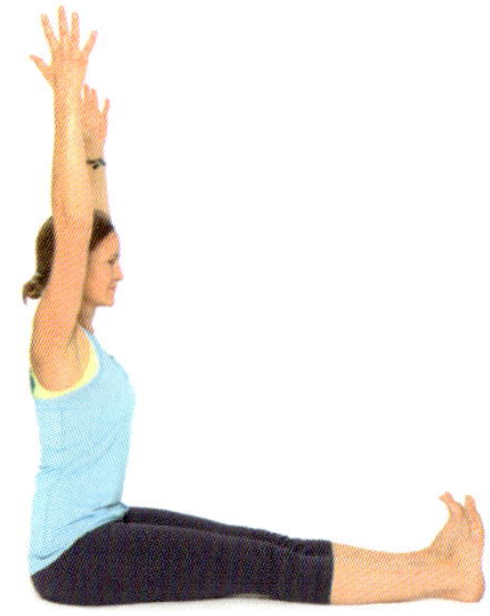

Dandasana

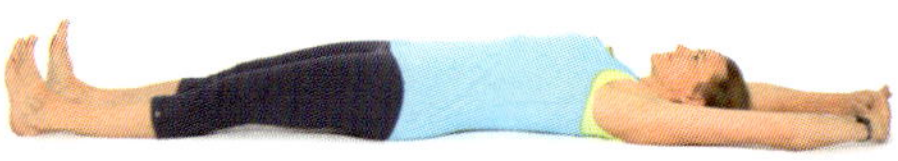

Tadakmudra

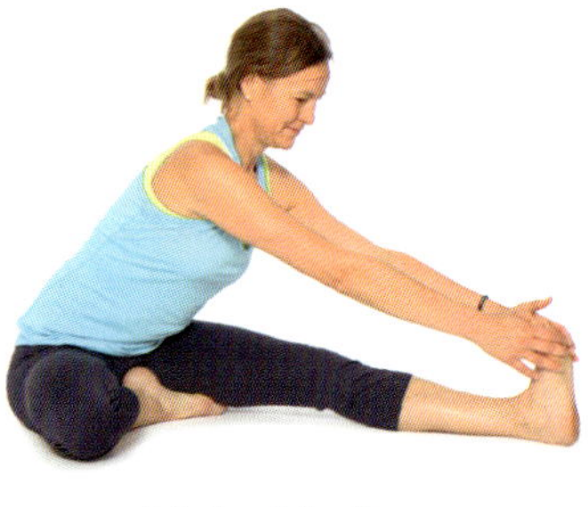

Maha Mudra

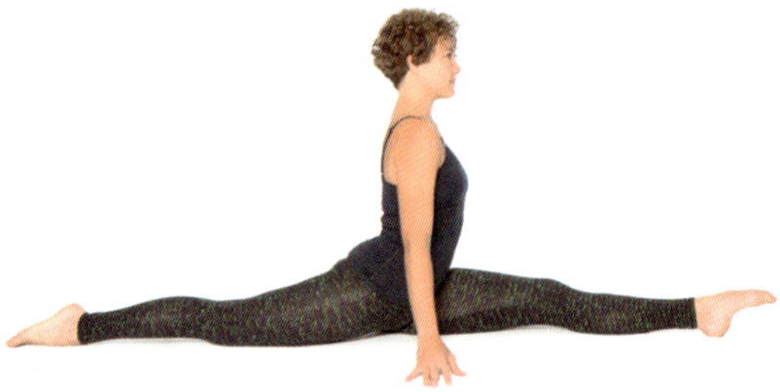

Hanumanasana

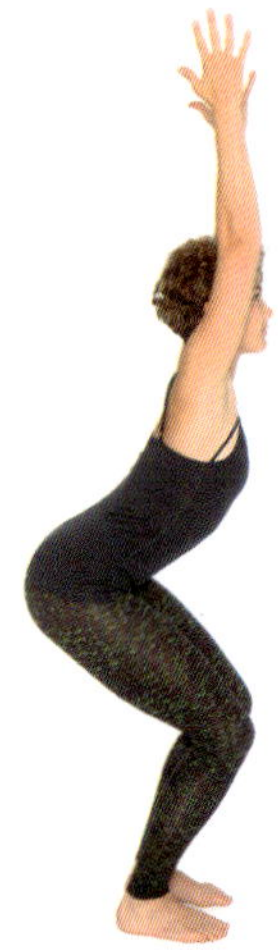

Ardha Utkatasana

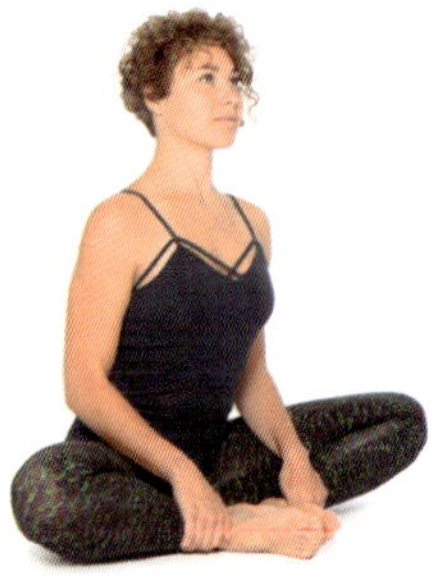

Baddha Konasana

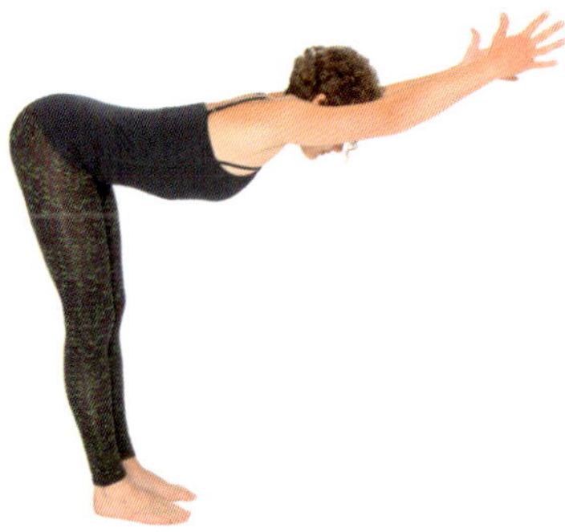

Ardha Uttanasana

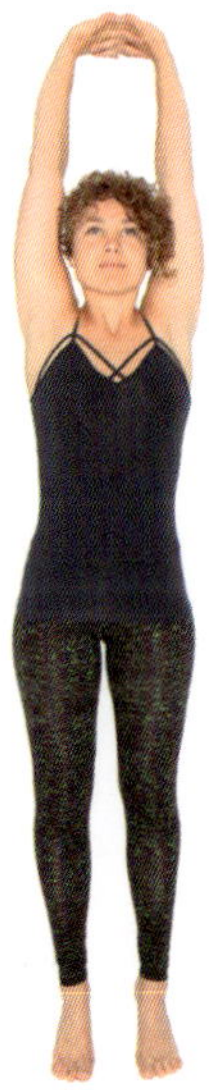

Tadasana

Basisprogramm für Streckhaltungen und die Aufrichtung der Wirbelsäule

Wirkungen und Ziele:

- Streckung und Aufrichtung der Wirbelsäule
- Kräftigung der Rückenstrecker und Bauchmuskeln
- Optimale Fuß-, Knie- und Beckenausrichtung
- Dehnung der vorderen Muskelketten vom Schienbein bis zu den Halsmuskeln
- Kräftigung der Fuß-, Bein- und Gesäßmuskulatur
- Verlängerung der Einatmung und Mobilisation der Rippen
- Ausrichtung und Raum für die Organe und Chakras
- Mobilisation der BWS und HWS
- Geistige Ausrichtung auf Erdung und Aufrichtigkeit

1. HALTUNG: SIDDHASANA/ SITZHALTUNG DER VOLLENDETEN

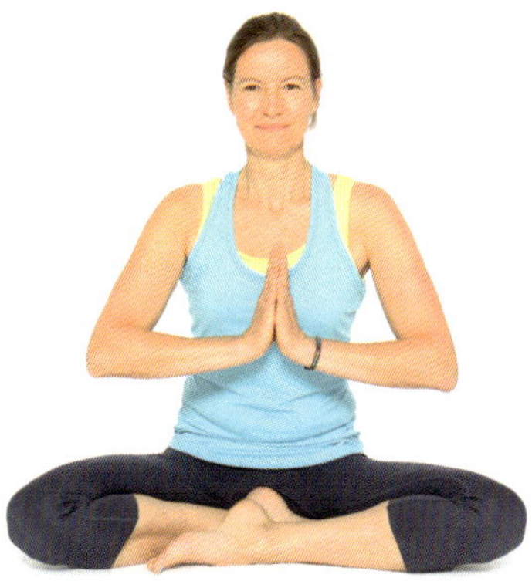

Wirkung und Fokus:
Geistige Sammlung auf das Brustbein mit dem Fokus auf die verlängerte Einatmung und die Streckung der Brustwirbelsäule.

Ausführung:
Setze dich auf ein Sitzkissen und richte dein Becken und die Wirbelsäule auf.
Bringe die Handflächen zueinander in die Haltung von Anjali Mudra und lege die Daumenwurzeln aufs Brustbein.

Beim Einatmen:
Den Fokus aufs Brustbein legen und die Brustwirbelsäule strecken. Verlängere den Einatmen bewusst, um dich im Brust und Herzraum zu öffnen.

Beim Ausatmen:
Den Fokus auf den Bauchraum legen und die Schulterblätter entspannt nach außen und unten sinken lassen.

Wiederholung:
1-2 Minuten

2. HALTUNG: TADAK MUDRA

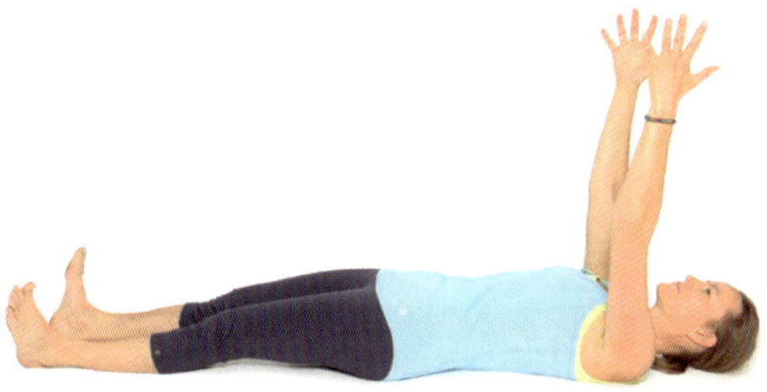

Ausatmen ↑

Einatmen ↓

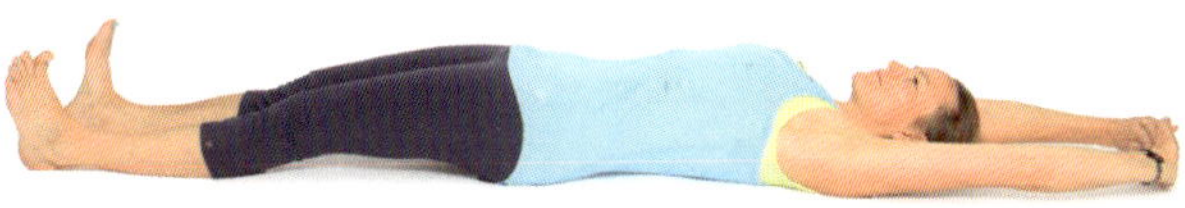

Wirkung und Fokus:
Streckung der Wirbelsäule und Kräftigung der Bauch- und Beckenbodenmuskulatur.
Tonisierung und Lösung des Zwerchfells.

Ausführung:
Komme in die Rückenlage und strecke beide Beine aus. Die Arme liegen seitlich neben dem Körper.

Beim Ausatmen:
Hebe beide Arme senkrecht nach oben und ziehe die Bauchdecke mit dem Ausatmen nach innen.

Beim Einatmen:
Verschränke die Finger ineinander und strecke beide Arme über den Kopf. Der Atemfokus ist dabei im Brust und Rippenbereich.

Wiederholung:
8-10x und 4-6 Atemzüge in der Streckhaltung bleiben.

3. HALTUNG: URDHVA PRASARITA PADASANA/ AUFWÄRTS GESTRECKTE BEINHALTUNG

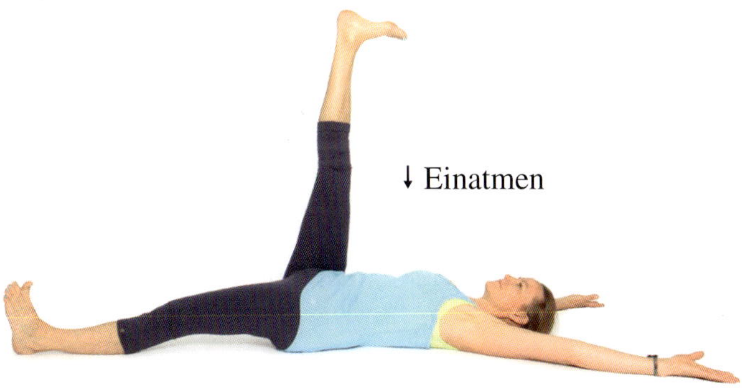

↓ Einatmen

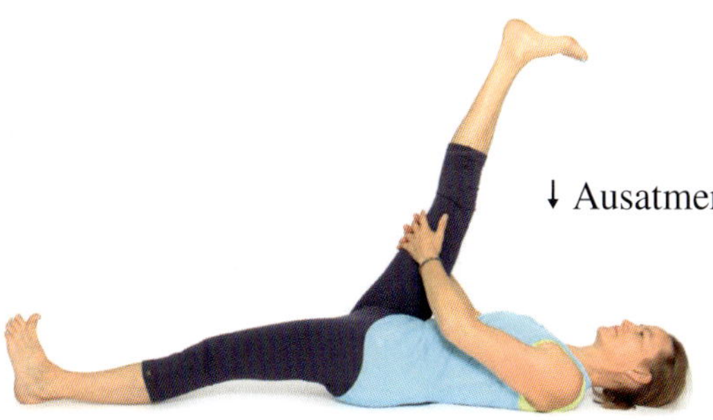

↓ Ausatmen

Wirkung und Fokus:
Streckung und Dehnung der Wirbelsäule und der Beinrückseiten. Kräftigung der tiefen Bauchmuskulatur und der Hüftbeuger. Mobilisierung in den Hüftgelenken und im Becken.

Ausführung:
Komme in die Rückenlage mit gestreckten Beinen.

Beim Einatmen:
Hebe das rechte Bein senkrecht nach oben und strecke beide Arme hinter den Kopf.

Beim Ausatmen:
Ziehe das rechte gestreckte Bein mit beiden Händen an der Oberschenkelrückseite zum Körper, halte dabei deinen Nacken lang. Beuge das Bein ein wenig, falls die Beinstreckung nicht möglich ist.

Wiederholung:
8-10x je Bein und dann auf jeder Seite ein paar Atemzüge in der Dehnung bleiben.

4. HALTUNG:VARIANTE URDHVA PRASARITA PADASANA/ AUFWÄRTS GESTRECKTE BEINHALTUNG

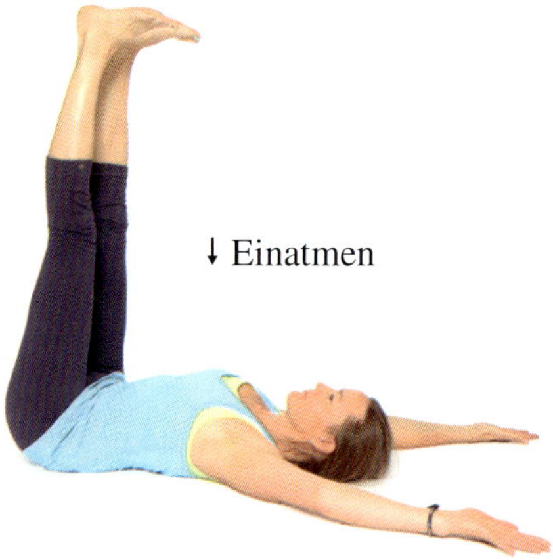

↓ Einatmen

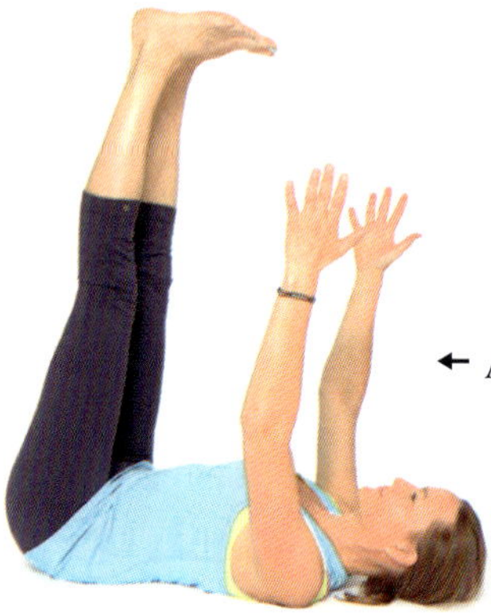

← Ausatmen

Wirkung und Fokus:
Streckung und Kräftigung der Rücken- und Bauchmuskulatur.

Ausführung:
In der Rückenlage mit ausgestreckten Beinen.

Beim Einatmen:
Hebe beide gestreckten Beine senkrecht nach oben, während du gleichzeitig beide Arme hinter den Kopf streckst.

Beim Ausatmen:
Bringe die gestreckten Arme zurück auf Schulterhöhe.

Wiederholung:
8-10x

5. HALTUNG: ADHO MUKHA SHVANASANA/ ABWÄRTS SCHAUENDER HUND

↓ Einatmen

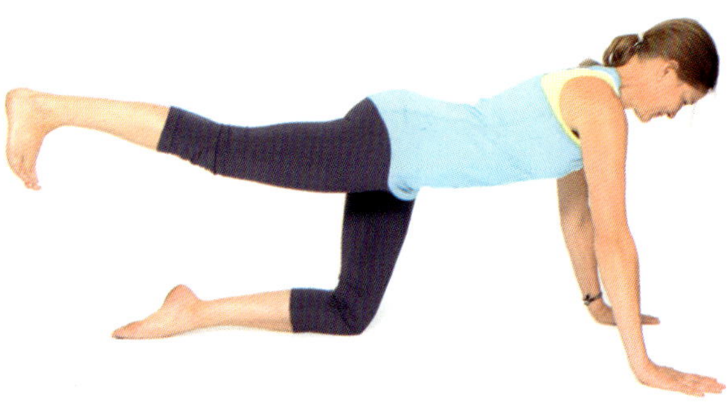

Wirkung und Fokus:
Asymmetrische Kräftigung der Gesäß- und Rückenstreckermuskeln. Streckung der Wirbelsäule und Dehnung der Beinrückseiten und Rückenmuskeln.

Ausführung:
Komme in den Vierfüßlerstand, mit den Händen leicht vor den Schultergelenken.

Beim Einatmen:
Strecke das rechte Bein nach hinten. Verlängere die Wirbelsäule, ohne den unteren Rücken in eine Hyperlordose/Stauchung zu bringen.

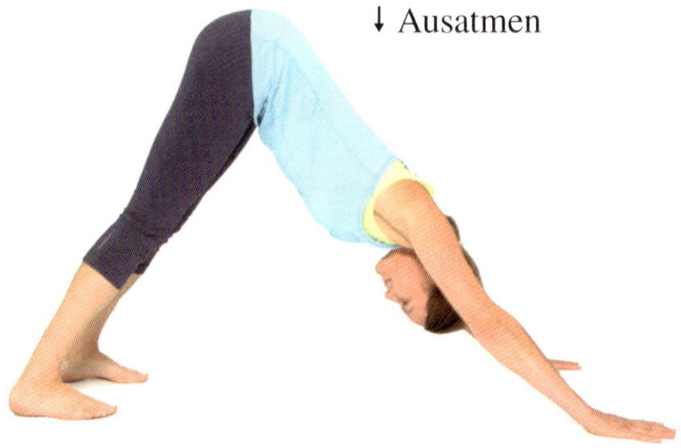

Beim Ausatmen:
Setze den rechten Fuß auf und strecke auch das linke Bein. Jetzt schiebst du dein Becken Richtung Himmel, sodass du beide Beine und den Rücken streckst, während du das Becken in seine Neutralstellung bringst, um den unteren Rücken optimal zu strecken.

Wiederholung:
8-10x jede Seite und dann 4 Atemzüge in der Hundehaltung bleiben.

Hinweis: Falls es dir schwerfällt, die Beine zu strecken, kannst du die Knie leicht beugen, um die Streckung der Wirbelsäule zu vereinfachen.

6. HALTUNG: EKAPADA USHTRASANA/ EINBEINIGE KAMELHALTUNG

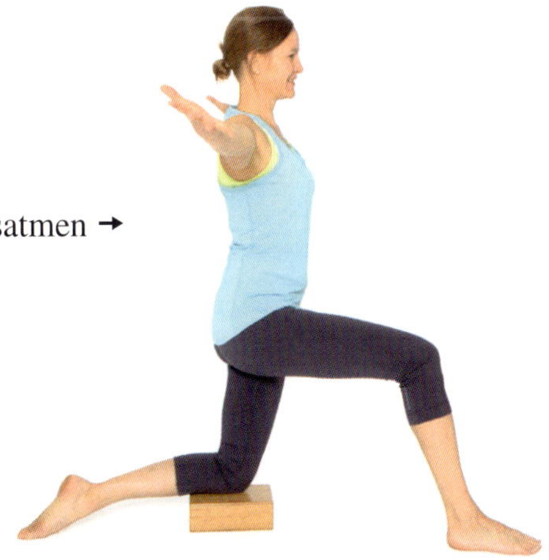

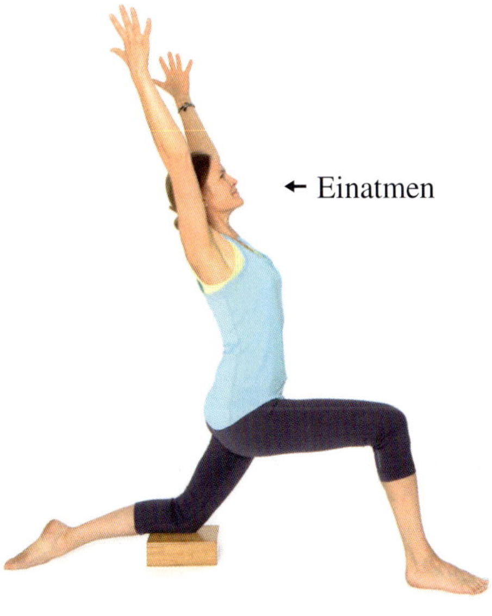

Wirkung und Fokus:
Dehnung der Hüftbeugermuskulatur (Psosas), der vorderen Oberschenkel- und Rumpfmuskulatur und Kräftigung der Gesäß- und Rückenstreckermuskeln. Der Fokus liegt auf der Aufrichtung des Beckens und der Streckung der Wirbelsäule.

Ausführung:
Komme in den Kniestand und stelle den rechten Fuß mit einem Schritt nach vorne auf den Boden. Lege einen Yoga-Block unter das linke Knie, um die Dehnung des Psoas effektiver auszuführen.

Beim Ausatmen:
Bringe beide Arme seitlich auf Schulterhöhe und richte das Becken auf, indem du dein Steißbein sinken lässt und dann das Schambein leicht nach oben ziehst.

Beim Einatmen:
Strecke beide Arme über den Kopf und komme gleichzeitig in eine leichte Rückbeuge.

Wiederholung:
8-10x und dann je 4 Atemzüge in der Streckhaltung bleiben.

7. HALTUNG: VINYASA TADASANA/STANDHALTUNG

Wirkung und Fokus:
Mobilisation der Schultergelenke und der Brustwirbelsäule. Streckung und Kräftigung der Rückenstrecker- und Bauchmuskeln.

Ausführung:
Komme in die aufrechte Standhaltung mit den Füßen hüftbreit auseinander.

Beim Einatmen:
Öffne die Arme seitlich, bis die Hände auf Schulterhöhe sind, und bewege dabei die Hände und die Arme in eine Außenrotation.

Beim Ausatmen:
Hebe beide Arme gestreckt seitlich hoch über den Kopf.

Beim Einatmen:
Verschränke die Finger ineinander und strecke die Arme weit über den Kopf. Dabei weitest du den Brustkorb und kommst in eine Rückbeuge.

Wiederholung:
6x und dann 3 Atemzüge in der Streckhaltung bleiben.

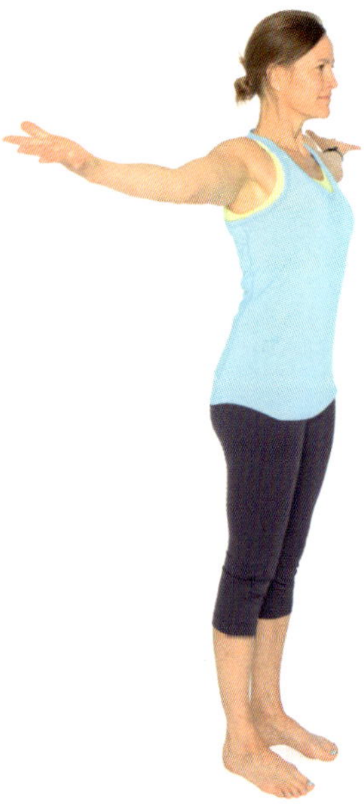

← Einatmen

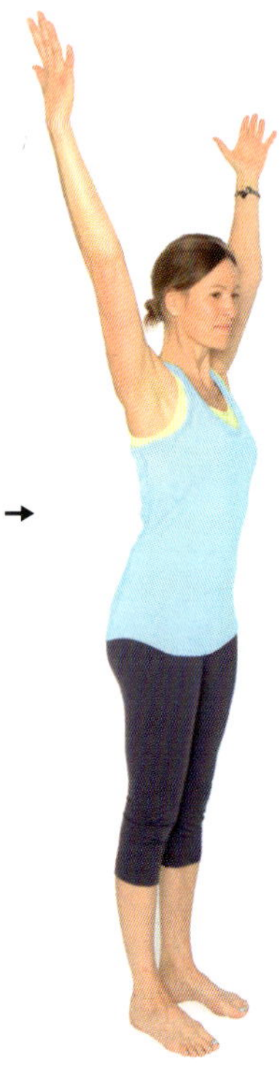

Ausatmen →

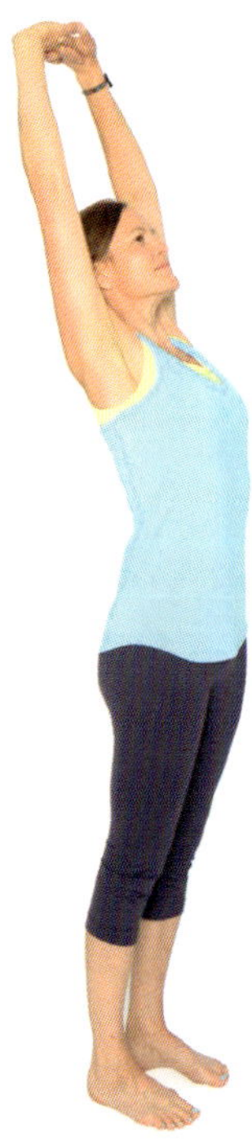

← Einatmen

8. HALTUNG: VARIANTE VIRABHADRASANA/ HELDENHALTUNG

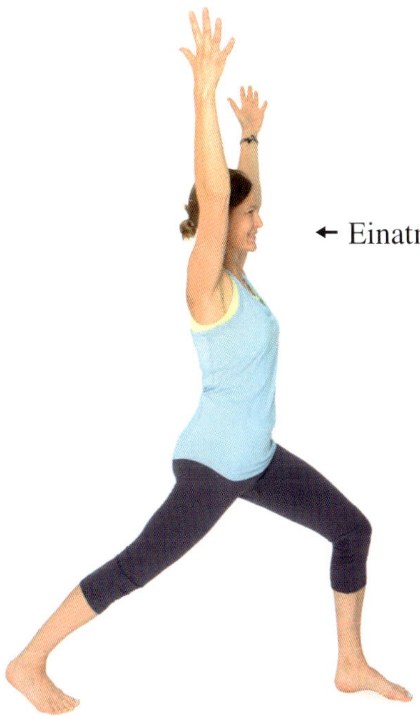

← Einatmen

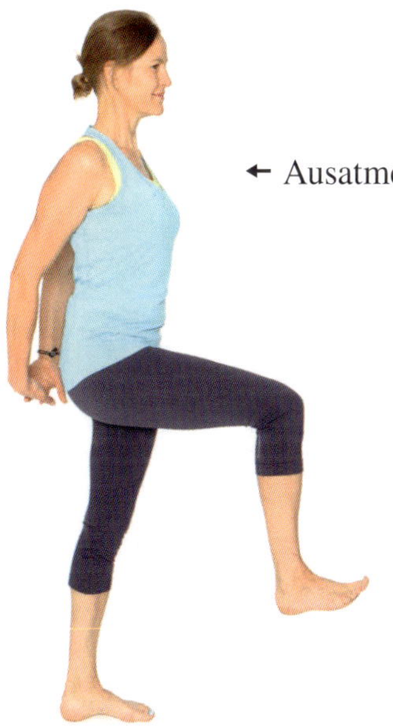

← Ausatmen

Wirkung und Fokus:
Kräftigung der Fuß-, Gesäß- und Rückenstreckermuskeln. Aufrichtung des Beckens und der Wirbelsäule. Förderung des Gleichgewichts und der Standhaftigkeit.

Ausführung:
Drehe im aufrechten Stand das rechte Bein und den Fuß 45 Grad nach außen und setze den linken Fuß mit einem Schritt nach vorne auf.

Beim Einatmen:
Strecke beide Arme v-förmig über den Kopf.

Beim Ausatmen:
Bewege das rechte Bein wieder nach vorne, während du es beugst, und hebe dabei den Oberschenkel etwas über die Horizontale. Führe dabei die Arme hinter den Körper, verschränke die Finger ineinander, schiebe sie nach hinten und weite dabei den Brustkorb.

Wiederholung:
10x jede Seite

9. HALTUNG: SAMASTHITI/AUFRECHTE STANDHALTUNG

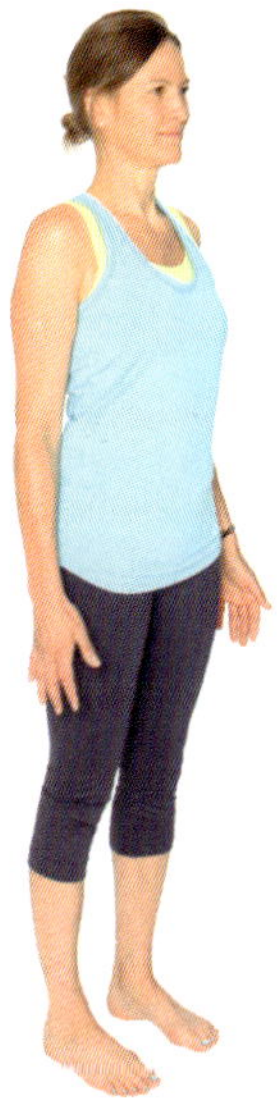

Wirkung und Fokus:
Nachspüren der vorherigen Übungen und Integration der neuen Körperhaltung und der geistigen Haltung.

Ausführung:
Komme in die aufrechte Standhaltung, schließe die Augen und nimm die Körperhaltung bewusst wahr. Wie fühlt sich die neue Körperhaltung an und welche geistige Haltung kannst du jetzt wahrnehmen?

Wiederholung:
30-60 Sekunden in der Haltung bleiben.

10. HALTUNG: VARIANTE DANDASANA/STOCKHALTUNG

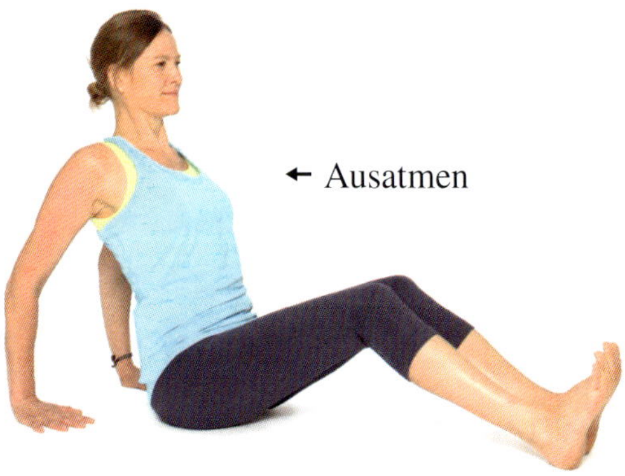

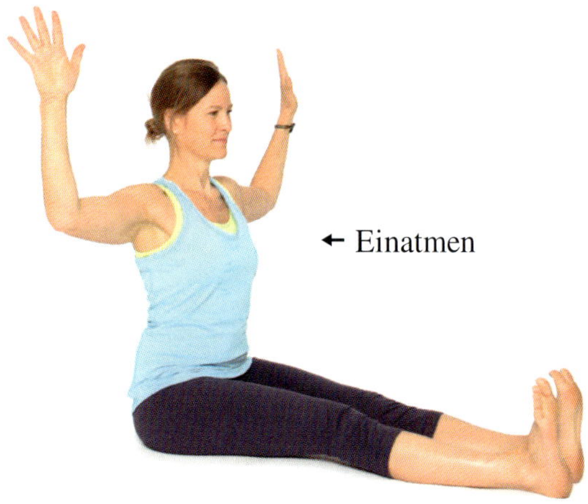

Wirkung und Fokus:
Kräftigung der tiefliegenden Rückenstrecker, der Bauch-, Hüftbeuger- und Oberschenkelmuskulatur.

Ausführung:
Komme in eine Sitzhaltung mit gebeugten Beinen und stelle die Fersen auf dem Boden auf.

Beim Ausatmen:
Die Hände so hinter das Becken bringen, dass die Fingerspitzen nach vorne zeigen.

Beim Einatmen:
Die gebeugten Arme auf Schulterhöhe heben und beide Beine nach vorne strecken.

Wiederholung:
8-10x

Hinweis: Falls sich dies im unteren Rücken nicht gut anfühlt, kann die Übung auch mit nur einem Bein ausgeführt werden.

11. HALTUNG: VARIANTE NAVASANA/BOOTSHALTUNG

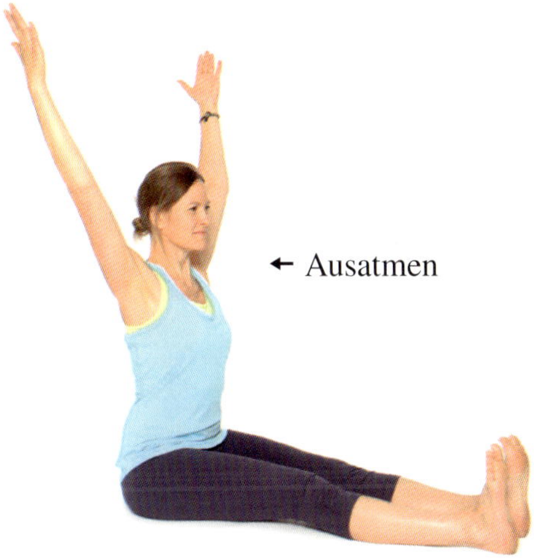

← Ausatmen

↓ Einatmen

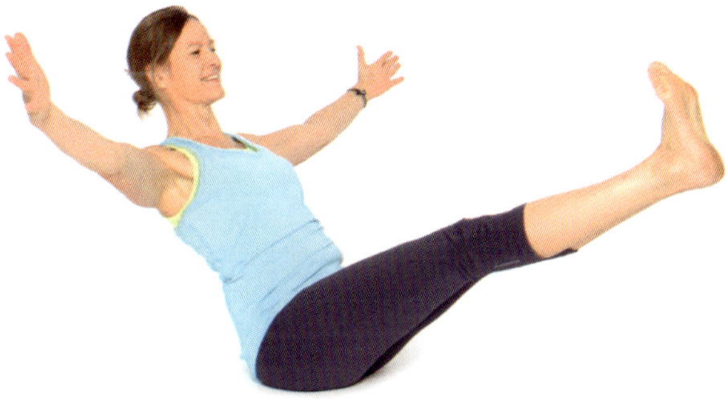

Wirkung und Fokus:
Streckung der Wirbelsäule und Kräftigung der Rückenstrecker, der Arm- und breiten Rückenmuskulatur. Mobilisation der Schultergelenke.

Ausführung:
Komme in den Langsitz mit den Beinen nach vorne gestreckt. Falls es dir schwerfällt, das Becken und die Wirbelsäule aufzurichten, dann beuge die Knie leicht oder setze dich auf eine gefaltete Decke.

Beim Ausatmen:
Strecke die Arme über den Kopf.

Beim Einatmen:
Senke die Arme auf Schulterhöhe und hebe gleichzeitig beide Beine in einem 45-Grad Winkel an.

Wiederholung:
8-10x und dann 4 Atemzüge in der Streckung bleiben.

12. HALTUNG: PASHCHIMOTTANASANA/ VORWÄRTSBEUGE IM SITZEN

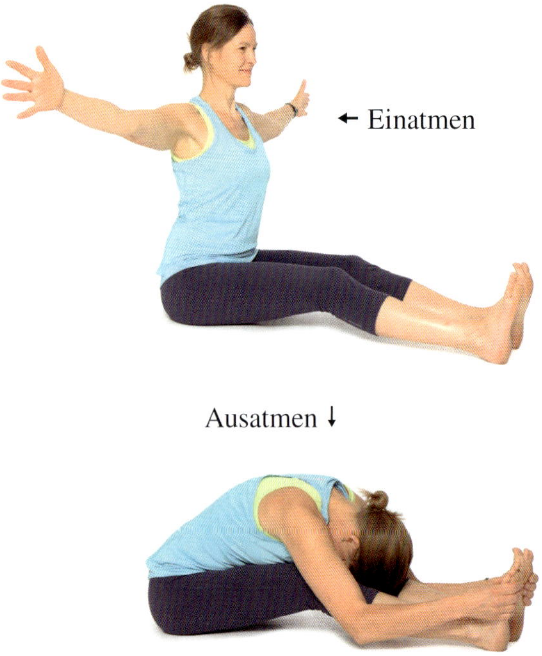

Wirkung und Fokus:
Dehnung und Ausgleich für den unteren Rücken.

Ausführung:
Komme in den Langsitz mit gebeugten Beinen. Die Füße sind auf den Fersen aufgesetzt.

Beim Einatmen:
Strecke die Arme seitlich auf Schulterhöhe aus.

Beim Ausatmen:
Beuge dich mit rundem Rücken nach vorne und lege die Hände seitlich neben den Beinen auf.

Wiederholung:
8-10x

13. HALTUNG: SIDDHASANA/HALTUNG DER VOLLENDETEN

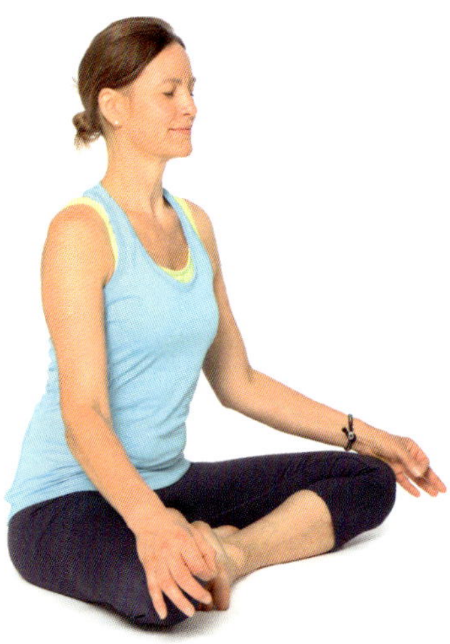

Wirkung und Fokus:
Verlängerte Einatmung und Energetisierung. Aufrichtung im Körper und Geist.

Ausführung:
Setze dich mit gekreuzten Beinen auf ein Sitzkissen.

Beim Einatmen:
Verlängere die Einatmung mit dem Fokus auf dem Brustbein und der Aufrichtung in der Wirbelsäule.

Beim Ausatmen:
Fokus auf den Bauchraum.

Meditation mit Bhavana/Geistige Ausrichtung:
„Möge ich stabil und aufrichtig sein."
7x im Geiste wiederholen.

14. HALTUNG: SHAVASANA/TOTENSTELLUNG

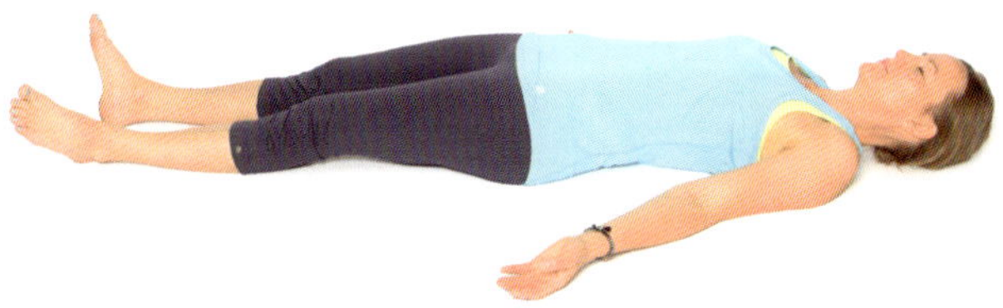

Wirkung und Fokus:
Nachspüren der Wirkung auf den Körper und Geist.

Ausführung:
Komme in die Rückenlage, strecke die Beine aus und lege bei Bedarf eine Decke unter den Hinterkopf. Die Arme sind leicht vom Körper abgespreizt, mit den Handrücken zum Boden gedreht.

Wiederholung:
2-3 Minuten lang die körperlichen Empfindungen vom Kreuzbein bis zum Hinterkopf wahrnehmen. In der Stille dann die Wirkung auf den Geist wahrnehmen.

Streckhaltungen für Fortgeschrittene mit Maha Mudra

Wirkungen und Fokus:

- Streckung und Aufrichtung der Wirbelsäule
- Kräftigung der Rückenstrecker, der Gesäß- und Bauchmuskeln
- Ausrichtung der Organe und Chakras
- Dehnung und Kräftigung der tiefliegenden Bauchmuskeln und des Zwerchfells
- Mehr Beweglichkeit in der Hüftaußenrotation
- Dehnung der Adduktoren des gebeugten Beines
- Zentrierung und Energetisierung mit neuer Lebenskraft
- Verlängerte Ein- und Ausatmung
- Geistiger Fokus auf Stille

1. HALTUNG: SIDDHASANA/ SITZHALTUNG DER VOLLENDETEN

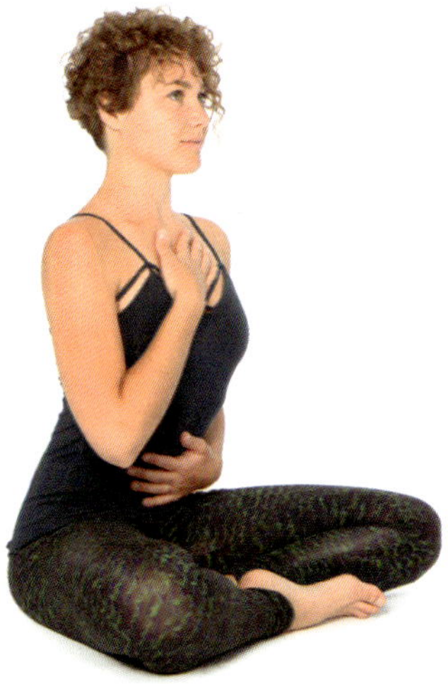

Wirkung und Fokus:
Atemverlängerung und geistige Zentrierung.

Ausführung:
Komme in eine angenehme Sitzhaltung mit gekreuzten Beinen und lege die rechte Hand auf das Brustbein und die linke Hand auf den Bauchnabel.

Beim Einatmen:
Fokussiere das Brustbein und verlängere die Einatmung. Halte den Atem nach der Einatmung kurz an und bleibe in der Atemfülle. Bei Herzbeschwerden, Asthma oder hohem Blutdruck den Atem nicht anhalten.

Beim Ausatmen:
Der Fokus liegt auf dem Bauchnabelbereich und der Verlängerung der Ausatmung. Nach der Ausatmung den Atem kurz anhalten und in der Atemleere verweilen.

Wiederholung:
2-3 Minuten

2. HALTUNG: VARIANTE URDHVA PRASARITA PADASANA/ AUFWÄRTS GESTRECKTE BEINHALTUNG

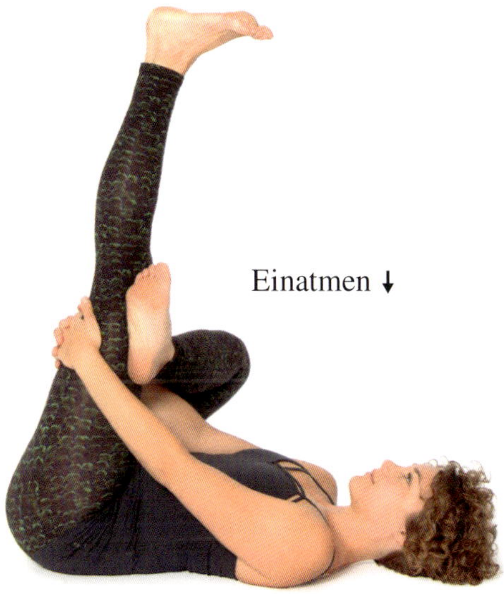

Einatmen ↓

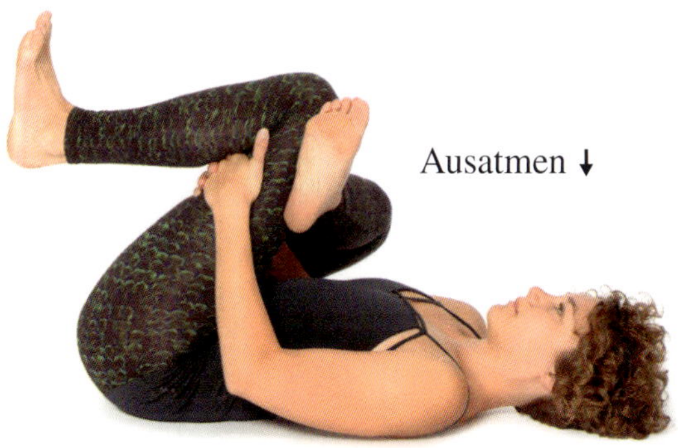

Ausatmen ↓

Wirkung:
Lösung von Verspannungen in der tiefliegenden Gesäßmuskulatur und verbesserte Außenrotation in der Hüfte.

Ausführung:
In der Rückenlage bringst du den rechten Fuß auf den linken Oberschenkel, indem du das gebeugte rechte Bein nach außen bewegst. Den rechten Fuß solltest du beugen (Zehenspitzen zum Schienbein ziehen), um das rechte Knie vor Verletzung zu schützen. Beide Hände fassen die Rückseite des linken Beins.

Beim Einatmen:
Strecke das linke Bein, bewege das rechte Knie nach außen und bringe damit den Oberschenkel im Hüftgelenk in eine Außenrotation.

Beim Ausatmen:
Beuge das linke Bein und ziehe das linke Knie Richtung Brust. Dabei konzentrierst du dich auf die Dehnung im rechten Gesäßbereich.

Wiederholung:
Je 8x pro Seite und dann 3 Atemzüge in der zweiten Haltung bleiben.

Hinweis: Bei Kniebeschwerden sollte der Winkel im Knie angepasst werden, damit keine Schmerzen im Knie spürbar sind.

3. HALTUNG: DVIPADA PITHAM/SCHULTERBRÜCKE

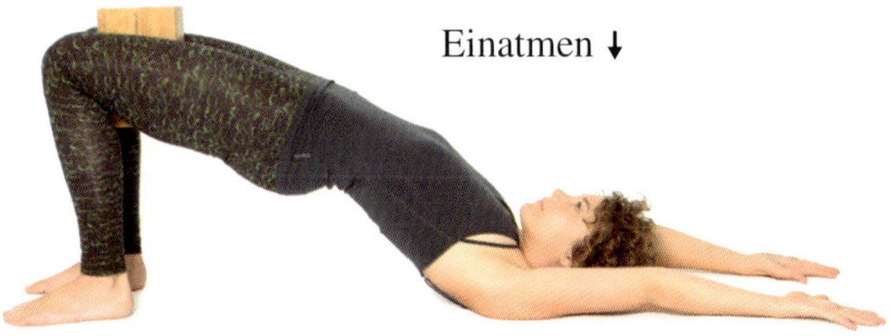

Einatmen ↓

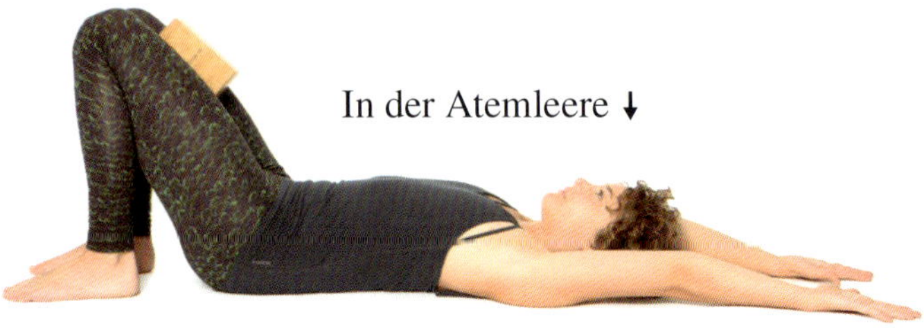

In der Atemleere ↓

Wirkung:
Kräftigung im Beckenboden, im unteren Rücken und Gesäßbereich.

Ausführung:
In der Rückenlage sind beide Füße hüftbreit nahe am Gesäß aufgestellt. Klemme einen Yoga-Block zwischen die Oberschenkelinnenseiten.

Beim Einatmen:
Hebe das Gesäß und strecke beide Arme hinter den Kopf. Dann atme in dieser Stellung aus.

In der Atemleere:
Rolle dann die Wirbelsäule wieder Wirbel für Wirbel ab in die Ausgangsstellung und führe dabei beide Arme zurück zum Boden.

Wiederholung:
8-10x

4. HALTUNG: VARIANTE VON VIRABHADRASANA/ HELDENHALTUNG

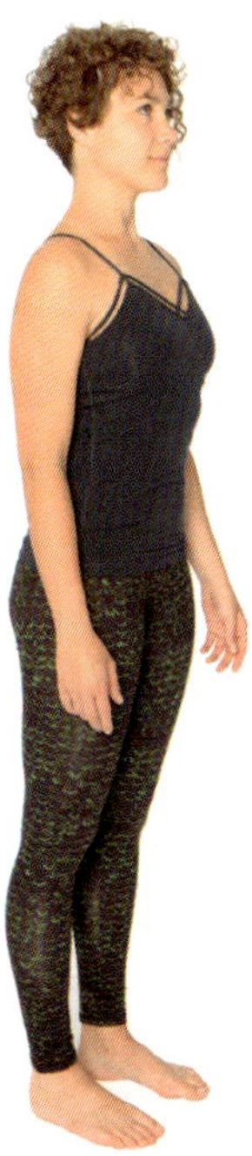

← Ausatmen

Wirkung:
Streckung der Wirbelsäule und Kräftigung der Rücken-, Gesäß- und Oberschenkelmuskulatur.

Ausführung:
Komme in eine Standhaltung, die Füße sind dabei hüftbreit auseinander.

Beim Ausatmen:
Richte das Becken auf.

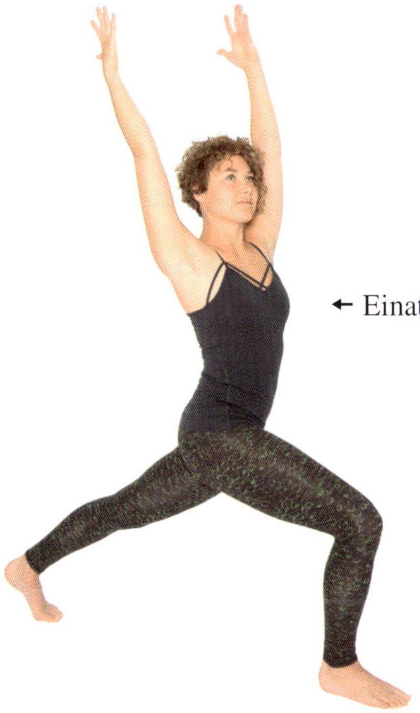

← Einatmen

Beim Einatmen:
Nimm das gebeugte linke Bein nach hinten und setze den linken Vorderfuß auf den Boden, während du gleichzeitig das rechte Knie beugst. Dabei streckst du beide Arme über den Kopf.

Wiederholung:
8-10x

5. HALTUNG: VARIANTE CHATURANGA DANDASANA/ VIERGLIEDRIGE STOCKHALTUNG

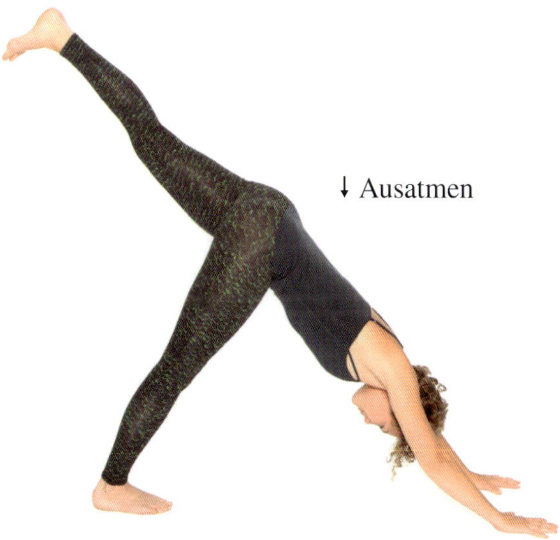

↓ Ausatmen

Einatmen ↓

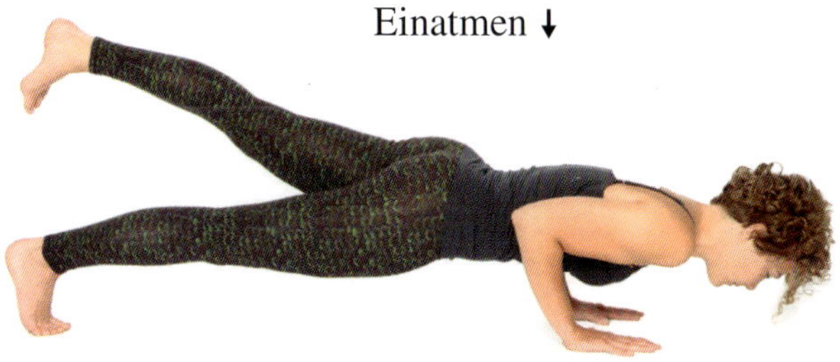

Wirkung und Fokus:
Kräftigung der Arm-, Schulter-, Rücken-, Gesäß- und Bauchmuskulatur.

Ausführung:
Komme in die Vierfüßlerhaltung und setze dabei die Hände etwas vor den Schultergelenken auf.

Beim Ausatmen:
Hebe die Knie vom Boden ab und schiebe das Becken nach oben und hinten, während du das linke Bein mit der Ferse nach hinten oben schiebst und gleichzeitig die Wirbelsäule streckst.

Beim Einatmen:
Senke den Oberkörper und komme in einen Liegestütz, wobei das linke Bein leicht angehoben bleibt.

Wiederholung:
8-10x jede Seite

Hinweis: Bei Beschwerden in den Handgelenken kann die Stellung auch auf den Unterarmen durchgeführt werden, um so die Belastung auf die Handgelenke zu reduzieren.

6. HALTUNG: VARIANTE PRASARITA PADOTTANASANA/ VORWÄRTSBEUGE IN DER GRÄTSCHE

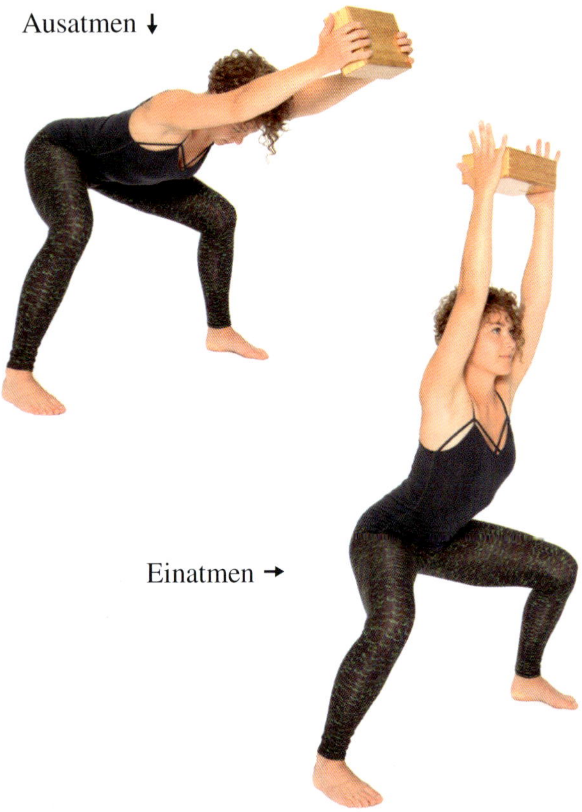

Wirkung und Fokus:
Kräftigung der Bein-, Gesäß-, Beckenboden- und Rückenmuskulatur. Dehnung der Adduktoren und rückseitigen Beinmuskulatur.

Ausführung:
Komme in eine Grätschhaltung mit den Füßen weit auseinander und mit gebeugten Beinen. Fasse einen Yoga-Block mit beiden Händen.

Beim Ausatmen:
Gehe mit gebeugten Beinen in eine Vorbeuge.

Beim Einatmen:
Komme mit gestreckter Wirbelsäule aus der Kraft der Gesäß- und Rückenmuskeln wieder in eine aufgerichtete Haltung, bei der du beide Arme über den Kopf streckst und dabei den Block festhältst.

Wiederholung:
10x und 4 Atemzüge in der Streckung bleiben.

7. HALTUNG: VIRABHADRASANA/HELDENHALTUNG

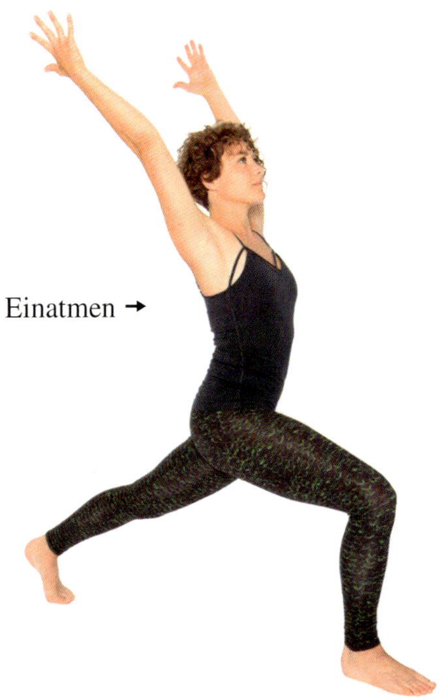

Wirkung:
Dehnung der Hüftbeugermuskeln und Kräftigung der Oberschenkel- und Rückenmuskulatur.
Streckung der ganzen Wirbelsäule.

Ausführung:
Drehe aus der Standhaltung das linke Bein nach außen, sodass der linke Fuß nach außen zeigt. Hebe die linke Ferse ein wenig vom Boden ab. Nun setze den rechten Fuß mit einem großen Schritt nach vorne auf und beuge das rechte Knie.

Beim Einatmen:
Strecke beide Arme über den Kopf.

Ausatmen →

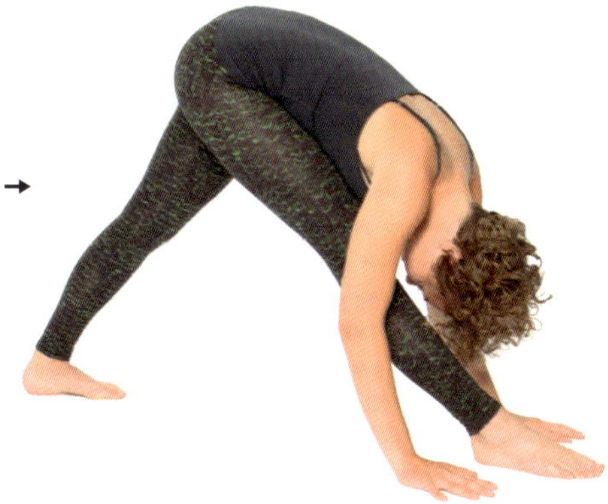

Beim Ausatmen:
Beuge dich aus der Hüfte mit langem unteren Rücken nach vorne und strecke das rechte Bein. Die linke Ferse und die Hände kannst du, wenn es möglich ist, auf dem Boden auflegen.

Wiederholung:
8-10x und 4 Atemzüge in der Dehnung bleiben.

8. HALTUNG: ARDHA PADMA UTTANASANA/ VORWÄRTSBEUGE IM HALBEN LOTUS

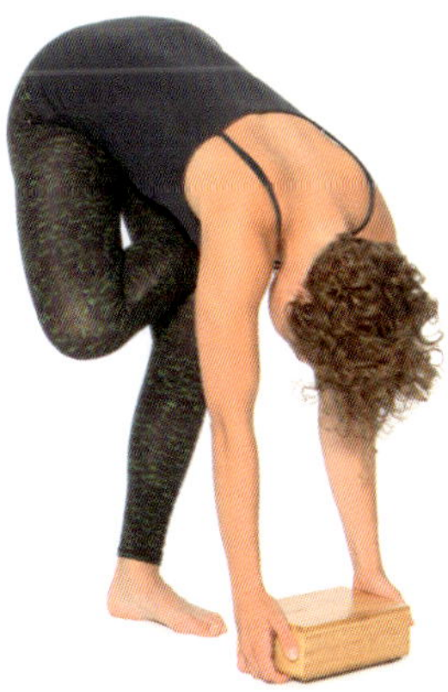

← Ausatmen

Einatmen →

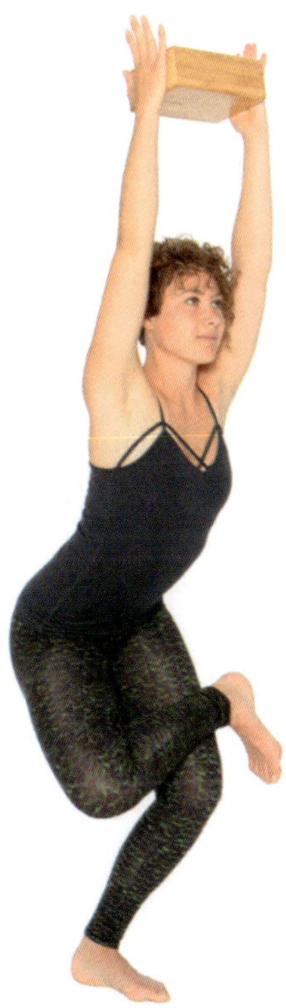

Wirkung:
Kräftigung in der Fuß-, Bein-, Gesäß- und Rückenstreckermuskulatur. Dehnung der rückseitigen Beinmuskulatur, der tiefliegenden Gesäßmuskeln und Förderung der Hüftaußenrotation.

Ausführung:
Im aufrechten Stand bringst du den rechten Fuß auf den linken Oberschenkel. Falls du Knieschmerzen hast, solltest du den rechten Unterschenkel auflegen, um den Winkel zu vergrößern, damit das Knie entlastet wird. Mit den Händen fasst du einen Yoga-Block.

Beim Ausatmen:
Beuge dich nach vorne und lege, wenn es möglich ist, den Block auf den Boden auf und sonst nur so weit, wie es dir möglich ist.

Beim Einatmen:
Beuge das linke Bein und komme langsam wieder hoch, während du gleichzeitig die Arme über den Kopf streckst.

Wiederholung:
8-10x und jeweils 3 Atemzüge in der Aufrichtung bleiben.

9. HALTUNG: HANUMANASANA/SPAGAT

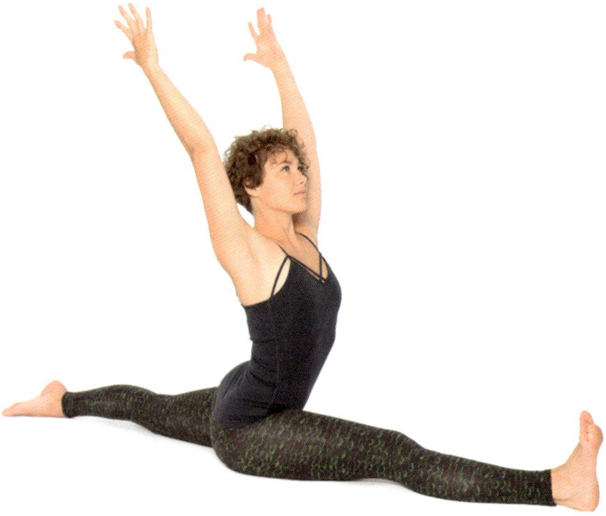

Wirkung:
Dehnung der Adduktoren, der Hüftbeuger, Beinvorderseiten und Beinrückseiten. Kräftigung des Beckenbodens und der Rückenmuskulatur.

Ausführung:
Mache aus der Standhaltung mit dem rechten Bein einen großen Schritt nach vorne und setze die rechte Ferse auf dem Boden auf.

Beim Ausatmen:
Strecke vorsichtig das rechte Bein aus, während du dich mit den Händen auf dem Boden abstützt und den Oberkörper so weit Richtung Spagat sinken lässt, dass es eine angenehme Dehnung im rechten Bein ergibt. Für viele wird es noch nicht möglich sein, ganz in den Spagat zu kommen. Bei Verkürzung in der Beinmuskulatur kannst du das rechte Knie einfach beugen.

Beim Einatmen:
Strecke beide Arme über den Kopf.

Wiederholung:
8-10x auf jeder Seite

10. HALTUNG: JANU SHIRSHASANA/ SITZHALTUNG MIT KOPF ZUM KNIE

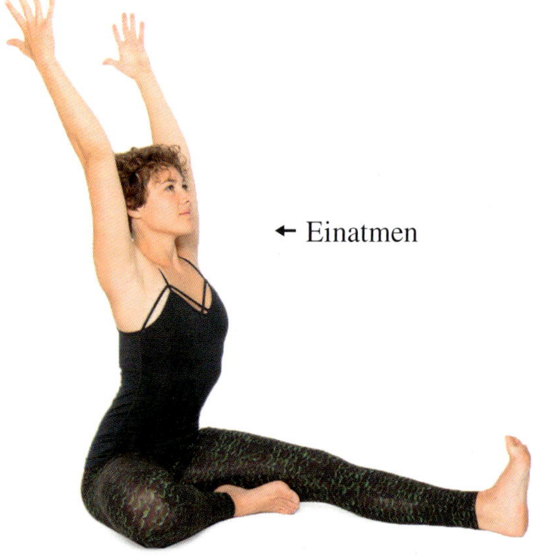

← Einatmen

Wirkung:
Dehnung im Gesäß, im unteren Rücken, den Beinrückseiten und in den Adduktoren und Außenrotation in der Hüfte.

Ausführung:
Sitze aufrecht und strecke das linke Bein aus. Das rechte Bein ist angewinkelt, die rechte Ferse liegt an der Innenseite des linken Oberschenkels an.

Beim Einatmen:
Hebe die Arme gestreckt über den Kopf hinaus und strecke dabei die Wirbelsäule, indem du das Brustbein und die Rippen anhebst.

Ausatmen ↓

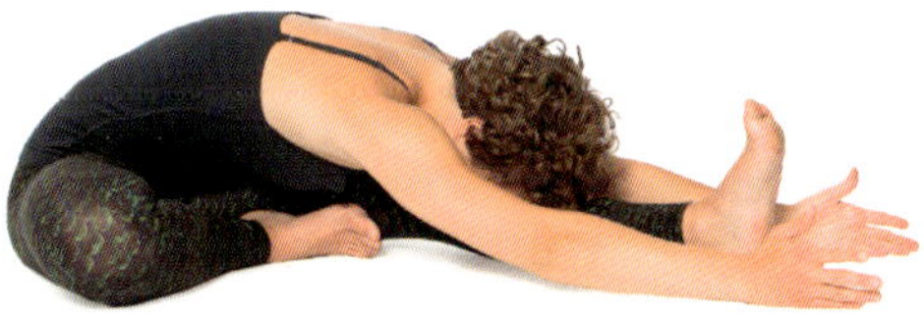

Beim Ausatmen:
Beuge dich aus dem Hüftgelenk mit gestrecktem Rücken und langem Nacken nach vorne und bringe die Hände auf den Boden. Die Stirn legst du erst am Ende auf dem Knie oder auf dem Schienbein ab.

Wiederholung:
8x je Seite

11. HALTUNG: MAHA MUDRA MIT BANDHAS/ GROSSES SIEGEL MIT VERSCHLÜSSEN

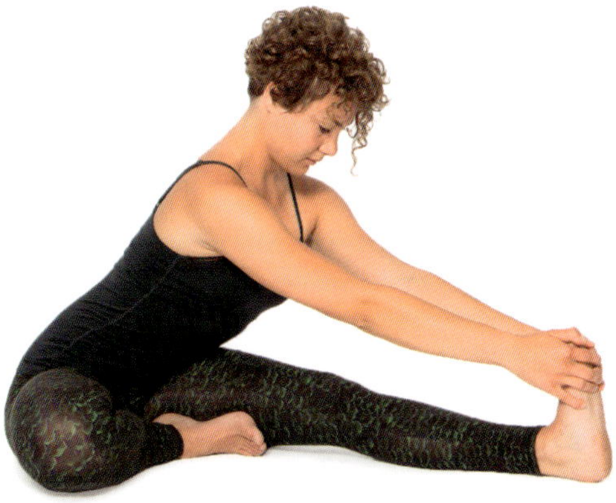

Wirkung:
Intensive Streckung der Wirbelsäule. Kräftigung der Rücken- und Bauchmuskulatur. Ausrichtung der Chakras und Organe, starke Zentrierung des Geistes und Energiesammlung durch die Bandhas.

Ausführung:
Sitze aufrecht und strecke das linke Bein aus. Das rechte Bein ist angewinkelt, die rechte Fußsohle liegt an der Innenseite des linken Oberschenkels an. Beuge den Oberkörper mit gestrecktem Rücken leicht nach vorne, sodass die Wirbelsäule in einer Aufrichtung bleibt. Die Hände kannst du auf das linke Schienbein oder auf dem linken Vorderfuß auflegen.

Beim Einatmen:
Der Bauch bleibt aktiv, während du die Rippen und das Brustbein anhebst. Senke das Kinn Richtung Brustbein, während du Jalandhara Bandha, den Kinnverschluss, setzt. Verweile einen Moment in der Atemfülle.

Beim Ausatmen:
Ziehe die Bauchdecke nach innen, aktiviere den Beckenboden und setze dabei Mula Bandha, den Wurzelverschluss. In der Atemleere ziehst du die Bauchdecke nach innen und oben setzt Uddiyana Bandha, den Bauchverschluss. Du hältst die drei Bandhas so lange, bis der natürliche Impuls zur Einatmung kommt. Dann beginnst du wieder mit dem Einatmen und setzt die Bandhas immer wieder von Neuem.

Wiederholung:
2-3 Minuten auf jeder Seite

12. VARIANTE UPAVISTHA KONASANA/ SITZENDE WINKELHALTUNG

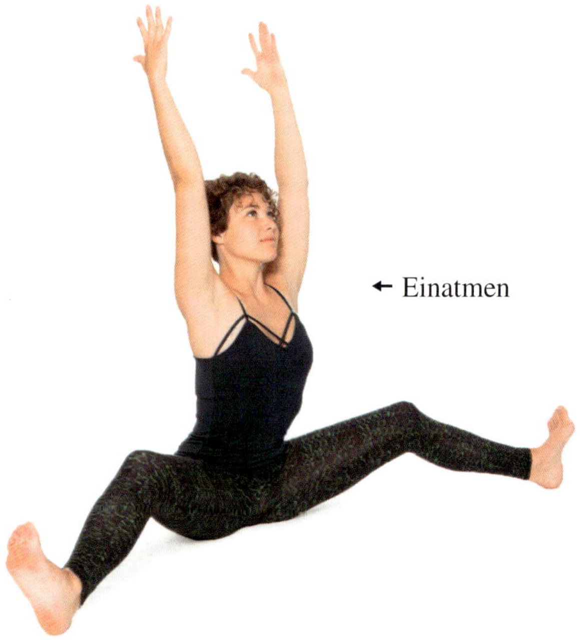

← Einatmen

↓ Ausatmen

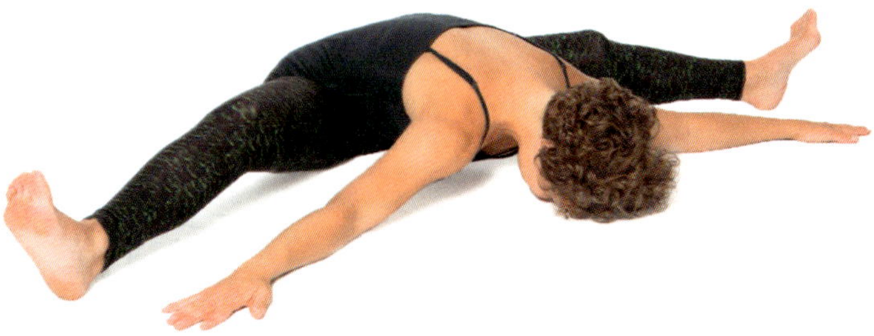

Wirkung:
Dehnung und Ausgleich des unteren Rückens.

Ausführung:
Komme in den Langsitz und spreize beide gebeugten Beine leicht an.

Beim Einatmen:
Strecke die Arme über den Kopf.

Beim Ausatmen:
Beuge dich nach vorne. Die Hände kannst du seitlich neben den Beinen auf den Boden legen. Dabei entspannst du den unteren Rücken, die Schultern und den Nacken.

Wiederholung:
8-10x

13. HALTUNG: SIDDHASANA/ SITZHALTUNG DER VOLLENDETEN

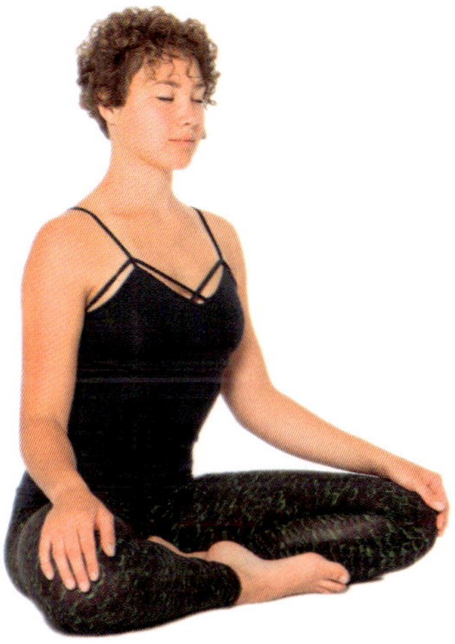

Wirkung:
Energetisierung mit neuer Lebenskraft durch verlängerte Ein- und Ausatmung. Geistige Zentrierung und Gewahrsein der Stille.

Ausführung:
Komme in eine angenehme Sitzhaltung mit gekreuzten Beinen. Die Hände legst du auf die Oberschenkel. Dann baue die Atmung schrittweise nach der unten angegebenen Abfolge auf und respektiere dabei deine Grenzen. Achte auf die Atemqualität. Für die erste Runde bedeutet das zum Beispiel: 6 Sekunden einatmen, 2 Sekunden den Atem anhalten, 6 Sekunden ausatmen und dann 2 Sekunden in der Atemleere bleiben; und dann mit 8 Sekunden fortfahren …
Pranayama-Aufbau:

Einatmen:	6 – 8 – 10 – 12 – 6 Sek.
Atemfülle:	2 – 2 – 4 – 4 – 2 Sek.
Ausatmen:	6 – 8 – 10 – 12 – 6 Sek.
Atemleere:	2 – 2 – 4 – 4 – 2 Sek.

Wiederholung:
Jeden Zyklus 2-3x wiederholen.

Zum Abschluss:
Gewahrsein der Stille und Verweilen in der Meditation.

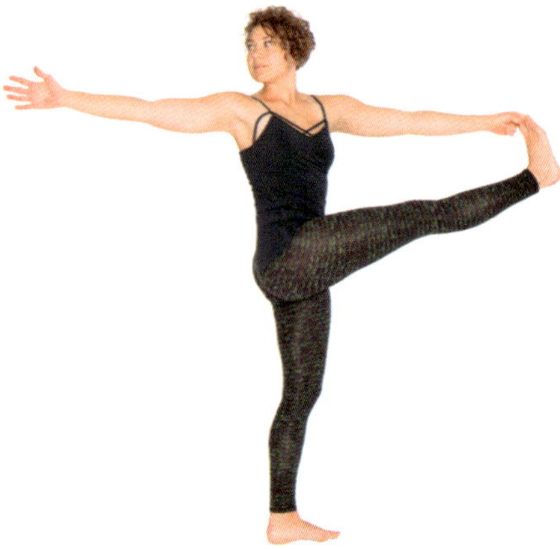

Parivritti Padangusthasana

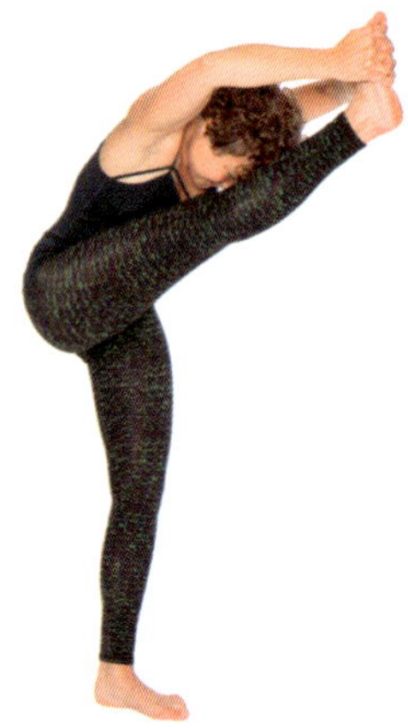

Utthita Pada Pashchimottanasana

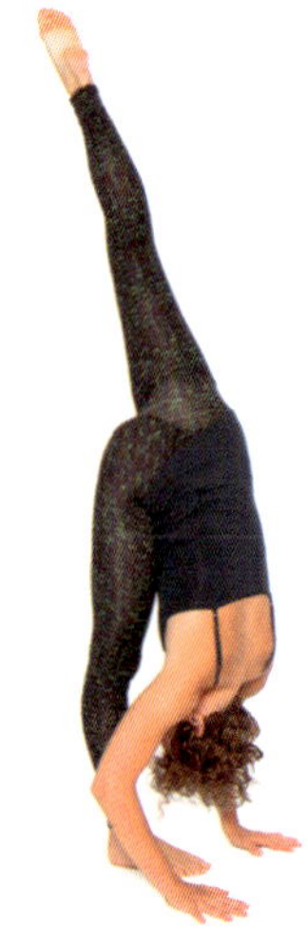

Ekapada Uttanasana

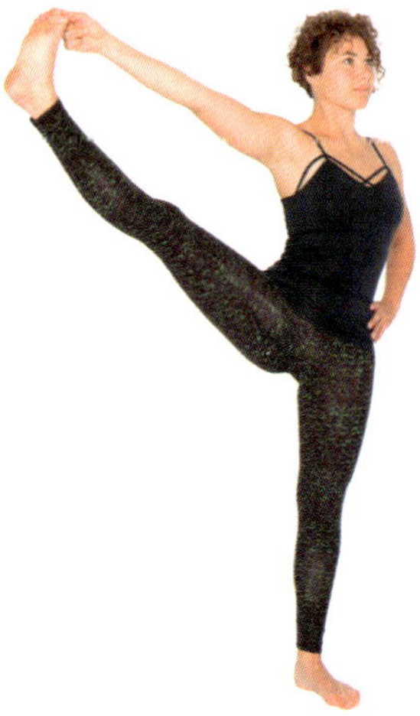

Utthita Parshva Padangusthasana

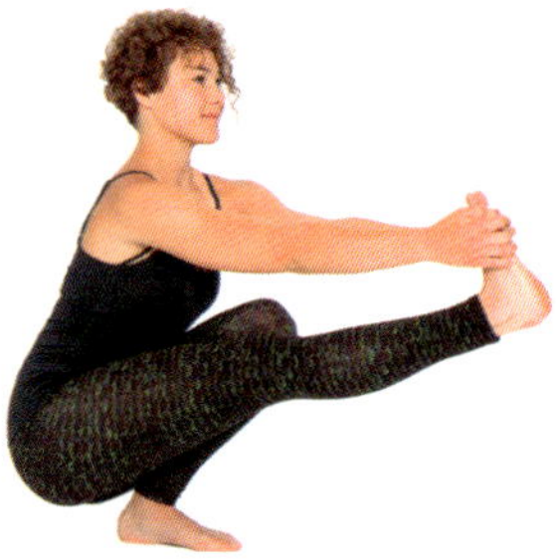

Ekapada Utkatasana

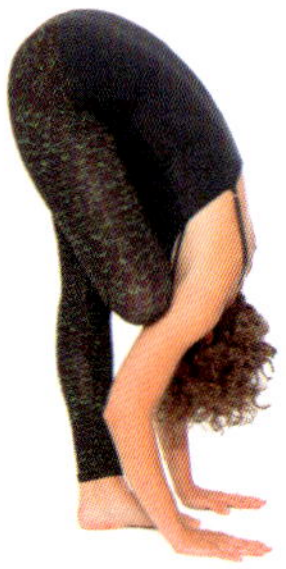

Ardha Padma Uttanasana

Basisprogramm für Gleichgewichtshaltungen im Stehen

Wirkungen und Ziele:

- Förderung der Konzentration und des Gleichgewichts
- Kräftigung der Fuß-, Bein-, Hüft- und Gesäßmuskulatur
- Förderung der Standhaftigkeit
- Dehnung der Beinrückseiten und des unteren Rückens
- Bessere Beweglichkeit und Stabilität im Becken und in den Hüften
- Stärkung der Rückenmuskulatur
- Geistiges Gleichgewicht und innere Stabilität durch Erdung und Sicherheit
- Verlängerung der Atmung
- Balance für das Nervensystem
- Achtsamkeit und Förderung der geistigen Vision

1. HALTUNG: SIDDHASANA/ SITZHALTUNG DER VOLLENDETEN

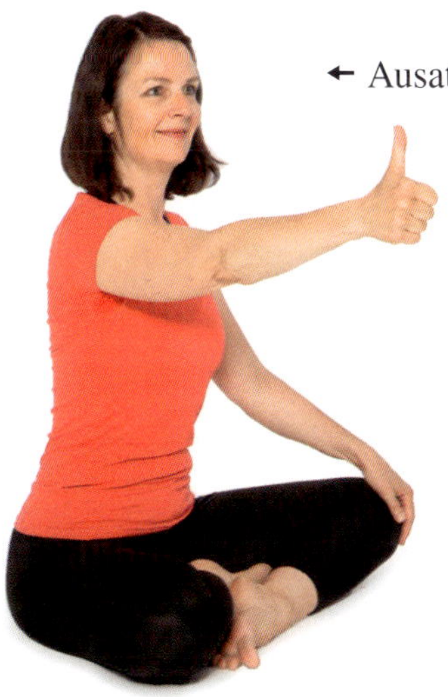

← Ausatmen

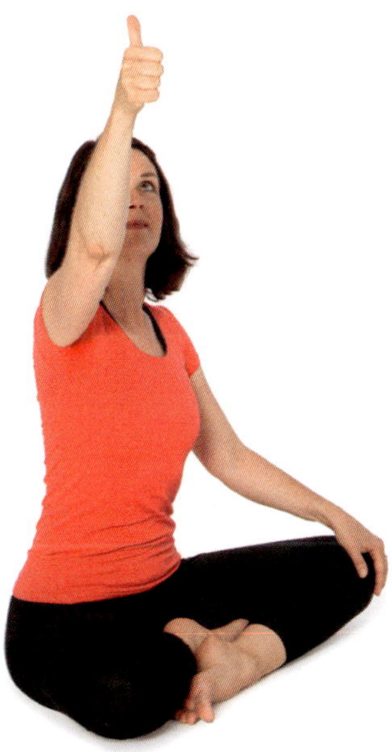

Einatmen →

Wirkung und Fokus:
Mobilisation der Halswirbelsäule und Vertiefung der Konzentration.

Ausführung:
Komme in eine angenehme Sitzhaltung mit gekreuzten Beinen.

Beim Ausatmen:
Strecke den rechten Arm nach vorne aus und richte den Blick auf den rechten Daumen.

Beim Einatmen:
Hebe den rechten Arm nach oben zur rechten Seite und richte dabei den Blick auf den rechten Daumen. Der Kopf folgt der Bewegung des Daumens.

Wiederholung:
8-10x jede Seite

2. HALTUNG: ADHO MUKHA SHVANASANA/ ABWÄRTS SCHAUENDER HUND

Einatmen ↓

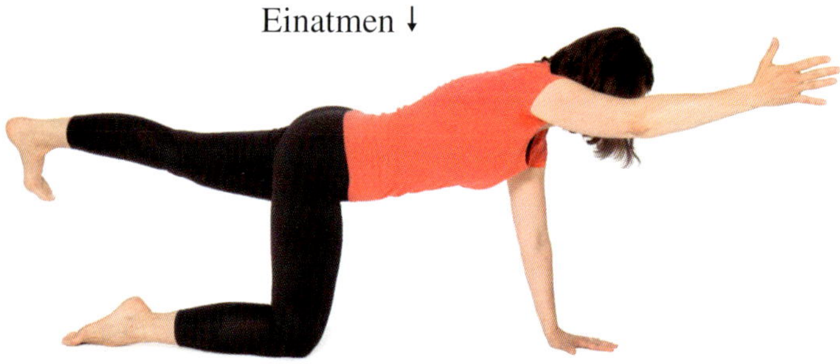

↓ Ausatmen

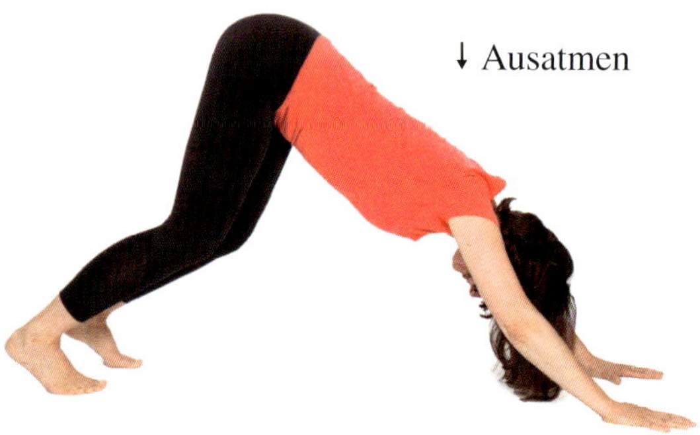

Wirkung und Fokus:
Kräftigung und Dehnung der Gesäß- und Rückenmuskeln. Mobilsierung des Beckens und des unteren Rückens.

Ausführung:
Komme in den Vierfüßlerstand, mit den Händen etwas vor den Schultergelenken.

Beim Einatmen:
Strecke das linke Bein nach hinten und den rechten Arm nach vorne.

Beim Ausatmen:
Setze den linken Fuß und die rechte Hand wieder auf dem Boden, hebe das Gesäß und strecke dabei die Arme und Beine, um in die Hundehaltung zu gelangen.
Die Beine streckst du nur so weit, dass du dabei die Rückenstreckung halten kannst.

Wiederholung:
8-10x jede Seite

3. HALTUNG: ARDHA UTKATASANA/HALBE HOCKE

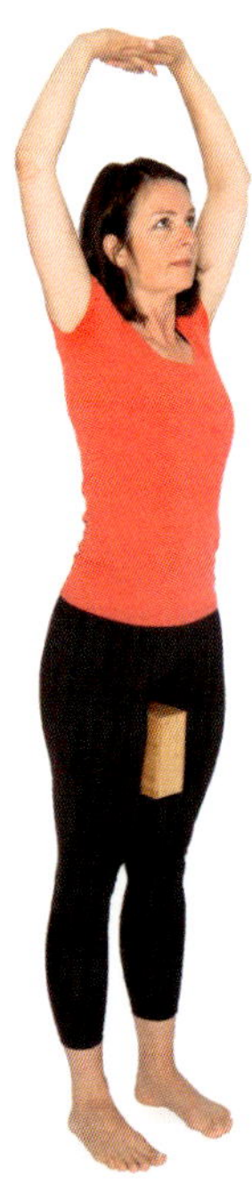

← Einatmen

Wirkung und Fokus:
Korrektur von Fehlbelastungen in den Füßen und Knien. Kräftigung der Oberschenkel, Gesäß- und Rückenstreckermuskeln.

Ausführung:
Komme in die Standhaltung und klemme einen Yoga-Block zwischen die Beine.

Beim Einatmen:
Strecke beide Arme über den Kopf und verschränke die Finger ineinander, während du gleichzeitig den Block mit den Innenseiten der Beine zusammenpresst.

Ausatmen →

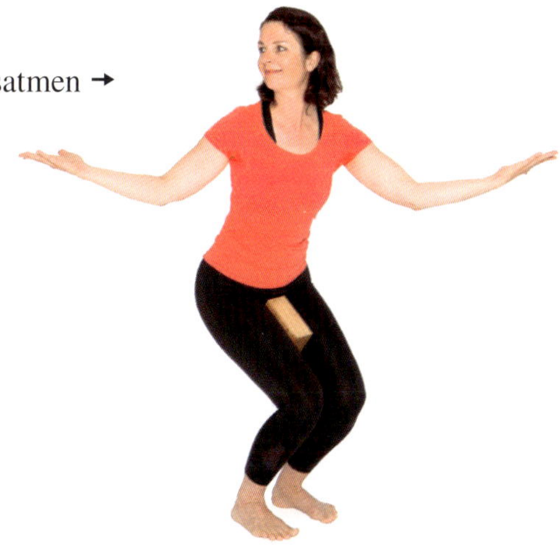

Beim Ausatmen:
Komme in die halbe Hocke und drehe dich zu einer Seite. Die Arme senkst du seitlich.

Wiederholung:
8-10x je Seite

4. HALTUNG: EKAPADA UTTANASANA/ EINBEINGE VORWÄRTSBEUGE IM STEHEN

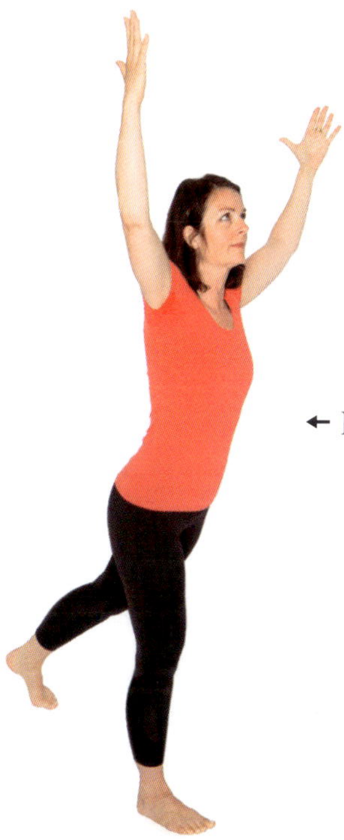

← Einatmen

↓ Ausatmen

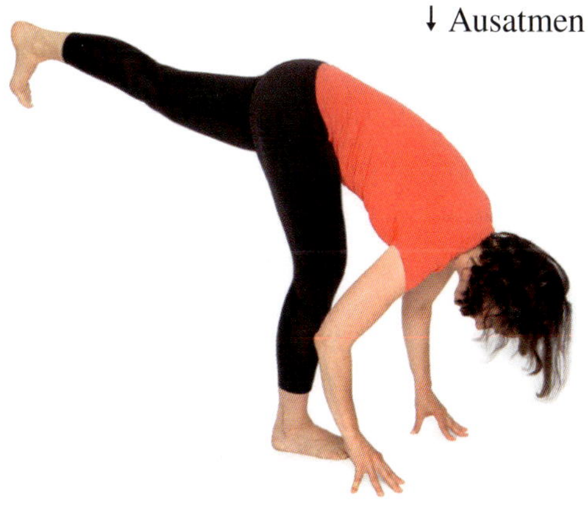

Wirkung und Fokus:
Gleichgewicht und Kraft im Standbein und in der Gesäßmuskulatur des hinteren Beins.
Dehnung der Beinrückseite des Standbeins.

Ausführung:
Stelle in der Standhaltung die Füße hüftbreit auseinander auf.

Beim Einatmen:
Strecke beide Arme über den Kopf und bewege das linke Bein nach hinten.

Beim Ausatmen:
Komme in eine Vorwärtsbeuge und bringe die Hände auf den Boden, wenn es dir möglich ist.

Wiederholung:
8-10x jede Seite und 4 Atemzüge in der Vorbeuge bleiben.

Hinweis: Falls du noch nicht so dehnbar bist, kannst du das Standbein als Anpassung leicht beugen.

5. HALTUNG: VARIANTE VIRABHADRASANA/ HELDENHALTUNG

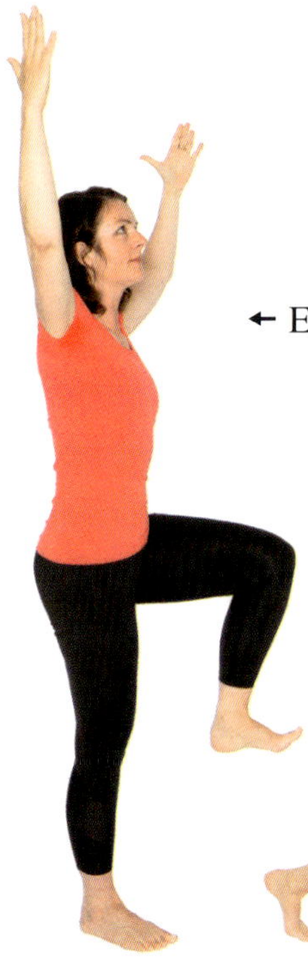

← Einatmen

Ausatmen ↓

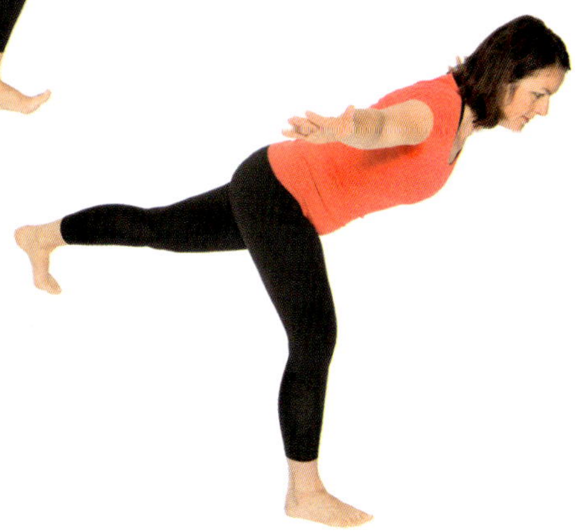

Wirkung und Fokus:
Gleichgewicht und Kraft im Standbein und in der Gesäßmuskulatur auf der Seite des hinteren Beins.

Ausführung:
Stelle in der Standhaltung die Füße hüftbreit auseinander auf.

Beim Einatmen:
Strecke beide Arme über den Kopf und hebe das gebeugte linke Bein an.

Beim Ausatmen:
Komme in eine halbe Vorbeuge und strecke das linke Bein nach hinten, während du beide Arme seitlich ausstreckst.

Wiederholung:
8-10x und 4 Atemzüge in der Vorwärtsbeuge bleiben.

6. HALTUNG: PRASARITA PADOTTANASANA/ VORWÄRTSBEUGE IN DER GRÄTSCHE

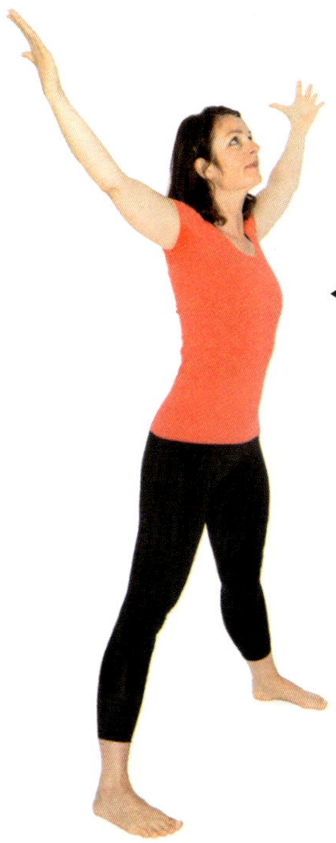

← Einatmen

Wirkung und Fokus:
Dehnung im unteren Rücken, im Gesäß und in den Beinrückseiten. Ausgleichshaltung.

Ausführung:
In der Standhaltung bringst du beide Füße weit auseinander, sodass du in eine Grätschhaltung kommst.

Beim Einatmen:
Strecke die Arme v-förmig auseinander.

↓ Ausatmen

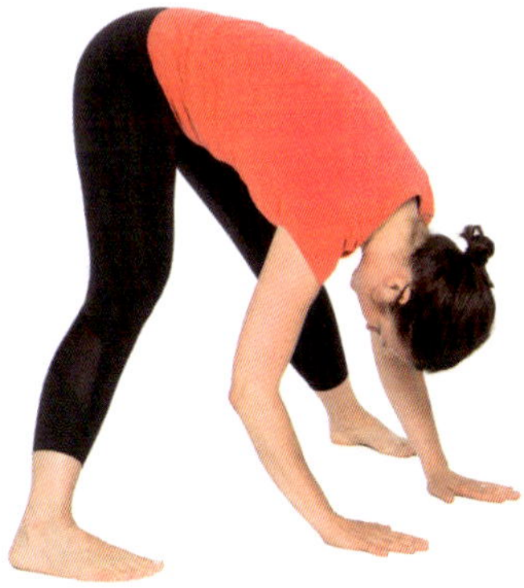

Beim Ausatmen:
Komme in die Vorbeuge und lege beide Hände auf dem Boden auf.

Wiederholung:
8-10x und 4 Atemzüge in der Vorwärtsbeuge verweilen.

Hinweis: Falls du noch nicht so dehnbar bist in den Beinrückseiten, kannst du die Knie leicht beugen.

7. HALTUNG: BHAGIRATHASANA/BERGHALTUNG

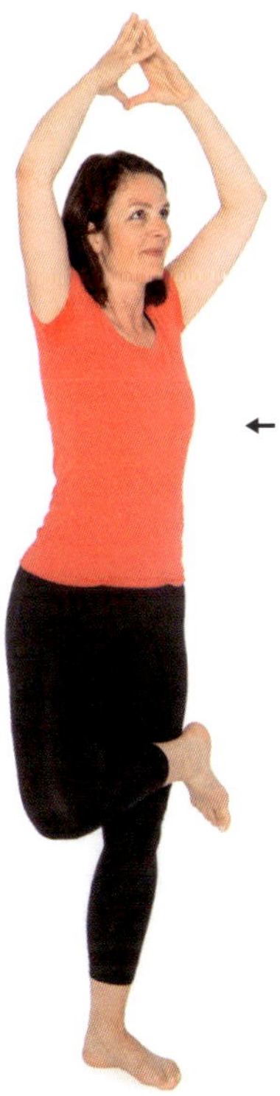

← Einatmen

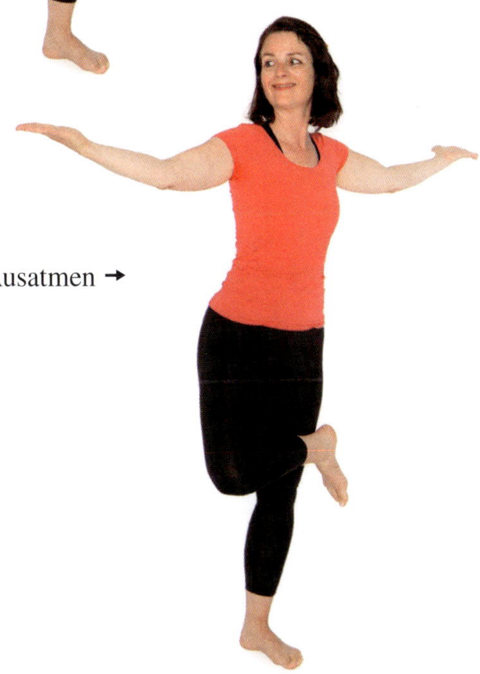

Ausatmen →

Wirkung und Fokus:
Förderung der Konzentration und des Gleichgewichts. Stärkung der Fuß-, Bein-, Gesäß-, Hüft- und Beckenbodenmuskulatur.

Ausführung:
In der aufrechten Standhaltung verlagerst du das Gewicht auf das linke Bein. Achte auf die Verschraubung in Fuß und Standbein.

Beim Einatmen:
Hebe den rechten Fuß und platziere ihn auf dem linken Oberschenkel. Hebe beide gestreckten Arme seitlich über den Kopf und bringe die Fingerkuppen zusammen.

Beim Ausatmen:
Senke die Arme seitlich auf Schulterhöhe und drehe den Kopf zu einer Seite. Den Blick richtest du dabei auf die Handinnenflächen.

Wiederholung:
8-10x und 3 Atemzüge in der Drehung bleiben.

8. HALTUNG: ARDHA PADMA UTTANASANA/ VORWÄRTSBEUGE IM HALBEN LOTUS

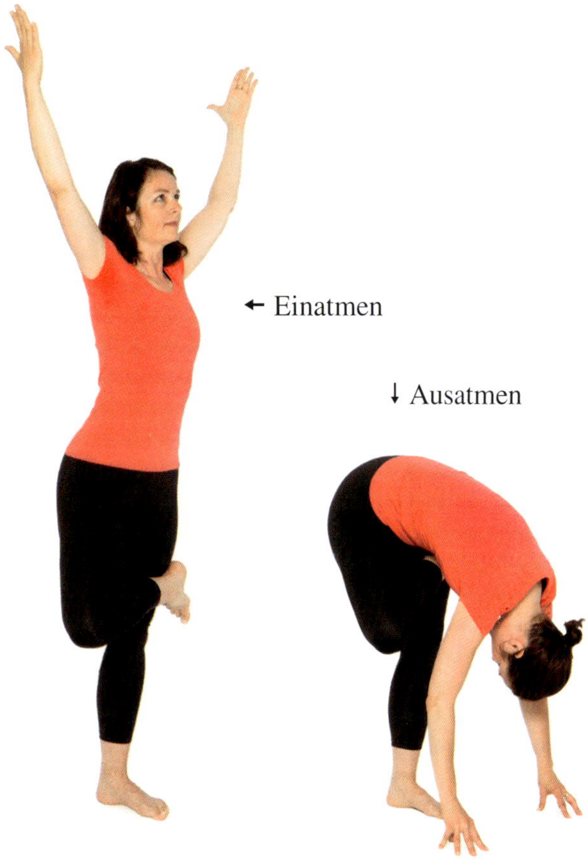

Wirkung und Fokus:
Förderung des Gleichgewichts und der Hüftaußenrotation.

Ausführung:
Bringe in der Standhaltung die rechte Fußaußenkante auf den linken Oberschenkel.

Beim Einatmen:
Strecke beide Arme seitlich über den Kopf.

Beim Ausatmen:
Komme in die Vorbeuge und lege die Hände auf dem Boden auf.

Wiederholung:
8x jede Seite und 3 Atemzüge in der Vorwärtsbeuge verweilen.

Hinweis: Bei Kniebeschwerden sollte die rechte Fußaußenkante außerhalb des Oberschenkels sein und der Fuß gebeugt sein, um die Belastung für das Knie zu reduzieren.

9. HALTUNG: SAMASTHITI/AUFRECHTE STANDHALTUNG

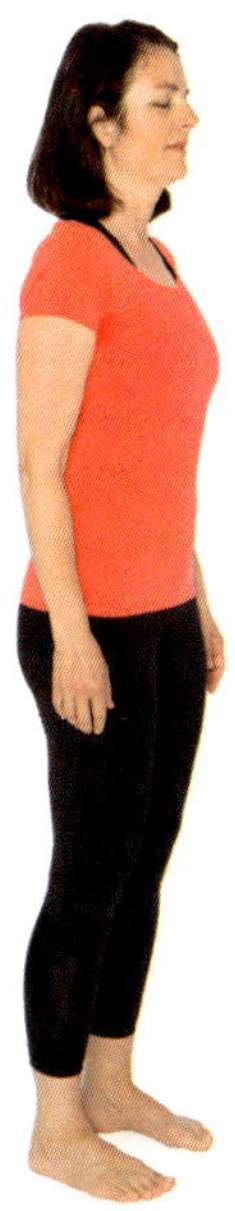

Wirkung und Fokus:
Erkenntnisse über Standhaftigkeit und Gleichgewicht.

Ausführung:
Schließe im aufrechten Stand die Augen und spüre deinen Stand und dein Gleichgewicht.

Wiederholung:
30-60 Sekunden in der Stellung verweilen. Finde dabei dein Gleichgewicht.

10. HALTUNG: CHAKRAVAKASANA/VIERFÜSSLER

Einatmen ↓

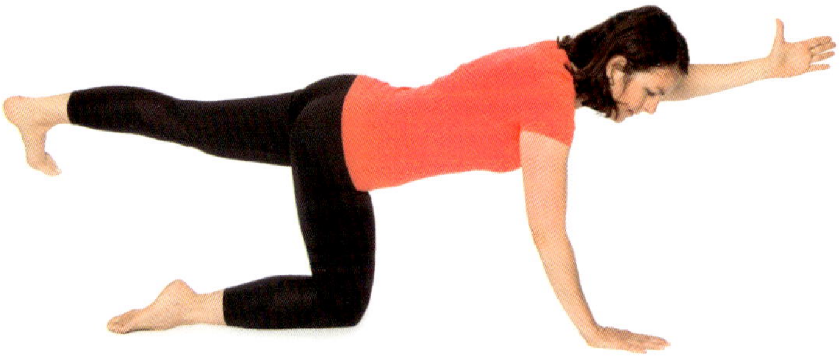

↓ Ausatmen

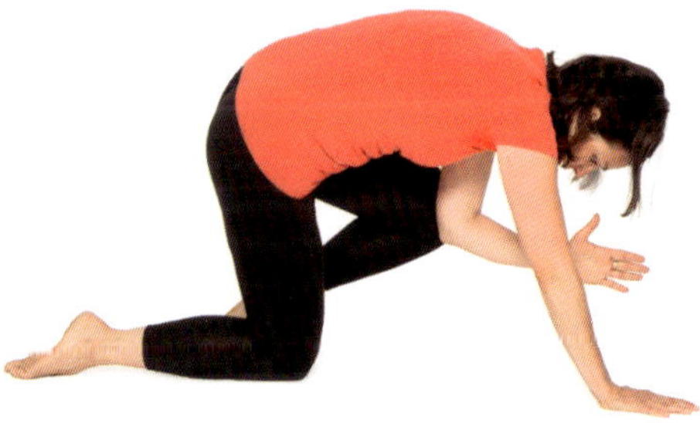

Wirkung und Fokus:
Gleichgewicht und asymmetrische Kräftigung im Gesäß, in den Hüften und im unteren Rücken.

Ausführung:
Komme in die Vierfüßlerhaltung.

Beim Einatmen:
Strecke das linke Bein nach hinten und den linken Arm gleichzeitig nach vorne aus.

Beim Ausatmen:
Beuge das linke Bein und bringe das linke Knie zum Ellbogen des gebeugten linken Arms.

Wiederholung:
8-10x jede Seite

11. HALTUNG: VARIANTE VAJRASANA/DIAMANTSITZ

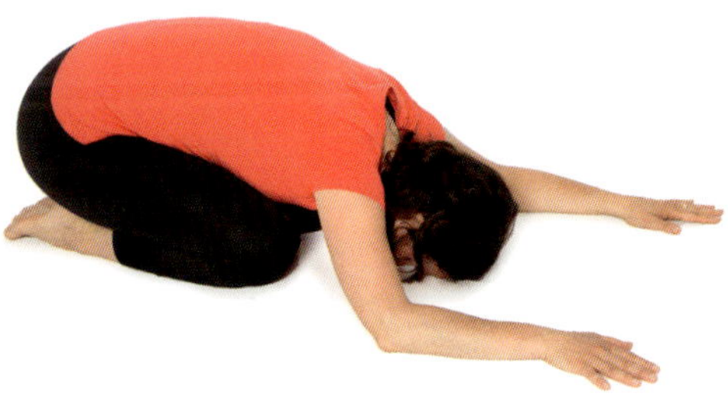

Wirkung und Fokus:
Dehnung und Ausgleich für den unteren Rücken.

Ausführung:
Komme aus der Vierfüßlerhaltung ausatmend nach hinten, indem du das Gesäß auf den Fersen ablegst.

Wiederholung:
6-8 Atemzüge in dieser Haltung verweilen.

12. HALTUNG: VARIANTE UBHAYA PADANGUSTHASANA/ DAUMEN-AM-FUSS-HALTUNG

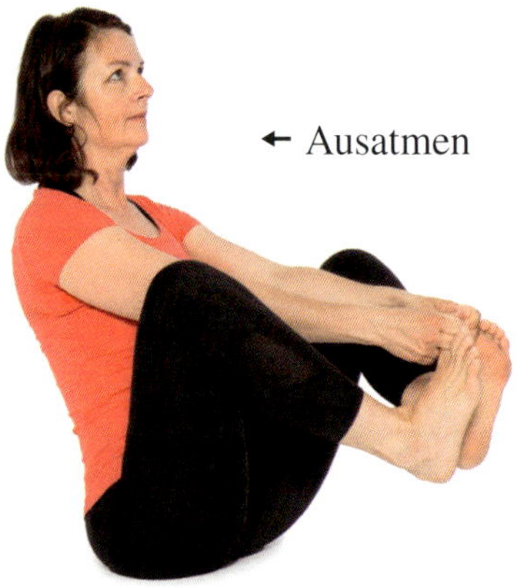

← Ausatmen

↓ Einatmen

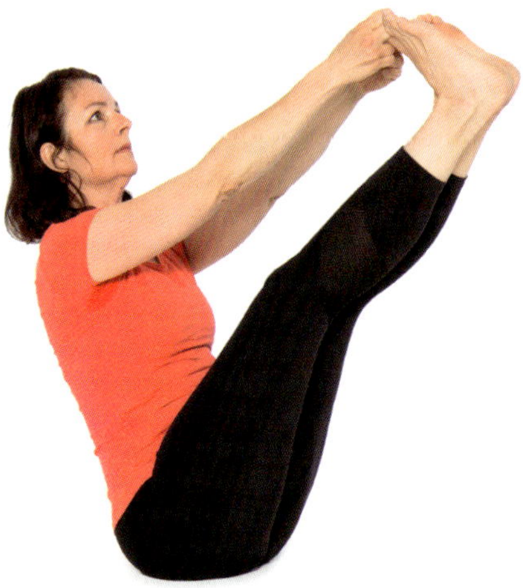

Wirkung und Fokus:
Gleichgewicht und Kräftigung der Bauch-, Rückenstrecker-, Hüftbeuger- und Oberschenkelmuskeln.

Ausführung:
Komme in den Langsitz und strecke beide Beine nach vorne aus.

Beim Ausatmen:
Beuge die Beine und fasse mit Daumen und Zeigefingern die großen Zehen.

Beim Einatmen:
Strecke beide Beine nach oben und richte die Wirbelsäule auf.

Wiederholung:
8-10x und 4 Atemzüge in der zweiten Haltung bleiben.

Hinweis: Falls du nicht so dehnbar bist in den Beinen, kannst du die Knie leicht beugen.

13. HALTUNG: SIDDHASANA/ SITZHALTUNG DER VOLLENDETEN

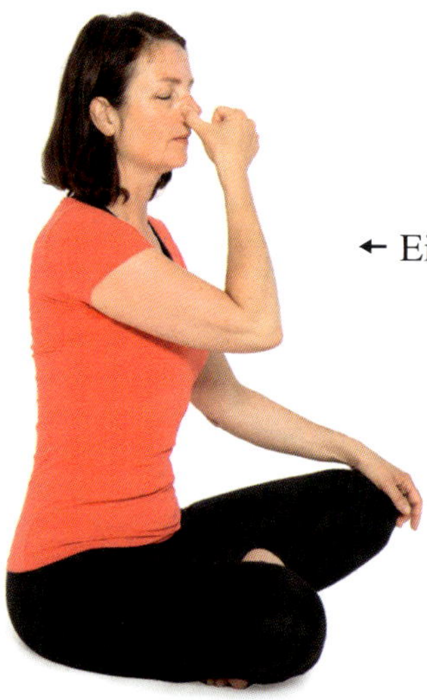

← Einatmen

Wirkung und Fokus:
Ausgleich für das Nervensystem. Verlängerung der Atmung. Hinführung zur Meditation.

Ausführung:
Komme in eine angenehme Sitzhaltung mit gekreuzten Beinen und bringe den rechten Daumen auf die rechte Nasenöffnung.

Beim Einatmen:
Verschließe mit dem rechten Daumen die rechte Nasenöffnung und atme durch die linke Nasenöffnung ein.

Atemfülle:
Dann hältst du den Atem für 2 Sekunden an.

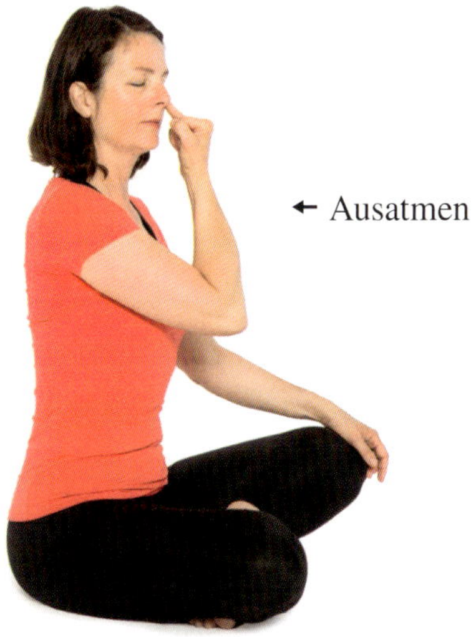

Beim Ausatmen:
Verschließe mit dem rechten Ringfinger die linke Nasenöffnung und atme durch die geöffnete rechte Nasenöffnung aus.

Atemleere:
Dann bleibe 2 Sekunden in der Atemleere.
Nun beginnst du wieder von vorne und atmest über die rechte Nasenöffnung ein und dann links wieder aus. Das ist ein Zyklus der Wechselatmung, die auch Nadi Shodhana genannt wird, weil sie die wichtigsten Nadis (Energiekanäle) reinigt.

Wiederholung:
Mehrere Runden

14. HALTUNG: SIDDHASANA/ SITZHALTUNG DER VOLLENDETEN

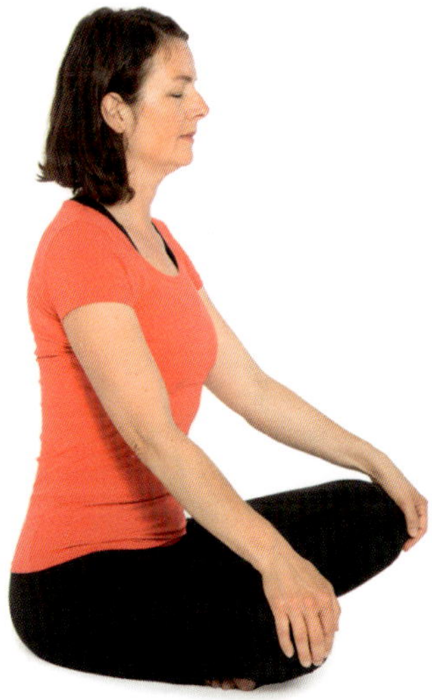

Wirkung und Fokus:
Erweckung der Vision und Intuition.

Ausführung:
In der Meditationshaltung richtest du die Aufmerksamkeit auf das dritte Auge zwischen den Augenbrauen und sammelst deine Achtsamkeit auf diesen Punkt, was deine geistige Vision und Intuition fördern kann.

Wiederholung:
Mindestens 5-10 Minuten in der Meditationsübung verweilen.

Gleichgewichtshaltungen
für Fortgeschrittene

Wirkungen und Ziele:

- Schulung der Koordinationsfähigkeit
- Förderung des Gleichgewichts
- Stabile Fuß- und Beinachsenausrichtung
- Kräftigung der Fuß-, Bein-, Gesäß- und Rückenmuskulatur.
- Dehnung der Beinrückseiten und Oberschenkelmuskulatur
- Beweglichkeit im Schulterbereich und in der Brustwirbelsäule
- Entwicklung von mentalem Gleichgewicht und Klarheit

1. HALTUNG: SIDDHASANA/ SITZHALTUNG DER VOLLENDETEN

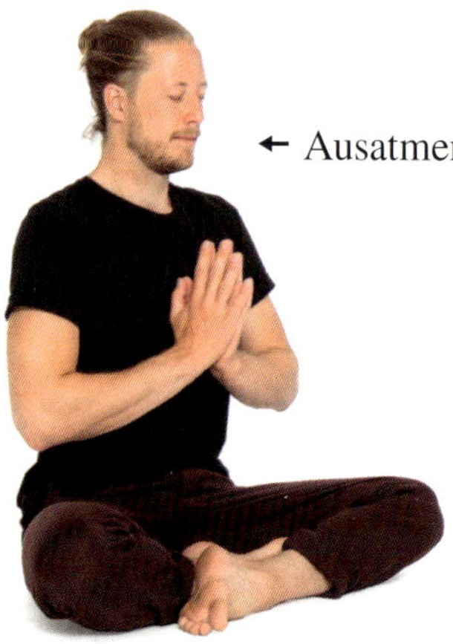

← Ausatmen

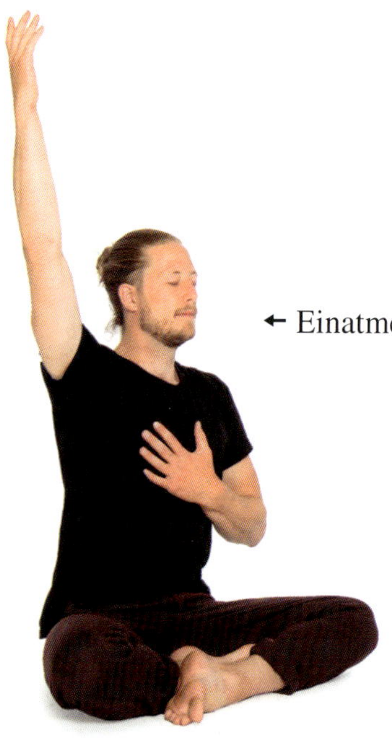

← Einatmen

Wirkung und Fokus:
Geistige Sammlung und Förderung der intuitiven Koordinationsfähigkeiten.

Ausführung:
Komme in eine angenehme Sitzhaltung mit gekreuzten Beinen und schließe die Augen.

Beim Ausatmen:
Bringe die Handflächen vor dem Brustbein in Anjali Mudra zusammen.

Beim Einatmen:
Strecke den rechten Arm über den Kopf und strecke auch den Kopf etwas weiter in Richtung Decke.

Wiederholung:
8x jede Seite

2. HALTUNG: VINYASA EKAPADA USHTRASANA – VIRABHADRASANA/EINBEINIGE KAMELHALTUNG – HELDENHALTUNG

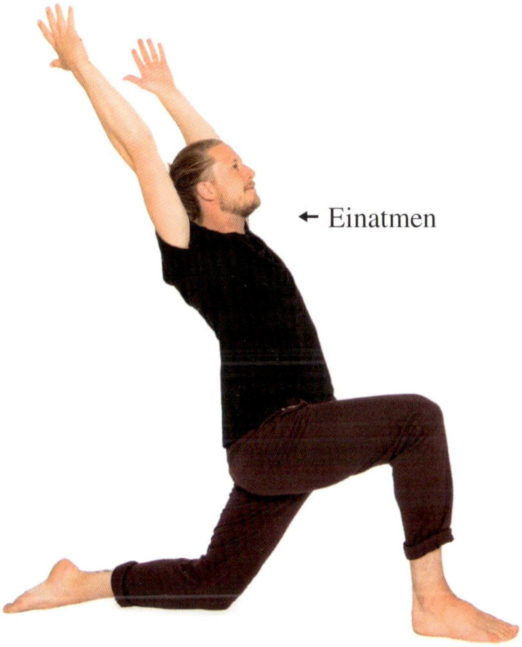

← Einatmen

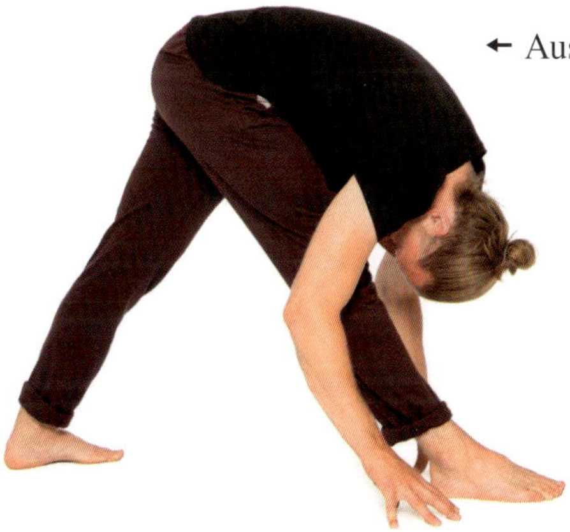

← Ausatmen

Wirkung und Fokus:
Förderung von Gleichgewicht und Koordination. Kräftigung der Rücken-, Bein-, Hüft- und Gesäßmuskeln. Dehnung der Hüftbeuger, der vorderen und hinteren Beinmuskeln.

Ausführung:
Komme in den Kniestand und stelle den rechten Fuß mit einem Schritt nach vorne auf dem Boden auf. Knie und Fußknöchel bilden eine senkrechte Linie.

Beim Einatmen:
Strecke beide Arme nach oben.

Beim Ausatmen:
Beuge dich aus der Hüfte nach vorne und strecke beide Beine, während du die Hände seitlich am Boden ablegst.

Beim Einatmen:
Hebe den Oberkörper bis in die Horizontale und strecke das linke Bein nach hinten aus, während du beide Arme nach vorne ausstreckst.

Beim Ausatmen:
Beuge dich nach unten und bringe das linke Schienbein und die Hände zum Boden. Dabei beugst du das rechte Bein.

Wiederholung:
8x jede Seite

↓ Einatmen

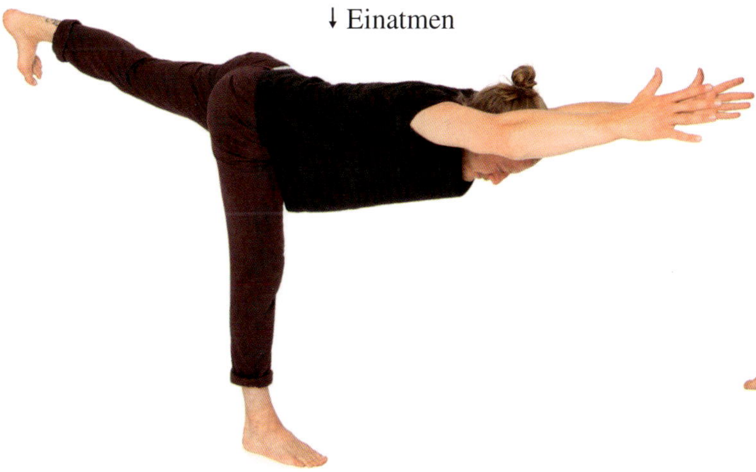

Ausatmen ↓

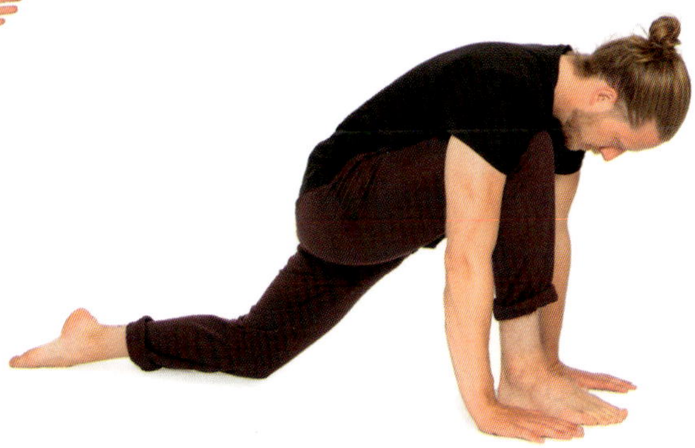

3. HALTUNG: VARIANTE EKAPADA RAJAKAPOTASANA/ TAUBENHALTUNG

↓ Einatmen

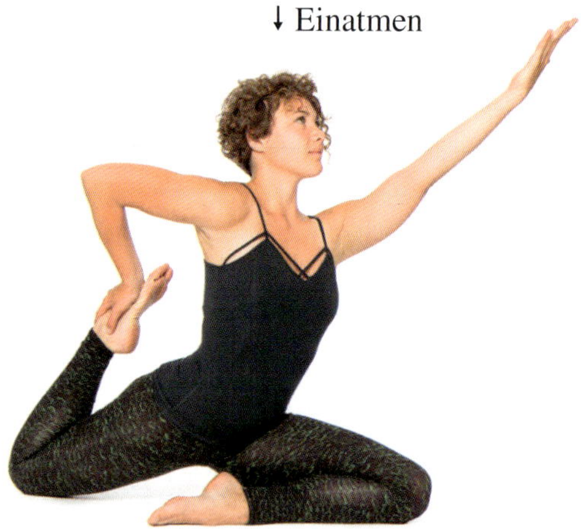

↓ Ausatmen

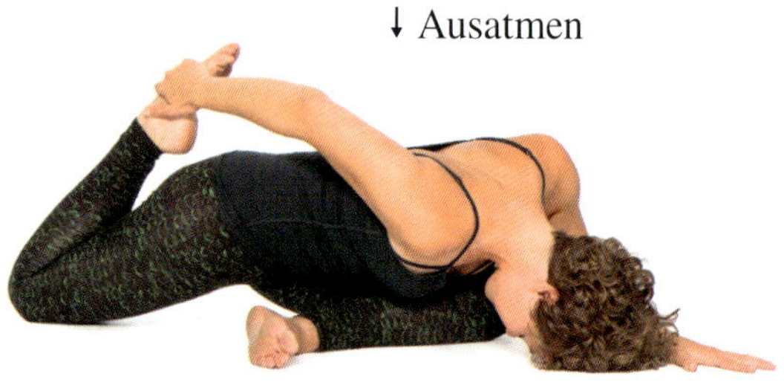

Wirkung und Fokus:
Förderung des Gleichgewichts. Dehnung der Oberschenkelmuskeln und der großen und tiefen Gesäßmuskulatur.

Ausführung:
Bringe im Kniestand das gebeugte linke Knie seitlich nach links außen und ziehe gleichzeitig den rechten Unterschenkel Richtung Gesäß.

Beim Einatmen:
Fasse mit deiner rechten Hand das rechte Fußgelenk, während du den linken Arm nach vorne ausstreckst.

Beim Ausatmen:
Beuge den Oberkörper nach vorne und ziehe den rechten Fuß näher ans Gesäß, um die Dehnung der Oberschenkelmuskulatur zu verstärken.

Wiederholung:
8 x auf jeder Seite und dann 4 Atemzüge in der ersten Haltung verweilen.

Hinweis: Falls es zu schwierig ist, das Gleichgewicht zu halten, können die Fingerspitzen der linken Hand auf dem Boden abgestützt werden.

4. HALTUNG: VINYASA UTTANASANA/ VORWÄRTSBEUGE IM STEHEN

Wirkung und Fokus:
Förderung des Gleichgewichts und der Koordination. Kräftigung der Waden-, Oberschenkel- und Rückenstreckermuskeln und Dehnung im unteren Rücken und in den Beinrückseiten.

Ausführung:
Komme in die Standhaltung, mit den Füßen hüftbreit auseinander.

Beim Einatmen:
Hebe die Fersen an und strecke beide Arme nach vorne und über den Kopf.

Beim Ausatmen:
Komme zuerst in die halbe Hocke und senke die Arme auf Schulterhöhe. Die Fersen bleiben in der Luft. Dann atmest du weiter aus und kommst in die Vorbeuge; dabei legst du die Hände auf den Boden und lässt die Fersen weiterhin in der Luft.

Wiederholung:
8-10x

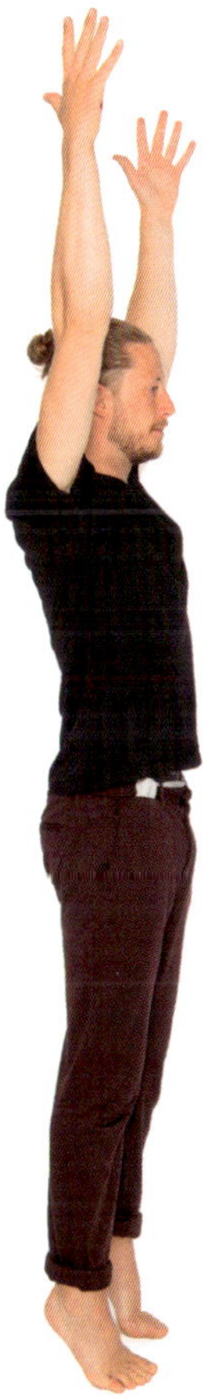

← Einatmen

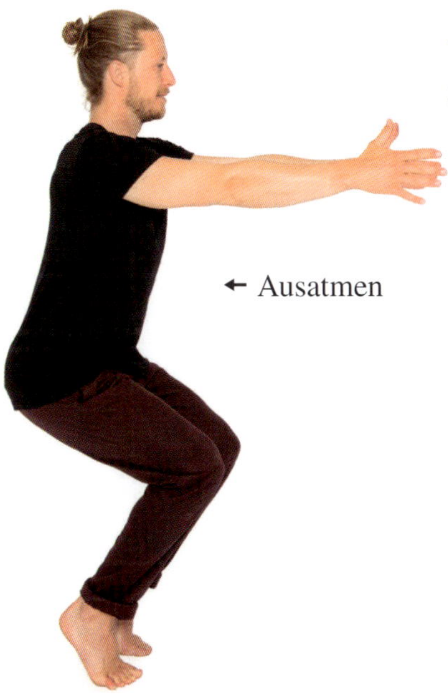

← Ausatmen

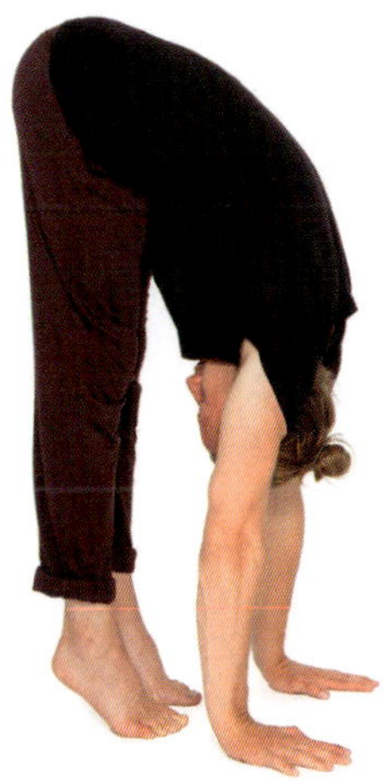

← Ausatmen

5. HALTUNG: VARIANTE GARUDASANA/ADLERHALTUNG

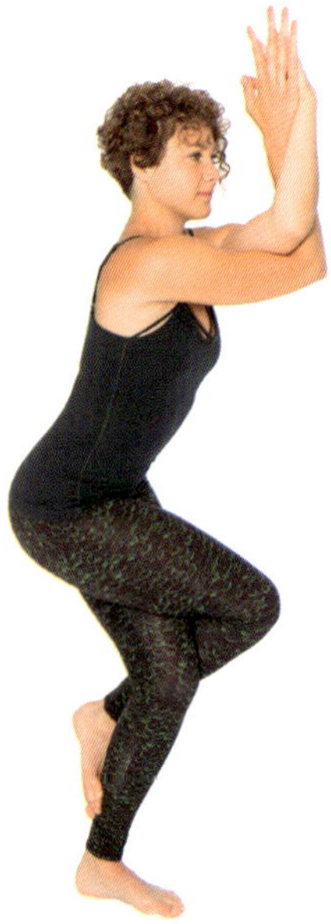

Wirkung und Fokus:
Kräftigung der Standbeinseite. Dehnung im Hüft- und Schulterbereich. Förderung des Gleichgewichts.

Ausführung:
In der Standhaltung schlägst du das rechte über das linke Bein. Dann kreuze den gebeugten rechten Arm über den linken Arm und bringe die Handinnenseiten zusammen.

Beim Ausatmen:
Beuge den Oberkörper nach vorne, um die Dehnung im Rücken und in den Schultern zu erhöhen.

Beim Einatmen:
Atme bewusst in die hinteren Rippen und zwischen die Schulterblatter.

Wiederholung:
Auf jeder Seite 6-8 Atemzüge in der Haltung bleiben.

6. HALTUNG: VARIANTE UTTHITA EKA PADANGUSTHASANA/ STEHENDE EINBEINHALTUNG MIT DEM DAUMEN AM FUSS

↓ Einatmen

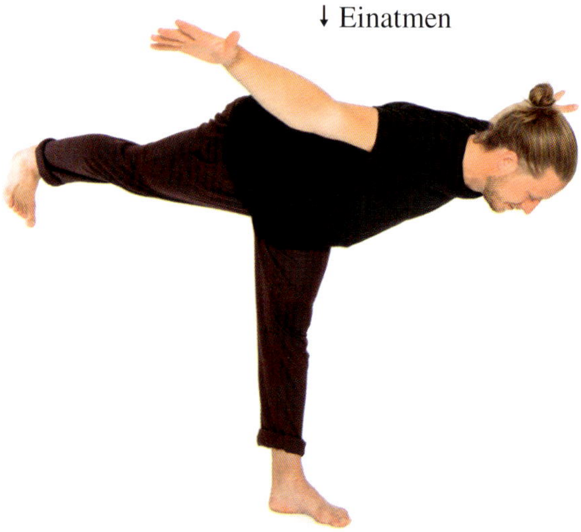

Wirkung und Fokus:
Förderung der Fußstabilität und des Gleichgewichts. Kräftigung der Fuß-, Bein-, Hüft-, Gesäß- und Rückenstreckermuskeln.

Ausführung:
Stelle in der Standhaltung die Füße hüftbreit auseinander auf.

Beim Einatmen:
Bringe den Oberkörper in eine halbe Vorbeuge und strecke das rechte Bein nach hinten aus, während du die Arme seitlich ausstreckst.

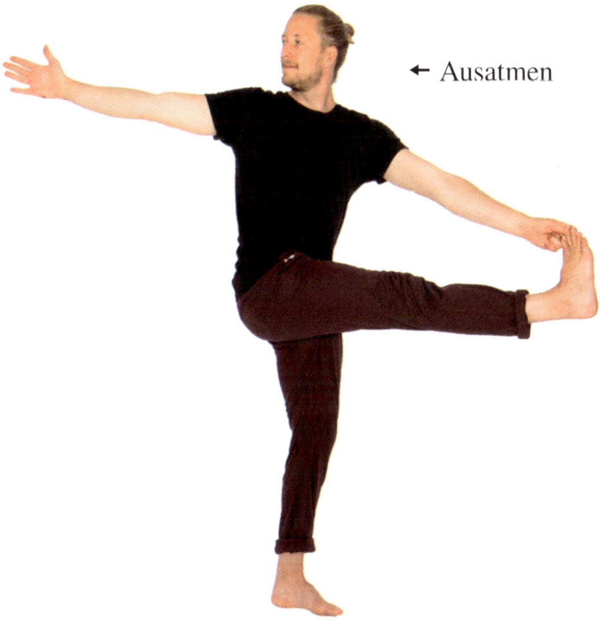

Beim Ausatmen:
Richte dich auf, fasse mit dem linken Daumen und Zeigefinger den rechten großen Zeh und strecke das rechte Bein nach vorne aus. Drehe gleichzeitig die Wirbelsäule und den Kopf zur rechten Seite.

Wiederholung:
8x und 3 Atemzüge in der Drehung bleiben.

7. HALTUNG: UTTHITA PADA PASHCHIMOTTANASANA/ VORWÄRTSBEUGE MIT EINEM GEHOBENEN FUSS

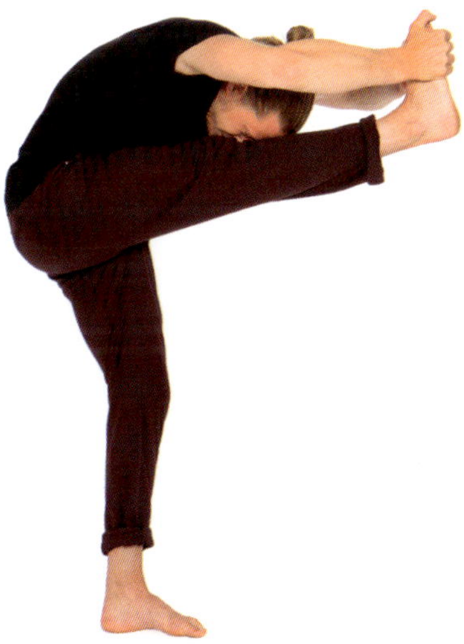

Wirkung und Fokus:
Kräftigung der Standbeinseite. Dehnung des Rückens und der vorderen Beinrückseite.
Verbesserung der Standhaftigkeit und des Gleichgewichts.

Ausführung:
Stelle in der aufrechten Standhaltung die Füße hüftbreit auseinander auf.

Beim Ausatmen:
Hebe das gestreckte rechte Bein an und beuge dich nach vorne, während du mit den Fingern die Fußsohle greifst.

Wiederholung:
Auf jeder Seite 6-8 Atemzüge in der Haltung bleiben.

8. HALTUNG: ARDHA CHANDRASANA/HALBMONDHALTUNG

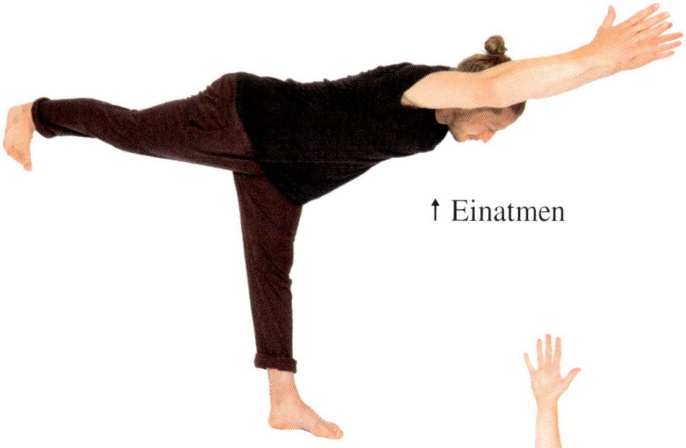

↑ Einatmen

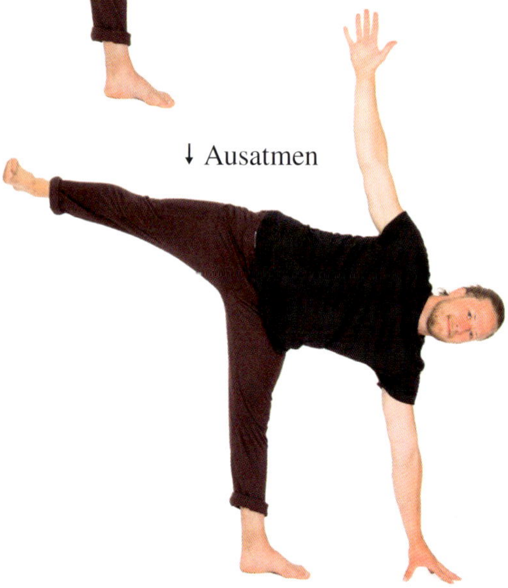

↓ Ausatmen

Wirkung:
Kräftigung der Standbeinseite. Mobilisation in der BWS, im Schulter- und Nackenbereich. Förderung des Gleichgewichts und der Konzentration.

Ausführung:
Aus der Standhaltung.

Beim Einatmen:
Beuge den Oberkörper nach vorne und strecke das rechte Bein nach hinten aus, während du die Arme nach vorne streckst.

Beim Ausatmen:
Drehe das Becken nach rechts auf, Wirbelsäule und der Kopf fließen mit. Bringe die linke Hand auf den Boden, während der rechte Arm nach oben gestreckt wird.

Wiederholung:
Jede Seite 6x und dann 4 Atemzüge in der Drehung bleiben.

9. HALTUNG: VARIANTE UTTANASANA/ VORWÄRSTBEUGE IM STEHEN

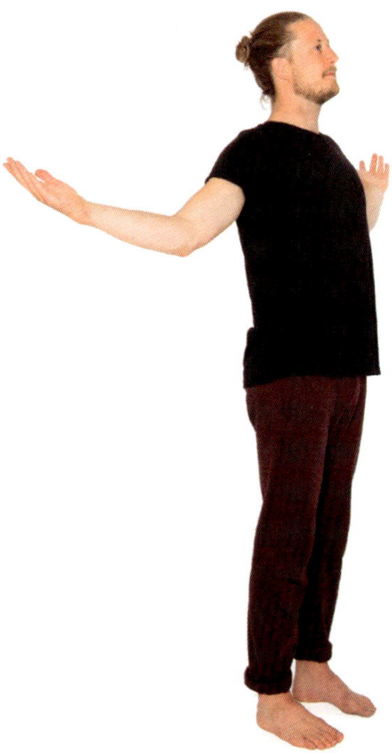

← Einatmen

Wirkung und Fokus:
Dehnung und Ausgleich im unteren Rücken.

Ausführung:
Aus der Standhaltung.

Beim Einatmen:
Bringe die Arme seitlich weg vom Körper und drehe die Arme nach außen.

Ausatmen →

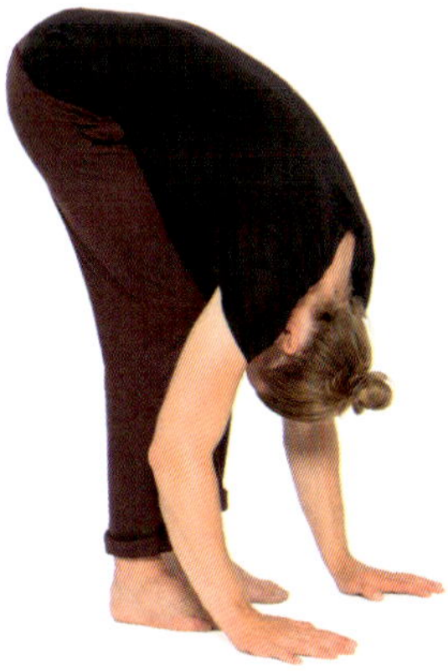

Beim Ausatmen:
Beuge dich mit gebeugten Knien nach vorne.

Wiederholung:
8-10x

10. HALTUNG: NATARAJASANA/ HALTUNG DES KÖNIGS DER TÄNZER

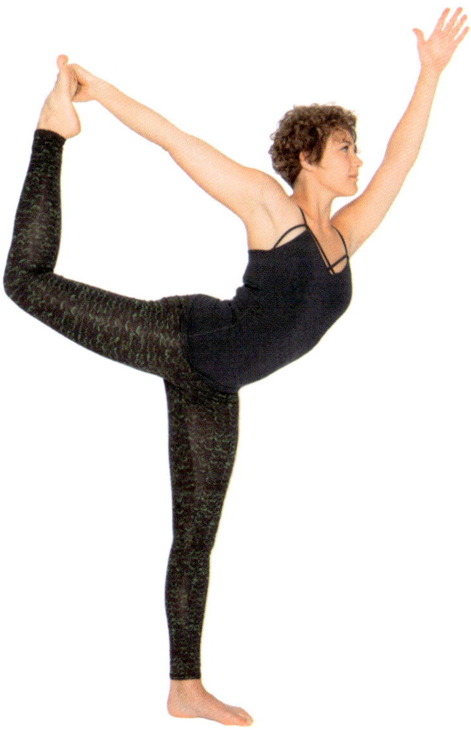

Wirkung und Fokus:
Dehnung des Hüftbeugers, der Oberschenkelvorderseite und der Brustmuskulatur.
Förderung der Standhaftigkeit und des Gleichgewichts.

Ausführung:
Aus der aufrechten Standhaltung.

Beim Ausatmen:
Beuge das rechte Bein und fasse mit dem rechten Daumen die große Zehe des rechten Fußes. Den linken Arm streckst du nach vorne aus.

Mit dem Einatmen:
Öffne den Winkel von Oberschenkel und Unterschenkel und schiebe dabei dein Knie nach hinten und oben. Dein Bauch ist dabei aktiv, damit der untere Rücken nicht gestaucht wird.

Wiederholung:
Auf jeder Seite 6-8 Atemzüge in der Haltung bleiben.

11. HALTUNG: VARIANTE CHAKRAVAKASANA/ VIERFÜSSLERHALTUNG

Einatmen ↓

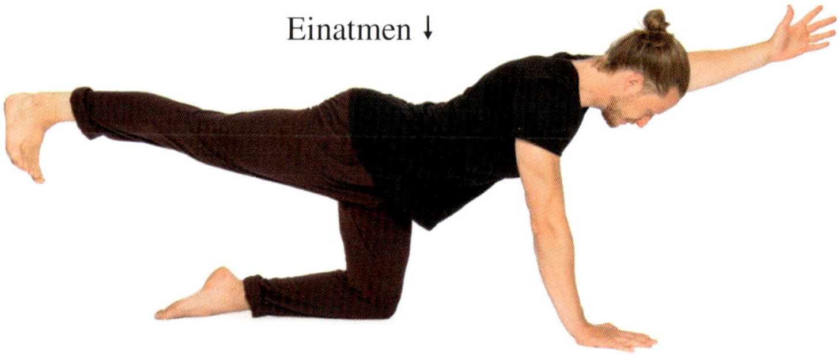

↓ Ausatmen

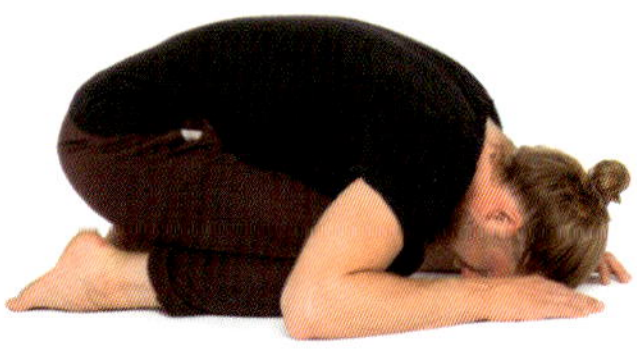

Wirkung und Fokus:
Ausgleich für den unteren Rücken.

Ausführung:
Komme in die Vierfüßlerhaltung.

Beim Einatmen:
Hebe und strecke das rechte Bein nach hinten, während du den linken Arm nach vorne streckst.

Beim Ausatmen:
Bewege das Gesäß nach hinten und sauge dabei deinen Nabel nach innen, um den unteren Rücken rund zu machen. Setze das Gesäß auf den Fersen ab.

Wiederholung:
8x je Seite

12. HALTUNG: VARIANTE NAVASANA/BOOTSHALTUNG

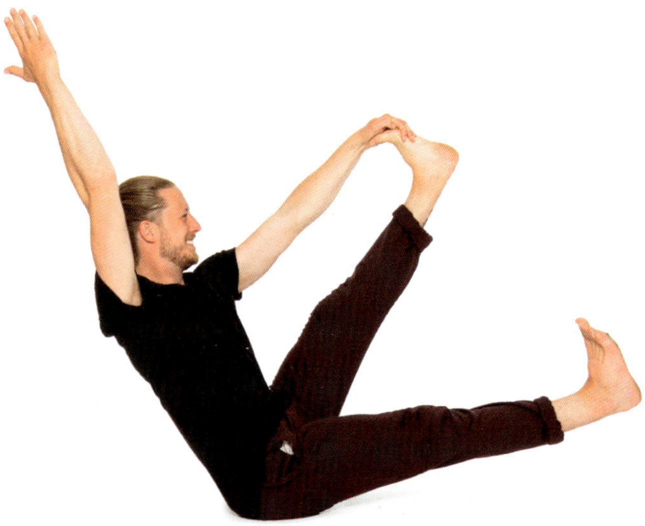

Wirkung und Fokus:
Kräftigung des Rückens, der Bauch-, Hüftbeuger- und Oberschenkelmuskulatur.
Förderung des Gleichgewichts.

Ausführung:
Im Langsitz streckst du beide Beine nach vorne aus.

Beim Einatmen:
Hebe das linke Bein und fasse den linken Fuß mit der linken Hand. Dabei streckst du den rechten Arm über den Kopf und hebst auch das rechte Bein vom Boden ab.

Beim Ausatmen:
Spanne die Bauchmuskeln an und konzentriere dich auf eine starke Mitte.

Wiederholung:
Auf jeder Seite 6-8 Atemzüge in der Haltung bleiben.

13. HALTUNG: SIDDHASANA/ SITZHALTUNG DER VOLLENDETEN

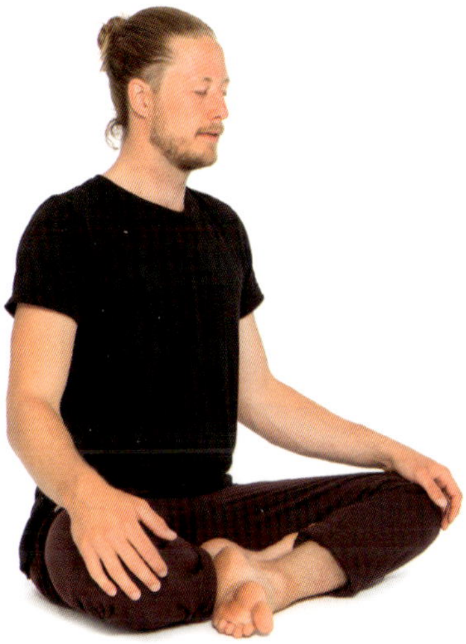

Wirkung und Fokus:
Verlängerung der Atmung und Energetisierung. Entwicklung des geistigen Gleichgewichts und der Klarheit.

Ausführung:
Komme in eine angenehme Sitzhaltung mit gekreuzten Beinen. Atme nach der hier angegebenen Weise bei jedem Atemzug jeweils 2 Sekunden länger ein bzw. aus.

Pranayama-Aufbau:
Ein 6 – 8 – 10 – 12 Sek.
Aus 6 – 8 – 10 – 12 Sek.

Wiederholung:
Jede Runde einige Male und dann den Atem beobachten.

Meditation mit Bhavana/Geistiger Ausrichtung:
„Möge ich im Gleichgewicht ruhen und klar sein."
7x im Geiste wiederholen und dann in der Stille einige Minuten verweilen.

14. HALTUNG: SHAVASANA/TOTENSTELUNG

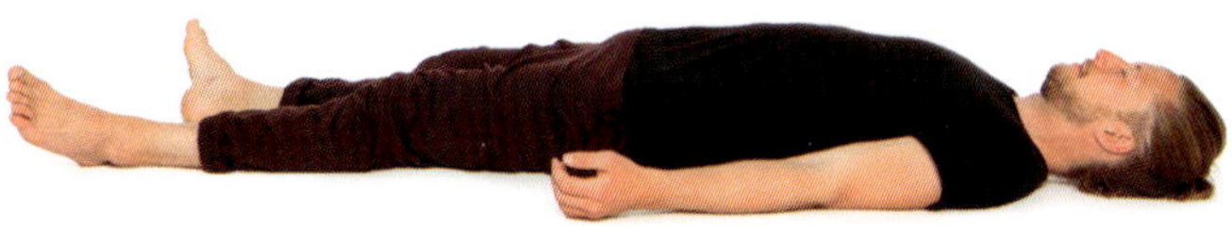

Wirkung und Fokus:
Beruhigung des Nervensystems. Tiefe Entspannung und Verinnerlichung der Praxis.

Ausführung:
Komme in die Rückenlage und strecke beide Beine nach vorne aus. Die Arme liegen seitlich neben dem Körper, mit den Handflächen zur Decke gedreht. Beobachte deine Atmung und verweile einige Minuten in dieser Entspannungshaltung.

Rückbeugen

Zielsetzung und Wirkungen

Die zahlreichen Rückbeugen im Yoga bieten ausgezeichnete Möglichkeiten, damit die Brustwirbelsäule beweglicher, der Brustraum weit und offen, die Schultern zentrierter und der Rücken kraftvoller werden können. Aufgrund der Schwerkraft und des häufigen Sitzens im Alltag leiden viele Menschen unter einem Rundrücken, einer vorgeschobenen Kopfhaltung, eingesunkenem Brustkorb oder verspannten Muskeln im Schulter- und Nackenbereich. All dies lässt sich durch die verschiedenen Rückbeugen ausgleichen und korrigieren. Die Rückbeugen helfen, die Brustwirbelsäule aufzurichten, und bringen somit den Schultermuskeln und dem Nacken die ersehnte Entlastung von übermäßiger Anspannung. Die Rückbeugen dehnen einerseits die oft verkürzten vorderen Muskelketten an den Schienbeinen, Oberschenkeln, Hüftbeugern, über Bauch und Brust bis hin zu den Muskeln im vorderen Halsbereich. Anderseits kräftigen diese Übungen bei achtsamer Ausführung auch die vorderen Muskeln in der Dehnung (durch Kraft in der Dehnung). Die hinteren oberflächlichen und tiefliegenden Muskeln der Beinrückseiten, des Gesäßes, des Schultergürtels und vor allem auch die Rückenstrecker werden in Rückbeugen stark gekräftigt. Die Bauchorgane, das Zwerchfell und das Herz erhalten mehr Raum, was den Druck auf die Eingeweide abschwächt. Die Halsmuskeln, die oft schwach sind, werden durch Rückbeugen gekräftigt und die Nackenmuskulatur, die oft verkürzt ist, wird wieder in die Länge gedehnt, was die Bandscheiben in der Halswirbelsäule entlastet. Je nach Art der Rückbeuge wird die Halswirbelsäule in die Extension (in der Kamelhaltung) oder in die Flexion (bei der Schulterbrücke) gebracht. Beides ist wichtig für einen gesunden Nacken, auch weil viele Blutbahnen die HWS durchlaufen, die für die Durchblutung des Gehirns sorgen.

Auf der energetischen Ebene wirken Rückbeugen stimulierend und werden im Yoga dem Sonnenprinzip zugeordnet. Sie weiten die Rippen und den Brustkorb und öffnen den vorderen Schultergürtel, was zu einer kraftvolleren Einatmung führt und uns damit neuen Sauerstoff und Energie schenkt. Auf der geistigen Ebene fördern die Rückbeugen unsere Offenheit im Herzen, das Mitgefühl mit sich und anderen, die Liebe und die Fähigkeit, sich selbstbewusst in der Welt zu zeigen. Im Herzbereich ist die elektrische Aktivität viel stärker als im Hirn, und in der Yoga-Tradition gilt das Herz als Sitz der höchsten Weisheit. Mit dem Herz-Mudra oder Anjali Mudra wird es in der Yoga-Praxis immer wieder fokussiert. Im Yoga-Sutra 3.34 heißt es dazu, dass die Versenkung in das Herz Wissen über den Geist bringe.

Die optimale Ausführung von Rückbeugen

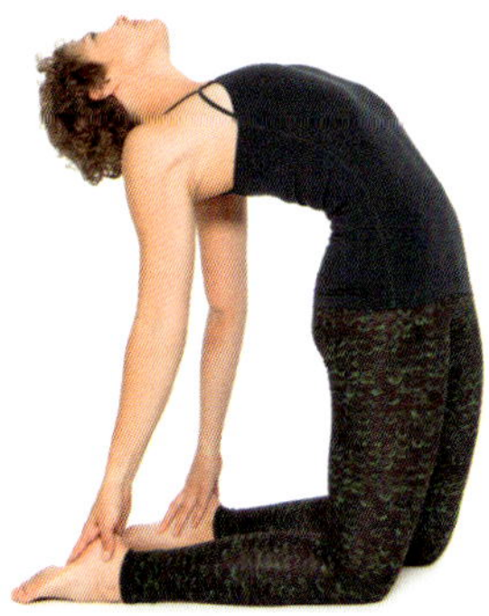

1. Beckenaufrichtung in eine natürliche Lordose.
2. Streckung der Wirbelsäule mit der Einatmung.
3. Aktivierung der tiefliegenden, schrägen Bauchmuskeln, um die Haltung zu stabilisieren.
4. Das Brustbein heben und leicht nach vorne bewegen und aus der BWS in die Rückbeuge gehen. Durch die aktiven Bauchmuskeln wird die Stauchung im unteren Rücken vermieden.
5. Der Kopf folgt am Schluss und wir gehen mit aktiver Halsmuskulatur und langem Nacken in die Rückbeuge.

Häufige Fehler und Risiken bei Rückbeugen

Fehler

- Der untere Rücken und der Nacken werden zu stark gestaucht.
- Die Streckung der Wirbelsäule ist nicht optimal, was die Rückbeuge einschränkt.
- Die Schultern sind zu weit nach vorne gerundet, was das Öffnen im Brustraum erschwert.

- Die Schultern werden zu weit zu den Ohren gezogen, was die Rückbeugen in der Brustwirbelsäule einschränkt.
- Bei Stützhaltungen, die Rückbeugen beinhalten, werden die Ellbogen überstreckt und die Handgelenke durchgedrückt.

Risiken

Bei falscher Ausführung von Rückbeugen besteht die Gefahr von starken Kompressionen im unteren Rücken und im Nacken, was zu Bandscheibenvorfällen führen kann. In der Yoga-Therapie hatte ich bereits sehr viele Klienten, die sich zuvor durch die ungesunde Ausführung von Rückbeugen einen schmerzhaften Bandscheibenvorfall zugezogen hatten. Gerade sehr bewegliche Menschen sind besonders gefährdet, weil sie dazu neigen, sich in den heiklen Bereichen der LWS und HWS zu stark zu beugen, was zu großer Druckbelastung der Facettengelenke und Bandscheiben führt. Bei einer Stauchung im Nacken wird der Blutfluss in den Arterien eingeschränkt, was bei Bandscheibenvorfällen, Schleudertrauma und Kopfschmerzen große Risiken birgt. Bei starkem Hohlkreuz, Morbus Bechterew oder Arthrose sollen Rückbeugen nur vorsichtig und richtig dosiert ausgeführt werden. Die falsche Ausführung von Rückbeugen kann langfristig zur Abnutzung der Gelenke und einer schmerzhaften Arthrose führen. Bei Rückbeugen in Stützhaltungen können Fehlhaltungen der Hand- und Ellbogengelenke und der Schultern zu Überbelastung führen. Gerade bei Rückbeugen gilt: Weniger ist oft mehr. Die Sicherheit können wir durch eine gute Vorbereitung mit Vinyasa Krama und eine optimale Ausführung wesentlich erhöhen.

Wichtige Rückbeugen

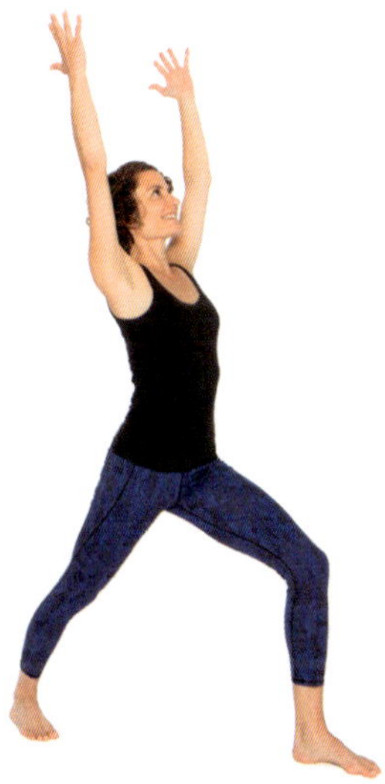

Virabhadrasana

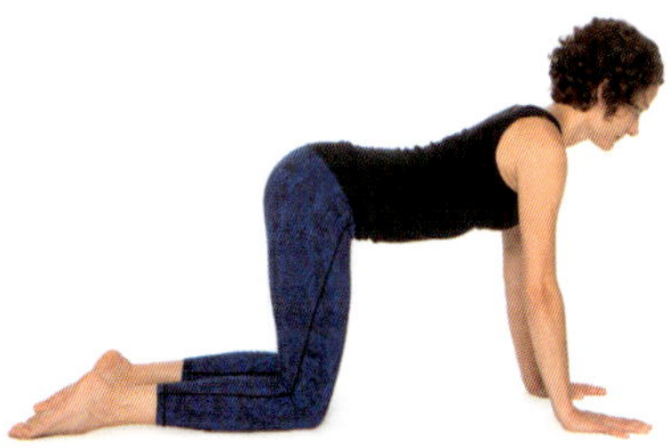

Chakravakasana

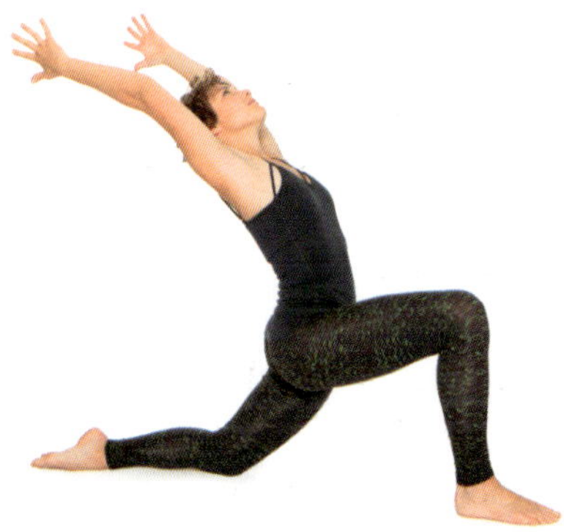

Ekapada Ushtrasana (Variante)

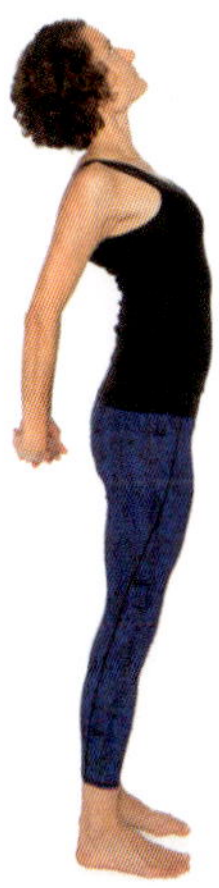

Urdhva Mukhasana

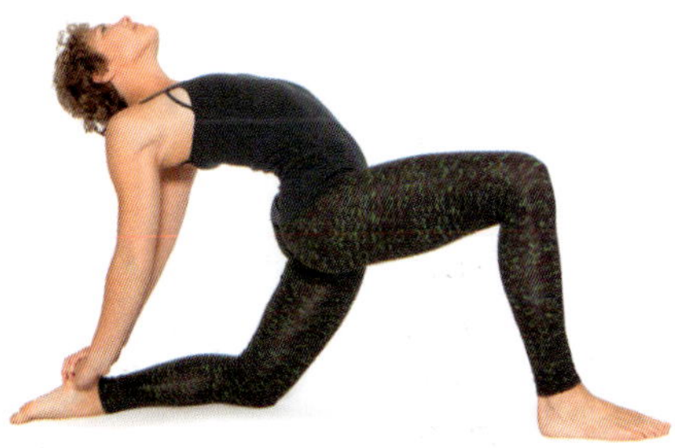

Ekapada Ushtrasana (klassisch)

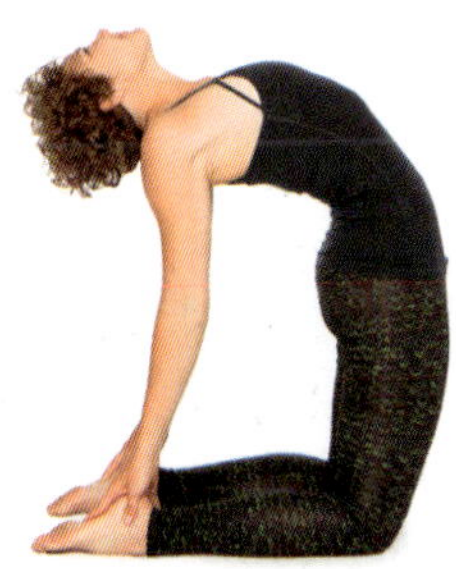

Usthrasana

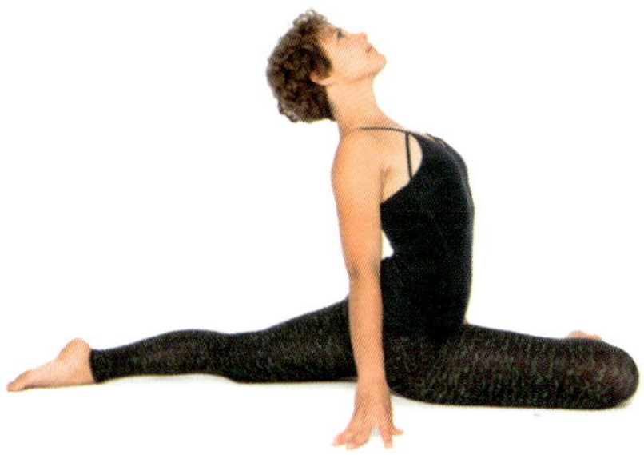

Variante Ekapada Rajakapotasana

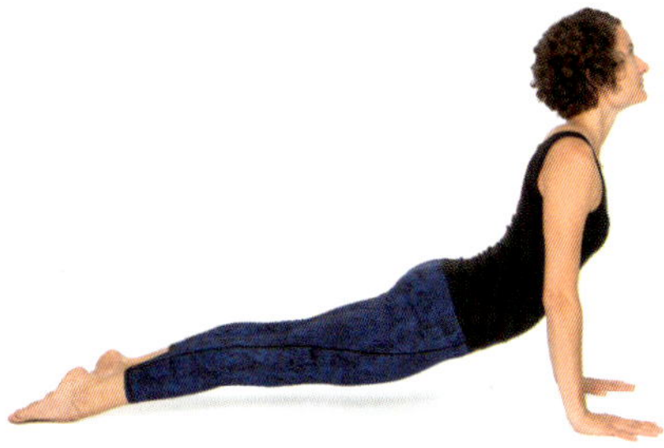

Urdhva Mukha Svanasana

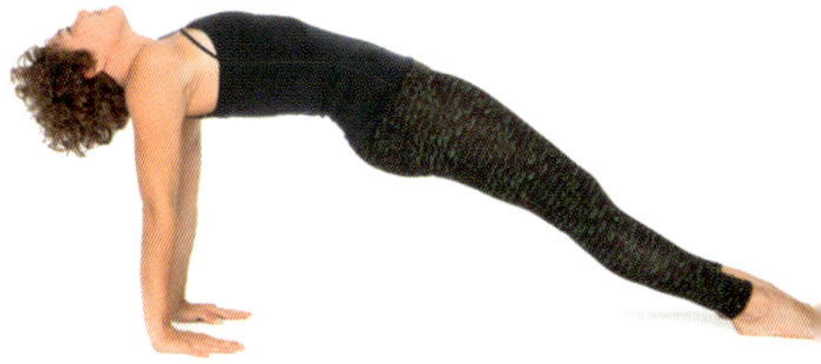

Purvottanasana

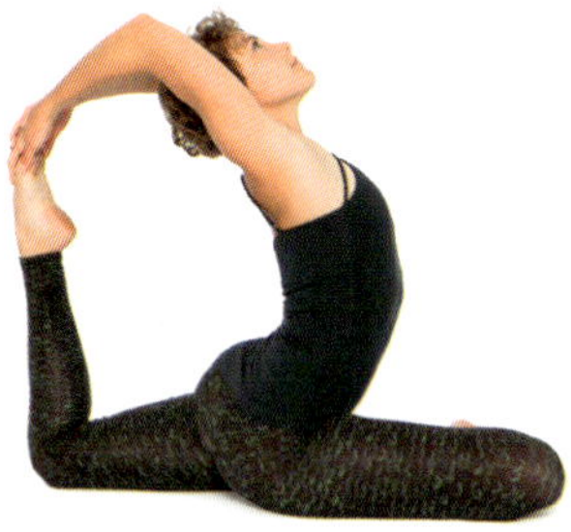

Ekapada Rajakapotasana

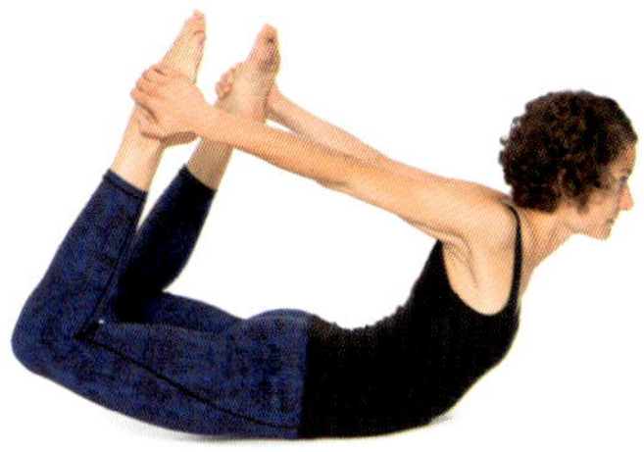

Dhanurasana

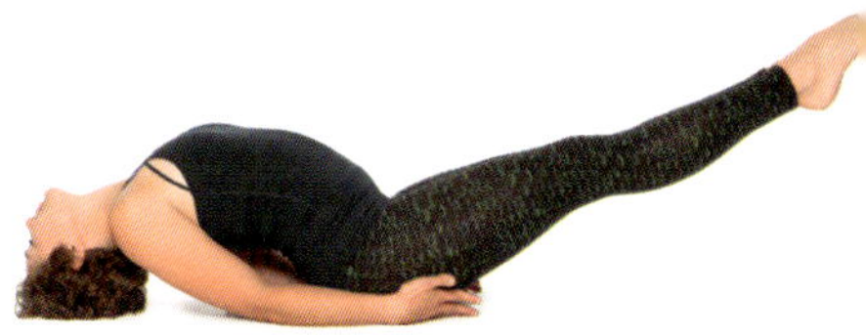

Matsyasana (Variante)

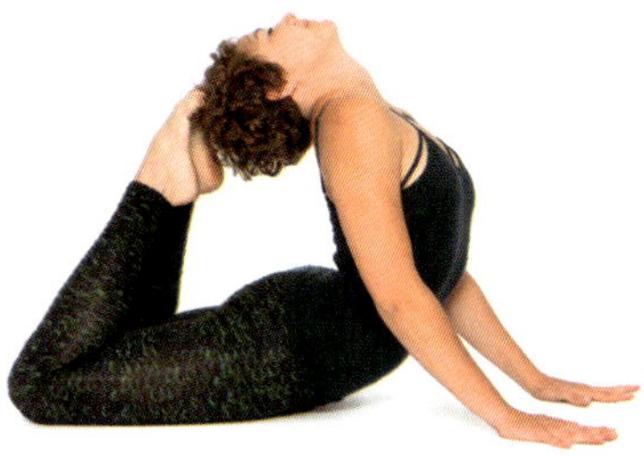

Rajakapotasana

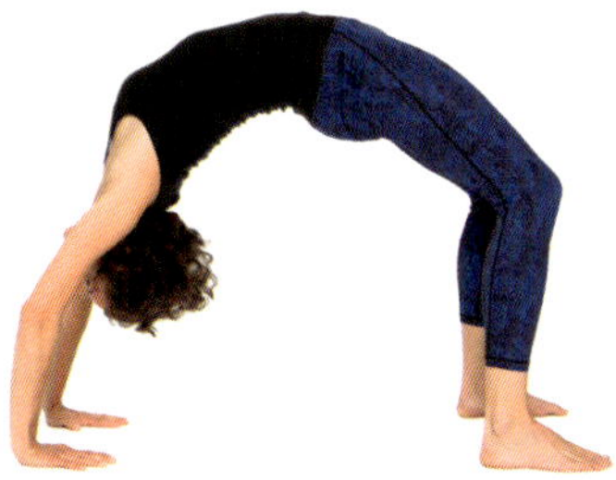

Urdhra Dhanurasana

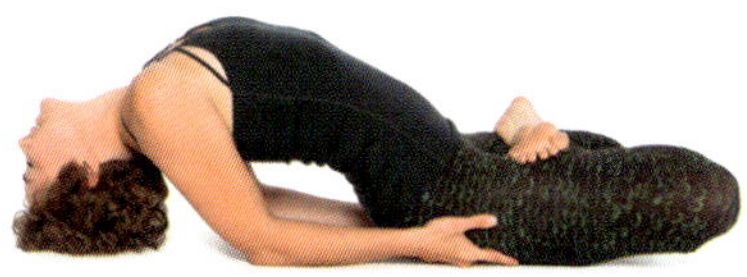

Matsyasana

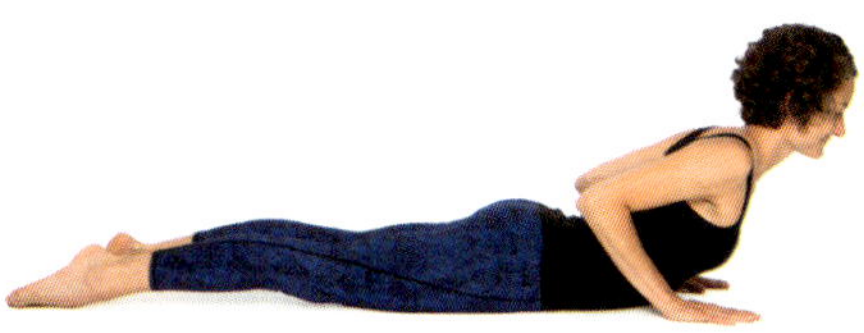

Bhujangasana

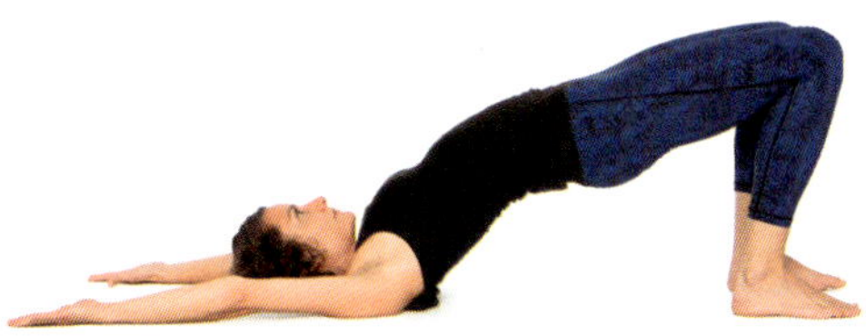

Dvipda Pitham

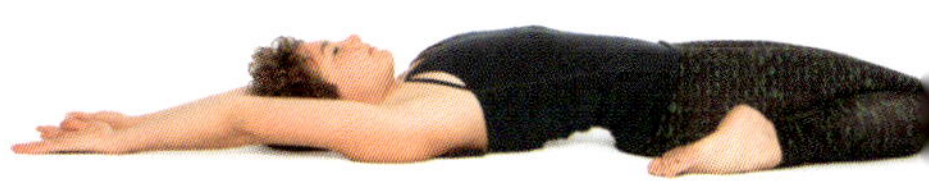

Supta Virasana

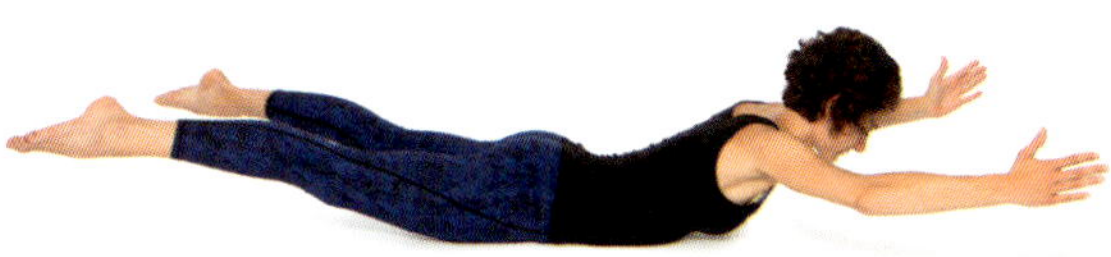

Vimasana

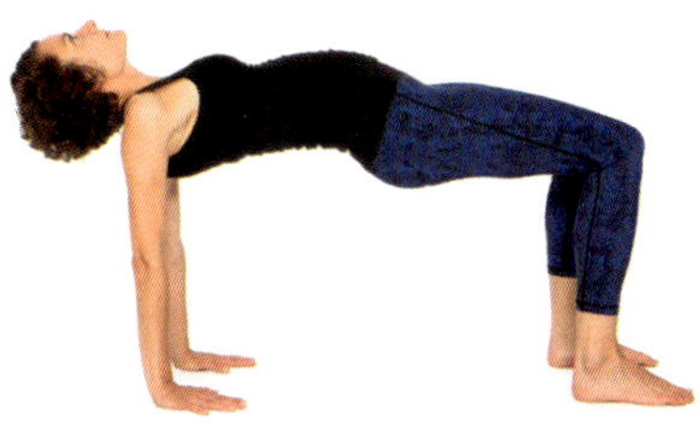

Catuspada Pitham

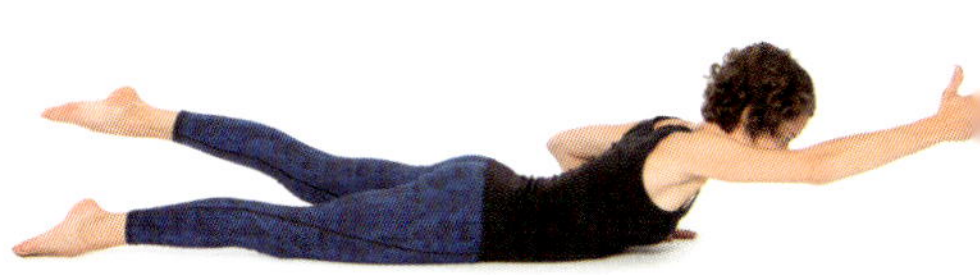

Ardha Shalabasana

Wirkungen und Ziele:

- Bessere Beweglichkeit in der Brustwirbelsäule
- Mobilisation in den Rippen, Schultergelenken und Schulterblättern
- Dehnung der vorderen Muskelketten von Oberschenkeln, Leisten, Bauch und Brust
- Kräftigung der Gesäß-, Bauch-, Rücken-, Schulter- und Nackenmuskulatur
- Verlängerung der Einatmung, Kräftigung des Zwerchfells und Energetisierung
- Förderung von Offenheit und Selbstbewusstsein

1. HALTUNG: SIDDHASANA/ SITZHALTUNG DER VOLLENDETEN

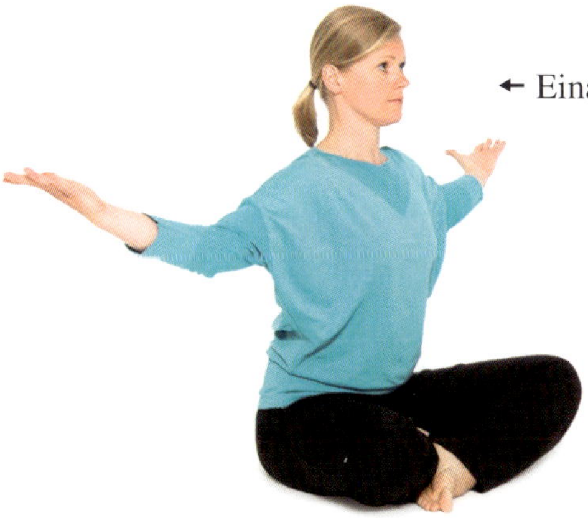

← Einatmen

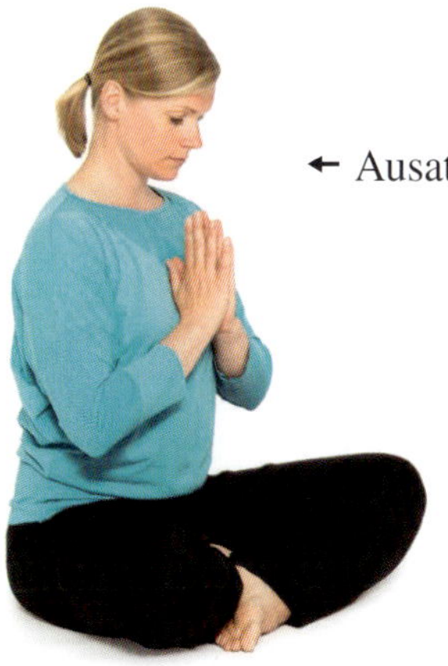

← Ausatmen

Wirkung und Fokus:
Sammlung im Herzbereich und Nackenmobilisation.

Ausführung:
Komme in eine angenehme Sitzhaltung mit gekreuzten Beinen. Die Hände sind vor dem Brustbein in der Haltung des Anjali Mudra.

Beim Einatmen:
Hebe den Kopf und bewege beide Arme seitlich nach außen, während du die Handinnenflächen nach oben drehst.

Beim Ausatmen:
Senke den Kopf und bringe die Hände wieder vor das Brustbein in die Haltung des Anjali Mudra.

Wiederholung:
8-10x

2. HALTUNG: VINYASA DVIPADA PITHAM/ SCHULTERBRÜCKE

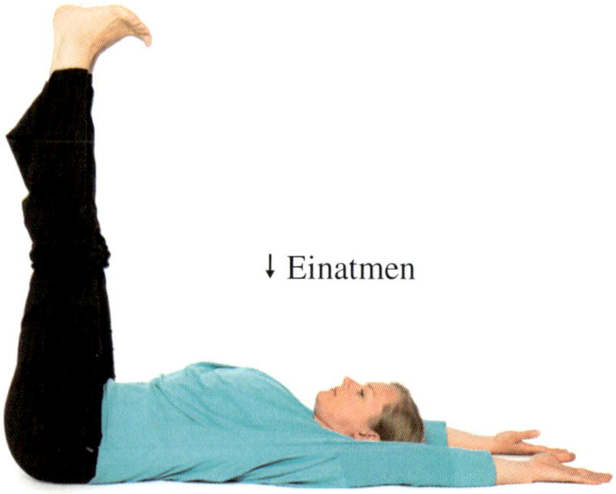

↓ Einatmen

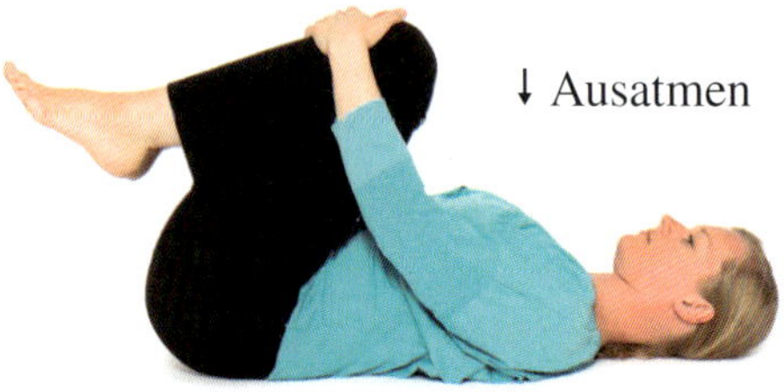

↓ Ausatmen

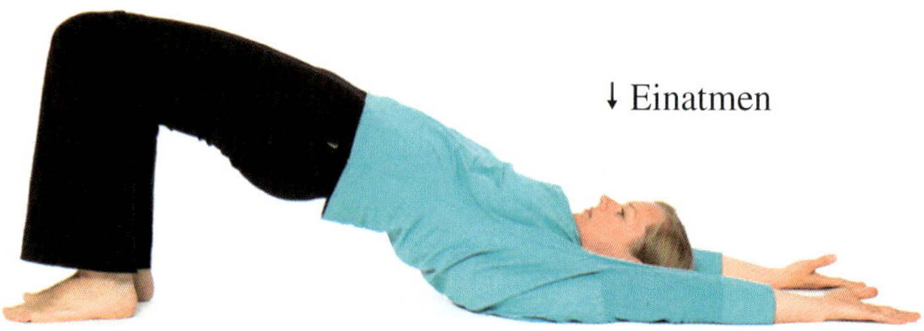

↓ Einatmen

Wirkung und Fokus:
Mobilisierung der ganzen Wirbelsäule und der Schultern. Kräftigung im Gesäß und Rücken.

Ausführung:
Komme in die Rückenlage, die Füße sind dabei nahe beim Gesäß aufgestellt.

Beim Einatmen:
Führe beide Arme über den Kopf, während du beide Beine nach oben streckst.

Beim Ausatmen:
Ziehe beide Knie Richtung Körper an.

Beim Einatmen:
Hebe das Gesäß und strecke beide Arme hinter den Kopf. Das Gewicht liegt auf den Schultern, der Nacken wird nicht belastet.

Beim Ausatmen:
Rolle deine Wirbelsäule nun wieder Wirbel für Wirbel ab, während du deine Arme zurück in die Ausgangshaltung führst.

Wiederholung:
6x

3. HALTUNG: VARIANTE CHAKRAVAKASANA/ VIERFÜSSLERHALTUNG

Einatmen ↓

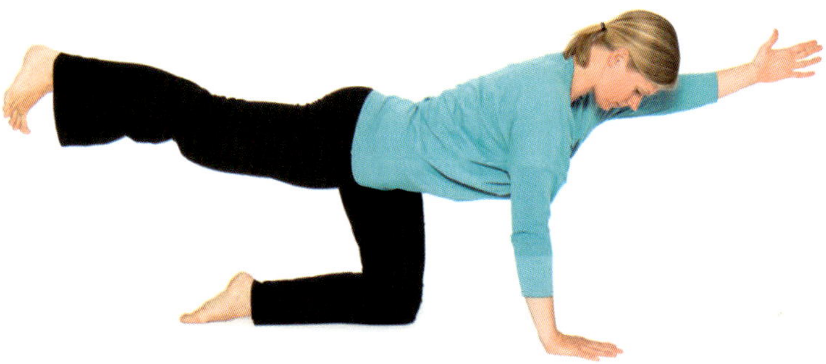

Wirkung und Fokus:
Kräftigung der Arm-, Rumpf- und Schultermuskulatur und Mobilisation der Brustwirbelsäule.

Ausführung:
Komme in die Vierfüßlerhaltung, die Hände sind dabei etwas vor den Schultergelenken aufgestellt.

Beim Einatmen:
Strecke das rechte Bein nach hinten und den linken Arm nach vorne aus. Aktivere dabei deine Bauchmuskeln.

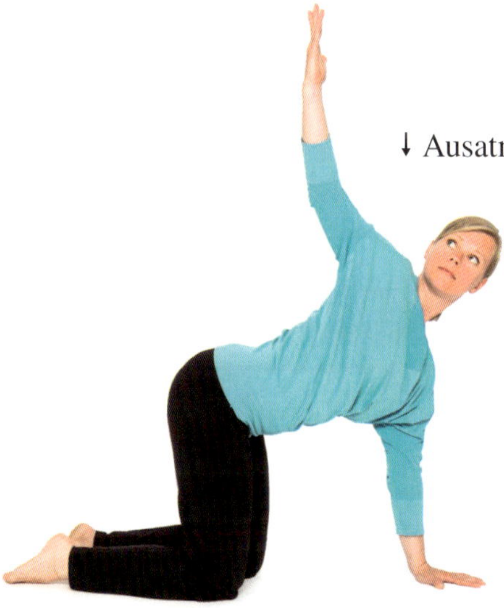

↓ Ausatmen

Beim Ausatmen:
Beuge das rechte Bein und bringe das rechte Knie und den linken Arm wieder in die Ausgangsstellung. Mit dem Oberkörper machst du nun in der Brustwirbelsäule eine Drehung nach rechts, während die rechte Schulter, Arme und Kopf in der Drehung mitfließen.

Wiederholung:
8-10x jede Seite

4. HALTUNG: EKAPADA USHTRASANA/ EINBEINIGE KAMELHALTUNG

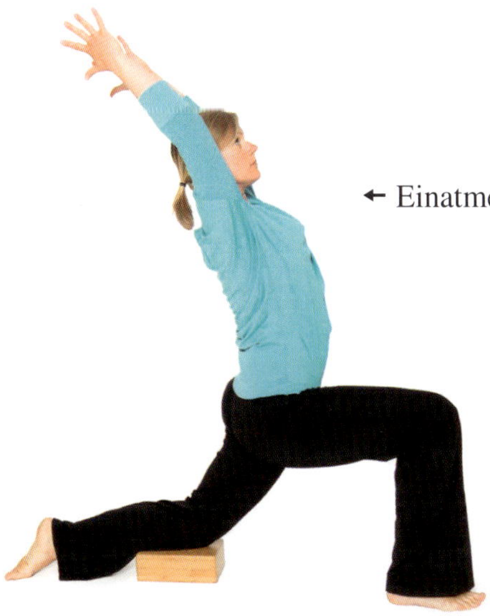

← Einatmen

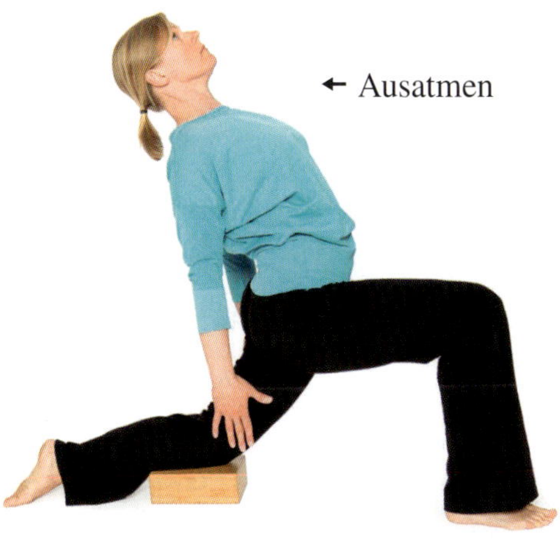

← Ausatmen

Wirkung und Fokus:
Dehnung der Hüftbeuger, der Oberschenkel-, Bauch- und Brustmuskulatur und Mobilisierung der Brustwirbelsäule.

Ausführung:
Stelle aus dem Kniestand den rechten Fuß mit einem Schritt nach vorne auf den Boden. Lege einen Yoga-Block unter das linke Knie, um die Dehnung in der linken Leiste zu optimieren.

Beim Einatmen:
Strecke beide Arme nach oben und verlängere die Wirbelsäulenstreckung nach oben und hinten.

Beim Ausatmen:
Senke beide Arme ab und ziehe sie nach hinten, während du dich noch weiter in eine Rückbeuge bewegst. Achte dabei auf eine starke Mitte, damit du den unteren Rücken nicht stauchst.

Wiederholung:
8-10x jede Seite

5. HALTUNG: VARIANTE EKPADA USHTRASANA/ EINBEINIGE KAMELHALTUNG

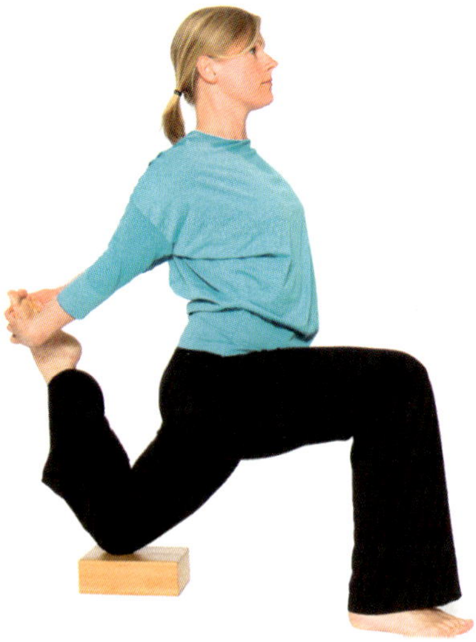

Wirkung und Fokus:
Intensive Dehnung der vorderen Oberschenkelmuskeln und Hüftbeuger. Kräftigung der Bauchmuskulatur und Weiten des Brustkorbs.

Ausführung:
Stelle im Kniestand den rechten Fuß mit einem Schritt nach vorne auf den Boden. Das linke Knie legst du auf einen Yoga-Block und beugst das linke Bein, während du mit beiden Händen den linken Fuß hältst und Richtung Gesäß anziehst.

Beim Einatmen:
Richte das Becken auf.

Beim Ausatmen:
Schiebe das Becken etwas weiter nach vorne, um die Dehnung der Oberschenkelmuskulatur zu intensivieren.

Wiederholung:
6-8 Atemzüge in der Haltung bleiben.

6. HALTUNG: URDHVA MUKHASANA/ HALTUNG DES GESICHTS NACH OBEN

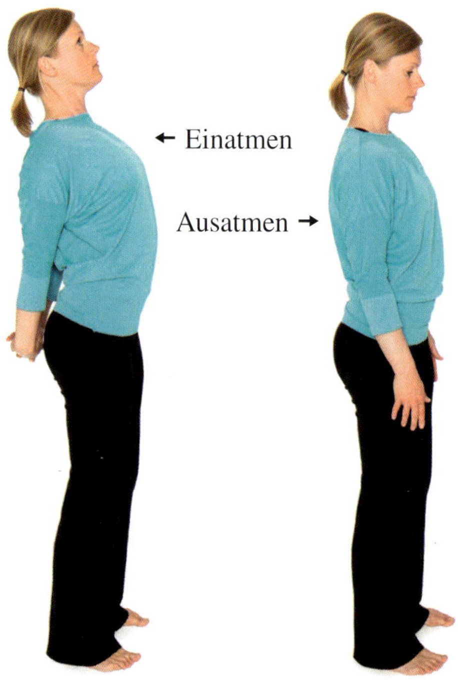

Wirkung und Fokus:
Dehnung der Brustmuskeln und Mobilisation der Brustwirbelsäule.

Ausführung:
Komme in eine aufrechte Standhaltung, die Füße sind dabei hüftbreit aufgestellt.

Beim Einatmen:
Beuge dich aus der Brustwirbelsäule nach hinten und oben. Führe die Finger hinter deinem Körper zusammen, um die Dehnung im Brustkorb zu verstärken.

Beim Ausatmen:
Löse die Finger und bewege die Arme wieder nach vorne zum Körper.

Wiederholung:
8-10x, dann 4 Atemzüge in der ersten Haltung bleiben.

7. HALTUNG: VINYASA VIRABHADRASANA/ HELDENHALTUNG

Wirkung und Fokus:
Mobilisation der BWS, der Schultergelenke und Schulterblätter.

Ausführung:
Drehe im aufrechten Stand das linke Bein nach außen, sodass der linke Fuß 45 Grad nach außen zeigt. Nun setze den rechten Fuß mit einem Schritt nach vorne auf. Richte beide Hüften nach vorne aus.

Beim Ausatmen:
Hebe beide Arme auf Schulterhöhe, die Handinnenflächen schauen dabei zueinander.

Beim Einatmen:
Strecke beide Arme über den Kopf.

Beim Ausatmen:
Senke die gebeugten Arme und ziehe die Ellbogen nach hinten und außen.

Beim Einatmen:
Strecke die Arme auf Schulterhöhe seitlich aus.

Wiederholung:
8-10x jede Seite

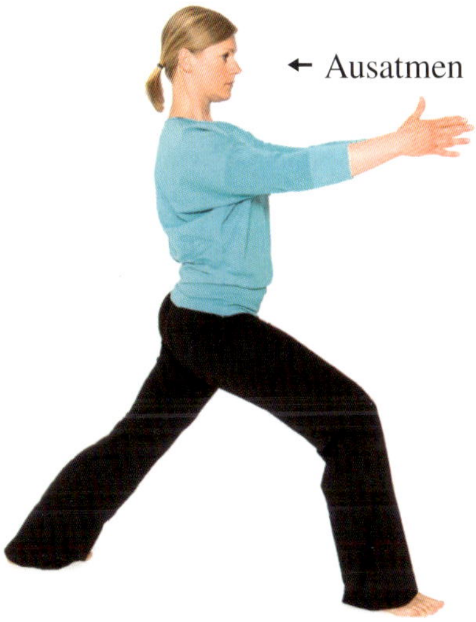

← Ausatmen

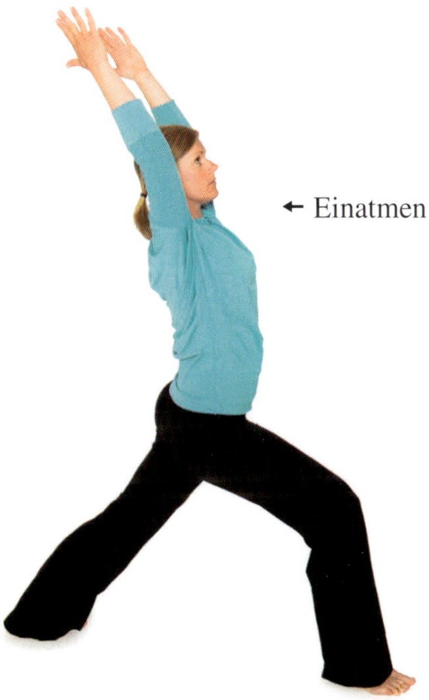

← Einatmen

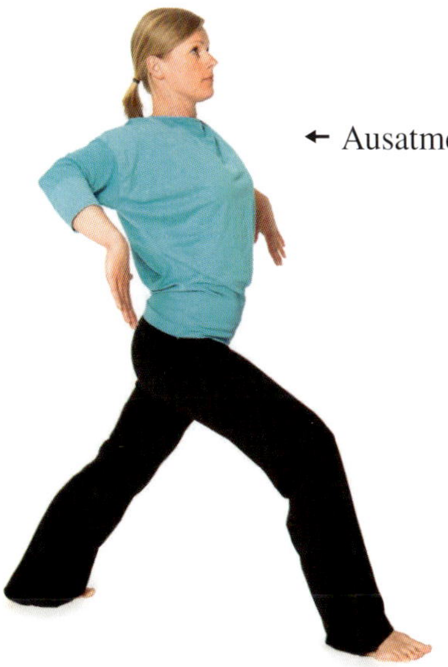

← Ausatmen

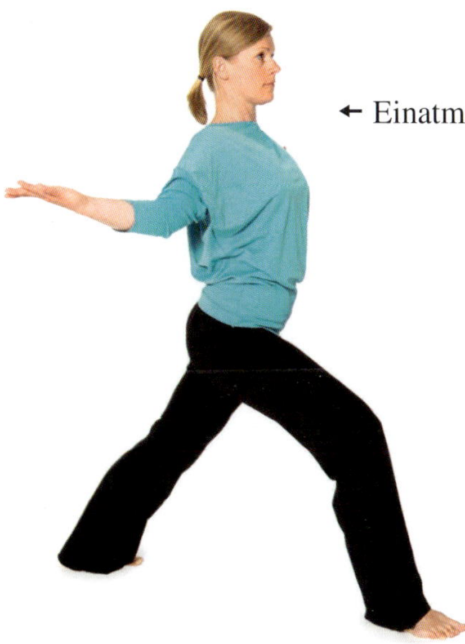

← Einatmen

8. HALTUNG: NATARAJASANA/ HALTUNG DES KÖNIGS DER TÄNZER

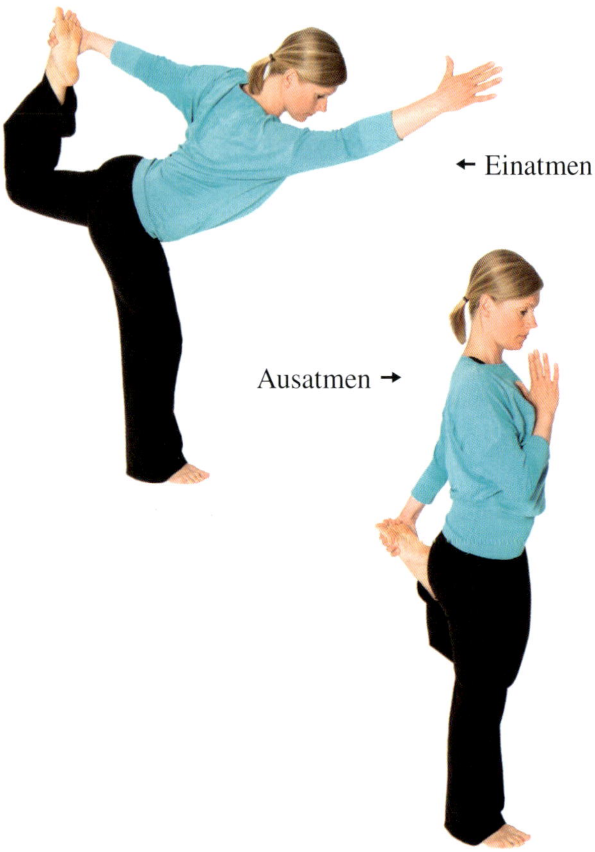

Wirkung und Fokus:
Mobilisation der Brustwirbelsäule und Dehnung der Oberschenkel und Brustmuskeln. Kräftigung des Rückens, der Mitte und des Standbeins.

Ausführung:
Komme in eine aufrechte Standhaltung, die Füße sind dabei hüftbreit auseinander aufgestellt.

Beim Einatmen:
Hebe das gebeugte linke Bein an und fasse das Fußgelenk mit der linken Hand, während du den Brustkorb weitest und den rechten Arm nach vorne ausstreckst.

Beim Ausatmen:
Beuge das linke Bein wieder an und lasse das Knie Richtung Boden sinken, während du die rechte Hand vor das Brustbein bringst.

Wiederholung:
8x je Seite, dann 4 Atemzüge in der ersten Haltung bleiben.

9. HALTUNG: VARIANTE CHAKRAVAKASANA/ VIERFÜSSLERHALTUNG

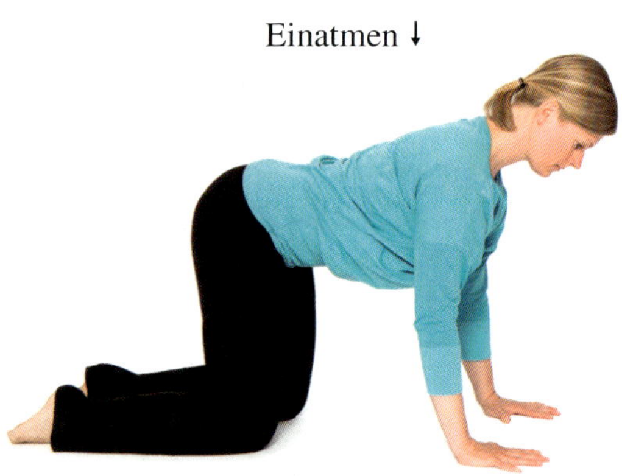

Wirkung und Fokus:
Ausgleich für den Rücken und die Schultern.

Ausführung:
Komme in die Vierfüßlerhaltung.

Beim Einatmen:
Weite den Brustkorb.

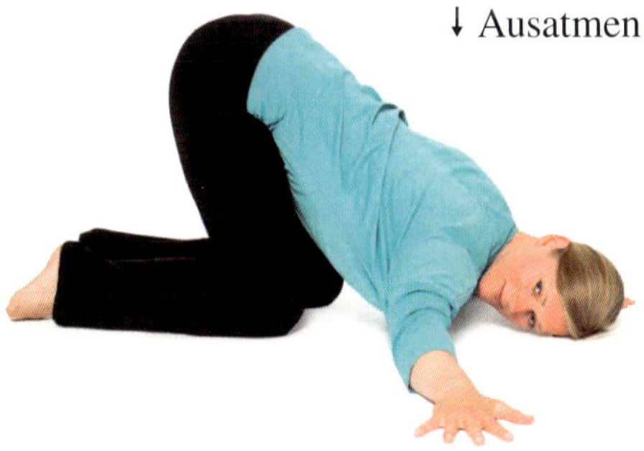

Beim Ausatmen:
Strecke den rechten Arm seitlich aus und drehe den Kopf nach rechts.

Beim Einatmen:
Komme wieder zurück in die Vierfüßlerhaltung.

Wiederholung:
8-10x je Seite

10. HALTUNG: USHTRASANA/KAMELHALTUNG

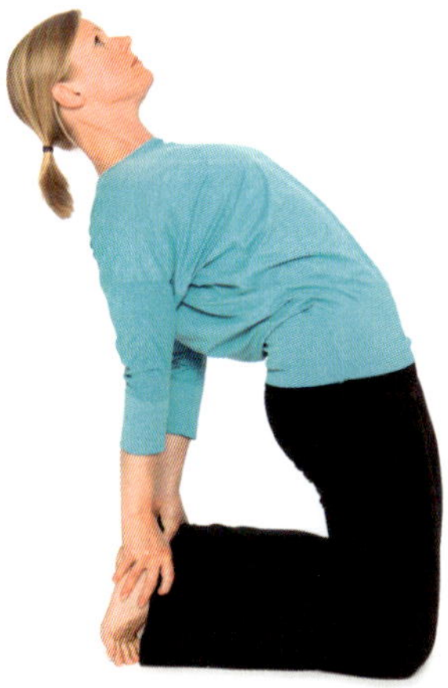

Wirkung und Fokus:
Kräftigung der Rückenmuskulatur und rückwärtigen Schultermuskulatur. Dehnung der Schienbein-, Oberschenkel-, Hüftbeuger-, Bauch- und Brustmuskeln. Förderung der Beweglichkeit in der Brustwirbelsäule und Kräftigung der Halsmuskulatur.

Ausführung:
Komme in den Kniestand und stelle die Zehen auf.

Beim Ausatmen:
Beuge dich aus der Brustwirbelsäule nach hinten und fasse mit beiden Händen die Fersen. Aktiviere deine Bauchmuskeln, um den unteren Rücken zu schützen, nimm den Kopf dabei mit in die Bewegung nach hinten. Der Nacken ist lang.

Beim Einatmen:
Weite den Brustkorb und die Rippen und beuge dich noch mehr nach hinten.

Wiederholung:
6-8 Atemzüge in der Haltung bleiben.

Hinweis: Bei Rückenbeschwerden kannst du dich mit den Händen hinten am Becken abstützen und nur eine sanfte Rückbeuge ausführen, die sich schmerzlos und sicher anfühlt.

11. HALTUNG: JANU SHIRSHASANA/ SITZHALTUNG MIT KOPF ZUM KNIE

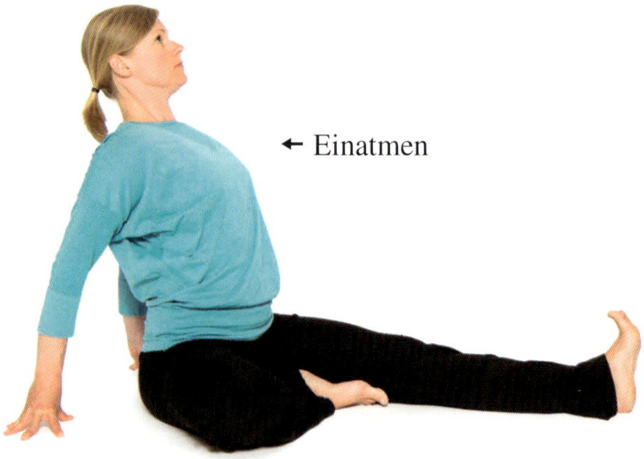

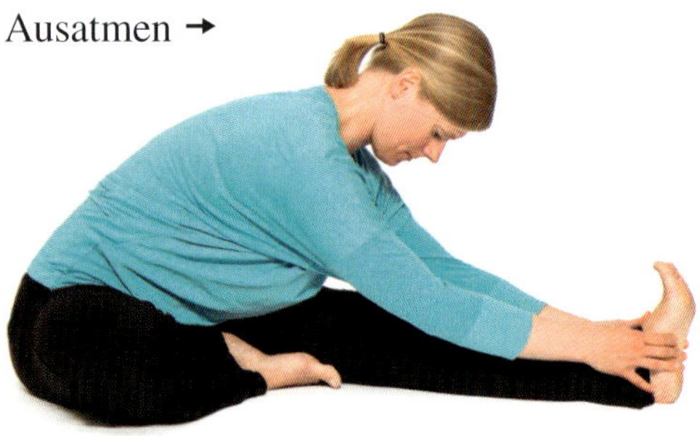

Wirkung und Fokus:
Ausgleich und Dehnung für den unteren Rücken.

Ausführung:
Komme in den Langsitz und strecke beide Beine nach vorne aus.

Beim Einatmen:
Beuge das rechte Knie und lasse es nach außen Richtung Boden sinken. Bringe die rechte Fußsohle an die Innenseite des linken Oberschenkels, während du die Fingerkuppen hinter dem Körper aufstellst und in eine sanfte Rückbeuge gehst.

Beim Ausatmen:
Beuge dich aus der Hüfte nach vorne in eine sanfte Vorbeuge, wobei du den oberen Rücken runden kannst.

Wiederholung:
8x jede Seite

12. HALTUNG: SIDDHASANA/ SITZHALTUNG DER VOLLENDETEN

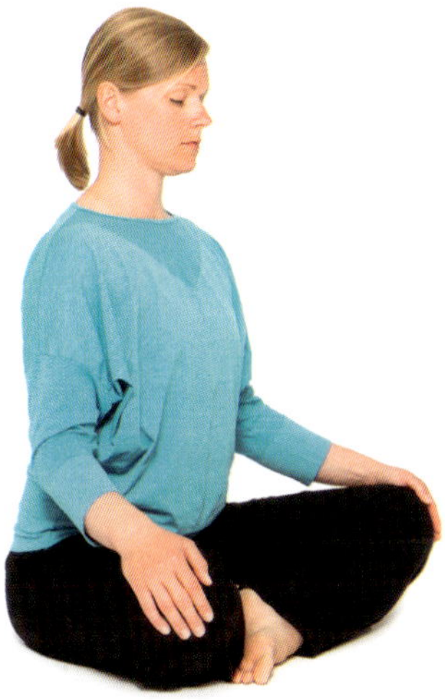

Wirkung und Fokus:
Verlängerte Einatmung und Energetisierung durch mehr Prana. Entwicklung von Offenheit und Selbstbewusstsein.

Ausführung:
Komme in eine Sitzhaltung mit gekreuzten Beinen.

Beim Einatmen:
Bringe den Fokus auf das Brustbein und die Rippen, die du anhebst. Verlängere die Einatmung bewusst und mache eine kurze Pause in der Atemfülle.

Beim Ausatmen:
Lasse die Schulterblätter bewusst nach außen und unten sinken. Die Ausatmung sollte sanft sein.

Meditation mit Bhavana/geistiger Ausrichtung:
„Möge ich offen und selbstbewusst sein."
7x im Geiste wiederholen und noch einige Minuten in der Stille verweilen.

13. HALTUNG: SHAVASANA/TOTENSTELLUNG

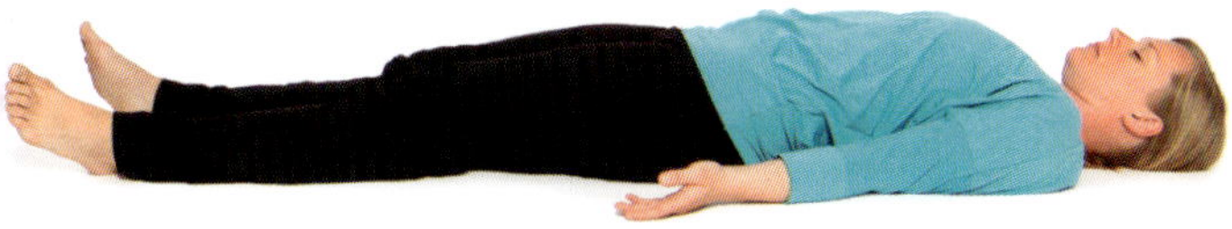

Wirkung und Fokus:
Nachspüren im Brustkorb und Verinnerlichung der Praxis.

Ausführung:
Lege dich auf den Rücken. Die Beine sind ausgestreckt. Falls es dir im Nacken angenehmer ist, legst du den Hinterkopf auf eine gefaltete Decke. Beobachte die Brust- und Rippenatmung. Nimm die Körperempfindungen bewusst wahr und erkenne die tiefere geistige Wirkung der Praxis, die du verinnerlichst.

Wirkungen und Ziele:

- Förderung der Beweglichkeit in der Brustwirbelsäule und in den Schultern
- Starke Kräftigung in Armen, Schultern, im Hals und Rücken
- Intensive Dehnung der Oberschenkel, Hüftbeuger, des Bauchs- und Brustbereichs
- Verbesserte Mobilität in den Rippen, Schultergelenken und Schulterblättern
- Mehr Kraft in den Beinen und der Bauchmuskulatur
- Größeres Lungenvolumen und mehr Kapazität für die Einatmung
- Energetisierung im körperlichen und geistigen Bereich
- Förderung von Mitgefühl und Liebe

1. HALTUNG: SIDDHASANA/ SITZHALTUNG DER VOLLENDETEN

Atemübung

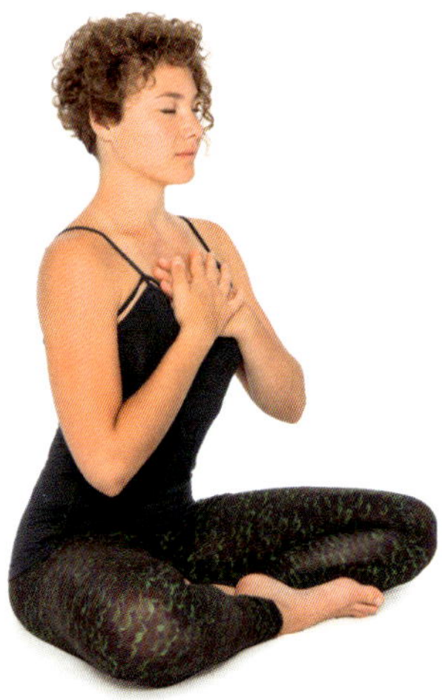

Wirkung und Fokus:
Verlängerung der Einatmung und Energetisierung.

Ausführung:
Komme in eine angenehme Sitzhaltung mit gekreuzten Beinen. Bringe die linke Hand auf das Brustbein und lege die rechte Hand auf die linke in der Haltung des Herz-Mudra.

Beim Einatmen:
Verlängere bewusst die Einatmung mit dem Fokus auf das Brustbein und die Rippen, die du dabei anhebst. Nach der Einatmung verweilst du 2-4 Sekunden in der Atemfülle. Bei gesundheitlichen Beschwerden, wie zum Beispiel hohem Blutdruck, Herzbeschwerden oder Asthma, hältst du den Atem nicht an!

Beim Ausatmen:
Lasse die Schultern und Rippen bewusst langsam sinken und lasse Spannungen in diesem Bereich los.

Wiederholung:
2-3 Minuten

2. HALTUNG: JATHARA PARIVRITTI/ LIEGENDE DREHHALTUNG

↓ Einatmen

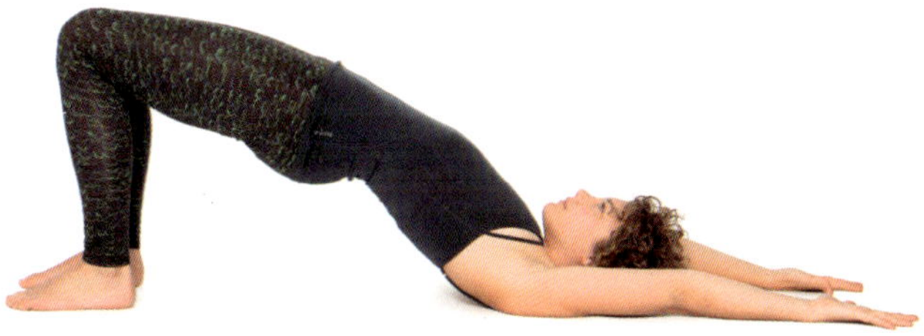

Ausatmen ↓

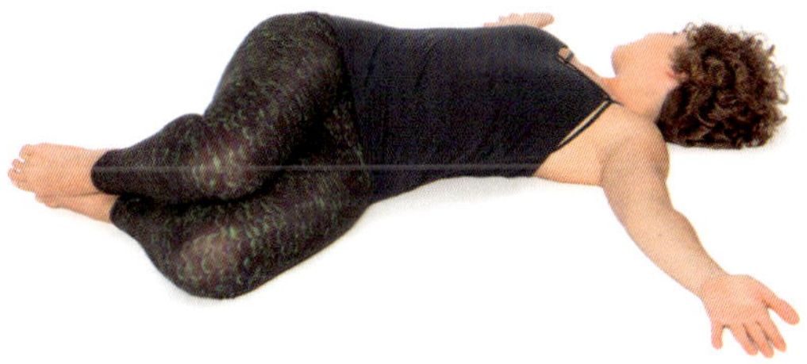

Wirkung und Fokus:
Mobilisierung der Brustwirbelsäule, Rippen und Schultergelenke. Kräftigung der rückwärtigen Bein-, Gesäß-, Bauch- und Rückenmuskeln.

Ausführung:
Komme in die Rückenlage. Die Füße sind dabei nahe beim Gesäß aufgestellt.

Beim Einatmen:
Hebe das Gesäß und strecke beide Arme über den Kopf nach hinten aus.

Beim Ausatmen:
Senke das Gesäß und den Rücken ab, während du die Arme auf Schulterhöhe bringst. Die Wirbelsäule und die gebeugten Knie drehst du nach links und den Kopf zur anderen Seite.

Wiederholung:
8x jede Seite

3. HALTUNG: VINYASA SHALABHASANA/ HEUSCHRECKENHALTUNG

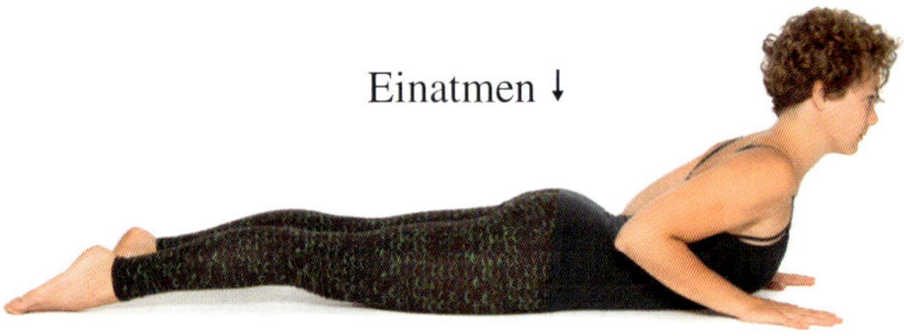

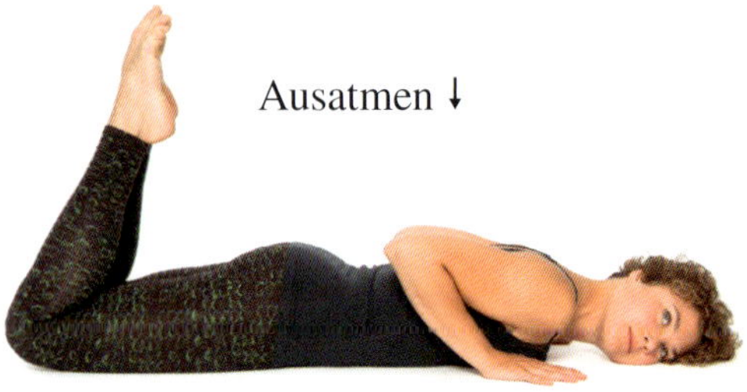

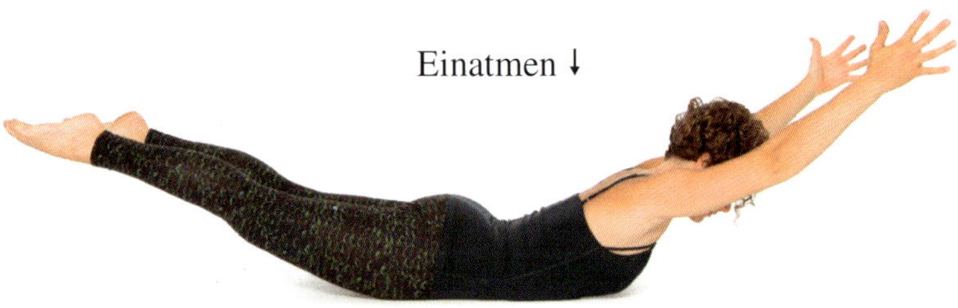

Wirkung und Fokus:
Kräftigung und Vorbereitung des unteren Rückens und des Gesäßbereichs.

Ausführung:
Komme in die Bauchlage und platziere dabei die Hände seitlich neben den Schultergelenken.

Beim Einatmen:
Aktiviere deine Mitte und bringe den Oberkörper in die Haltung der Kobra, indem du Kraft aus dem Beckenboden holst und dein Brustbein nach vorne und oben schiebst. Drücke dich keinesfalls mit den Händen hoch und führe die Haltung nur so weit aus, wie sich der untere Rücken dabei gut anfühlt.

Beim Ausatmen:
Senke den Oberkörper, während du die Beine beugst und den Kopf zu einer Seite drehst.

Beim Einatmen:
Hebe den Oberkörper wieder und strecke beide Beine nach hinten und beide Arme nach vorne aus.

Wiederholung:
8-10x

4. HALTUNG: EKAPADA USHTRASANA/ EINBEINIGE KAMELHALTUNG

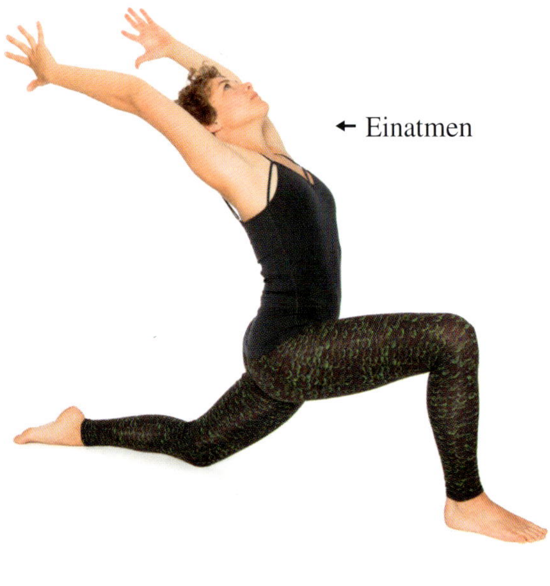

Wirkung und Fokus:
Dehnung der Hüftbeuger-, Oberschenkel-, Bauch- und Brustmuskulatur und intensive Mobilisation in der Brustwirbelsäule. Kräftigung der Rückenmuskulatur.

Ausführung:
Komme in den Kniestand und nimm den rechten Fuß mit einem Schritt nach vorne und setzt ihn auf den Boden auf.

Beim Einatmen:
Strecke beide Arme über den Kopf hinaus und verlängere die Wirbelsäule nach oben und hinten.

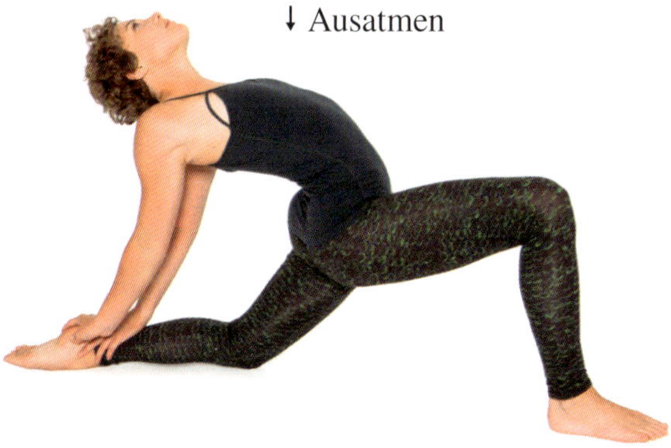

↓ Ausatmen

Beim Ausatmen:
Senke beide Arme nach unten Richtung linkes Bein und bewege dich in eine intensive Rückbeuge, wobei du kraftvoll im Bauch und Becken arbeitest, damit der untere Rücken nicht gestaucht wird. Die Halswirbelsäule bildet, wie in jeder Rückbeuge, die Verlängerung der Brustwirbelsäule, indem du die vorderen Halsmuskeln aktivierst und den Nacken verlängerst.

Wiederholung:
8-10x jede Seite

5. HALTUNG: VARIANTE EKAPADA RAJAKAPOTASANA/ TAUBENHALTUNG

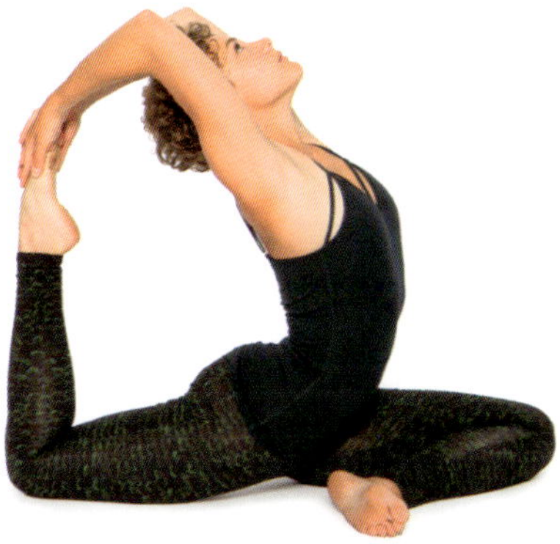

Wirkung und Fokus:
Weitung des Brustkorbs und Dehnung der Hüftbeuge-, Bauch- und vorderen Oberschenkelmuskulatur sowie der großen und tiefen Gesäßmuskulatur der Gegenseite.

Ausführung:
Komme in die Haltung des herabschauenden Hundes und ziehe das linke Knie nach vorne zwischen deine Hände. Das rechte Bein schiebst du nach hinten und kommst mit der rechten Gesäßhälfte auf den Boden. Dann ziehst du den rechten Unterschenkel Richtung Gesäß und fasst den Fuß mit beiden Händen.

Beim Einatmen:
Lenke den Fokus auf den Brustraum und die Rippen.

Beim Ausatmen:
Lenke den Fokus auf den Bauchraum, richte dein Becken auf und sauge den Bauch nach innen, um dem unteren Rücken mehr Raum zu geben.

Wiederholung:
Auf jeder Seite 6-8 Atemzüge in der Haltung bleiben.

6. HALTUNG: VARIANTE UTTANASANA/ VORWÄRTSBEUGE IM STEHEN

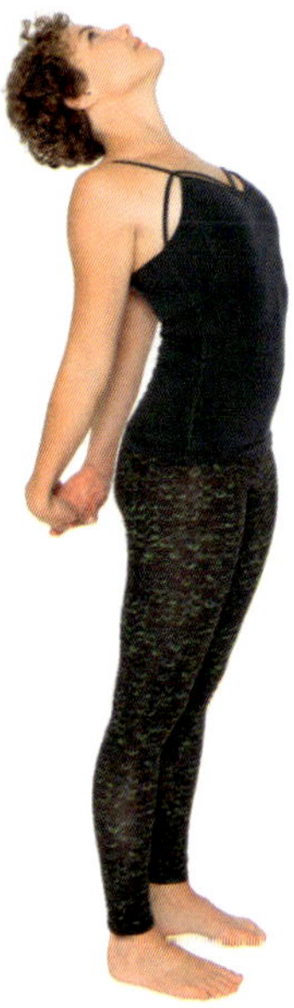

← Einatmen

↓ Ausatmen

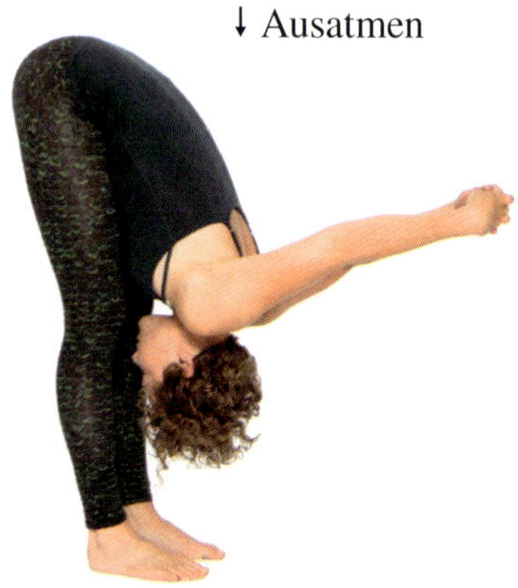

Wirkung und Fokus:
Dehnung der Brust, Arm- und Schultermuskeln sowie der Beinrückseiten. Mobilisation der Wirbelsäule.

Ausführung:
Komme in den aufrechten Stand und stelle die Füße dabei hüftbreit auf.

Beim Einatmen:
Verschränke die Finger ineinander und ziehe die Arme nach hinten. Dabei gehst du in eine leichte Rückwärtsbeuge.

Beim Ausatmen:
Komme in eine Vorbeuge und schiebe die Arme nach hinten und oben weg vom Körper. Achte darauf, die Schulterblätter nicht zusammenzupressen und den Nacken nicht zu stauchen.

Wiederholung:
8x

7. HALTUNG: VIRABHADRASANA/HELDENHALTUNG

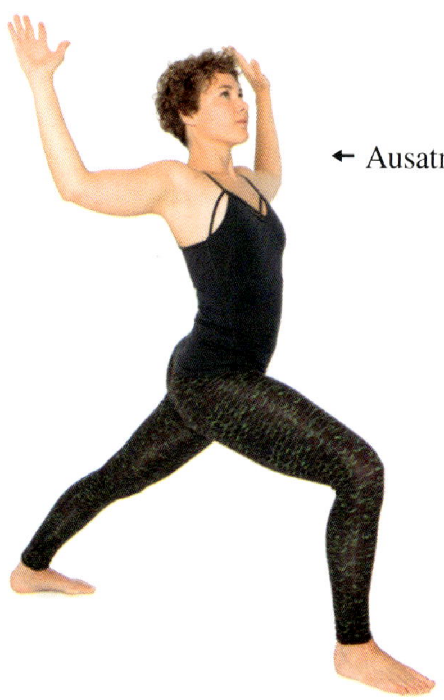

← Ausatmen

Wirkung und Fokus:
Mobilisierung der Schultern und der Brustwirbelsäule. Kräftigung der Rückenmuskeln.

Ausführung:
Drehe im aufrechten Stand das linke Bein nach außen, sodass der linken Fuß 45 Grad nach außen zeigt. Nun setze den rechten Fuß mit einem Schritt nach vorne auf.

Beim Ausatmen:
Beuge das rechte Bein und bringe die gebeugten Arme seitlich auf Schulterhöhe.

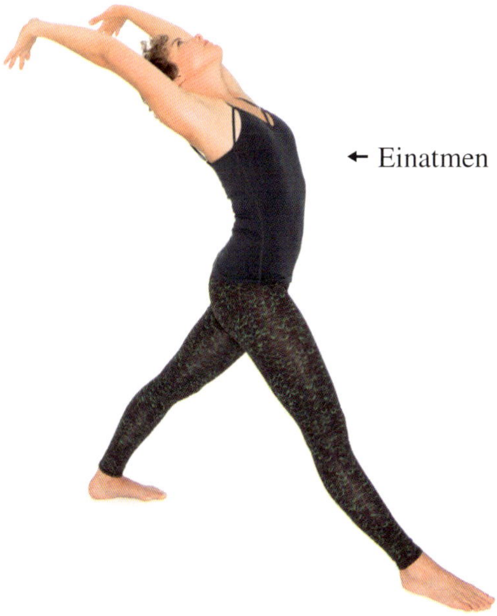

Beim Einatmen:
Aktiviere deine Mitte und beuge dich aus der Brustwirbelsäule nach oben und hinten. Strecke das vordere rechte Bein und ziehe beide Arme über den Kopf nach hinten, wobei die Hände in Extension sind.

Wiederholung:
8-10x jede Seite

8. HALTUNG: VARIANTE NATARAJASANA/ KÖNIG DER TÄNZER

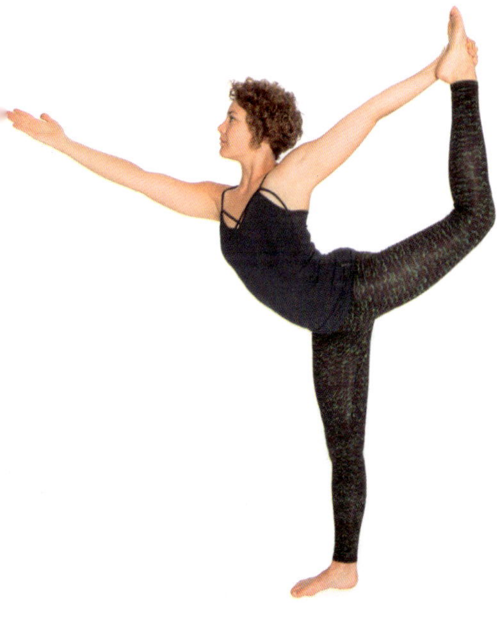

Wirkung und Fokus:
Dehnung der Oberschenkel-, Hüftbeuger- und Brustmuskulatur. Mobilisation der Brustwirbelsäule und Kräftigung der Standbein-, Bauch- und Rückenstreckermuskeln.

Ausführung:
Komme in eine aufrechte Standhaltung.

Beim Einatmen:
Aktiviere die rechte Standbeinseite, beuge den linken Unterschenkel, fasse den Fuß mit der linken Hand und presse den Fuß in die Hand, während du den linken Oberschenkel nach hinten und oben ziehst. Weite den Brustkorb und strecke den rechten Arm nach vorne aus.

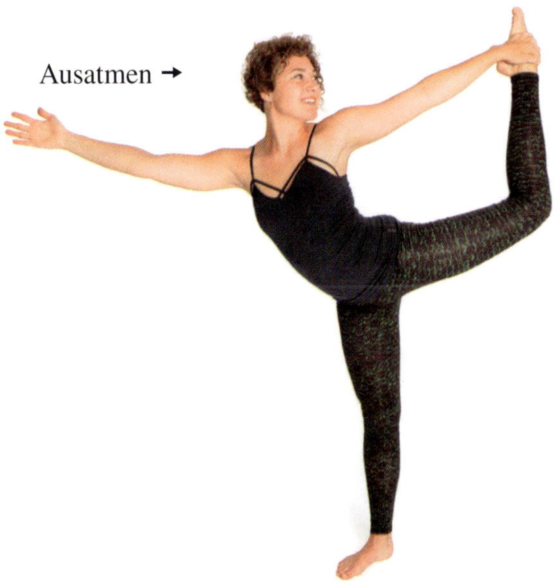

Beim Ausatmen:
Drehe den Oberkörper und den Kopf zur linken Seite, wobei du das linke Knie seitlich nach oben ziehst, um die Flanke mehr zu dehnen.

Wiederholung:
8-10x jede Seite

9. HALTUNG: PURVOTTANASANA/ DEHNUNGSHALTUNG DER VORDERSEITE

Einatmen ↓

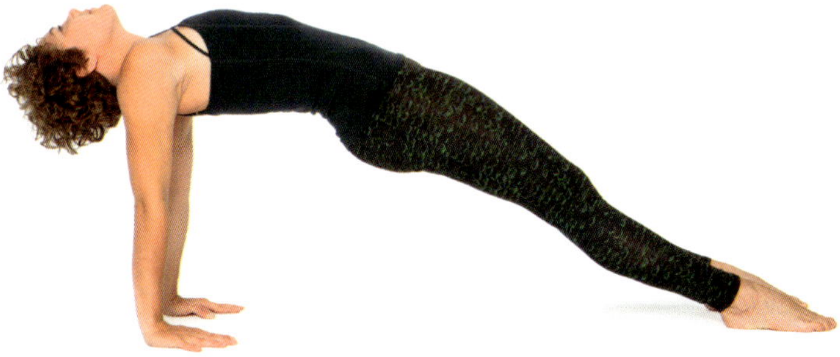

Ausatmen →

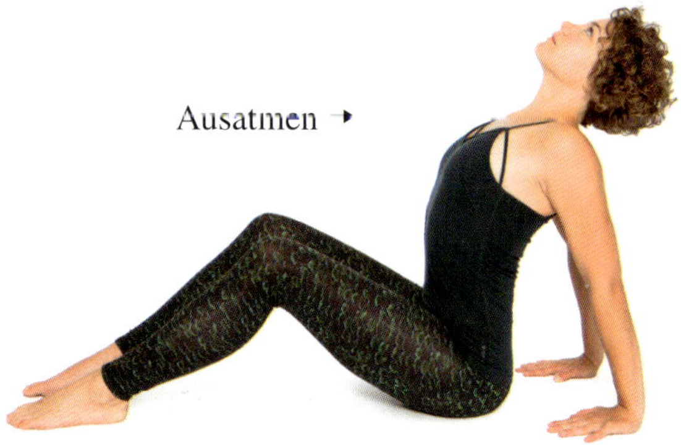

Wirkung und Fokus:
Kräftigung der Bein-, Gesäß-, Rücken-, Arm-, Schulter- und Halsmuskeln. Mobilisation der Brustwirbelsäule und Dehnung der vorderen Muskelketten.

Ausführung:
Komme in einen Langsitz mit gebeugten Beinen. Die Fersen sind aufgestellt. Die Handgelenke stehen senkrecht und die Fingerspitzen der am Boden aufgestellten Hände zeigen zum Körper hin.

Beim Einatmen:
Hebe das Gesäß in die Luft und strecke beide Arme, ohne die Ellbogen in die Überstreckung zu bringen. Weite den Brustkorb und die Schultern und lasse, wenn es dir möglich ist, beide Fußsohlen am Boden.

Beim Ausatmen:
Bringe das Gesäß zurück auf den Boden und beuge dabei beide Beine.

Wiederholung:
8-10 x jede Seite und 4 Atemzüge in der ersten Haltung bleiben.

10. HALTUNG: VARIANTE CHAKRAVAKASANA/ VIERFÜSSLERHALTUNG

Einatmen ↓

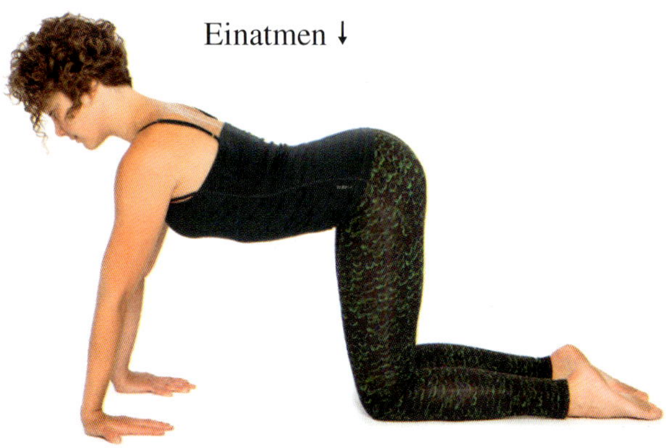

Wirkung und Fokus:
Dehnung der Unterarmflexoren und Mobilisation der Rippen, Schultern und BWS.

Ausführung:
Komme in die Vierfüßlerhaltung und bringe deine Arme in eine Außenrotation, sodass deine gespreizten Finger zu den Knien zeigen.

Beim Einatmen:
Weite den Brustkorb und gib leichten Druck auf die Handinnenflächen, um die Dehnung der Armflexoren zu intensivieren.

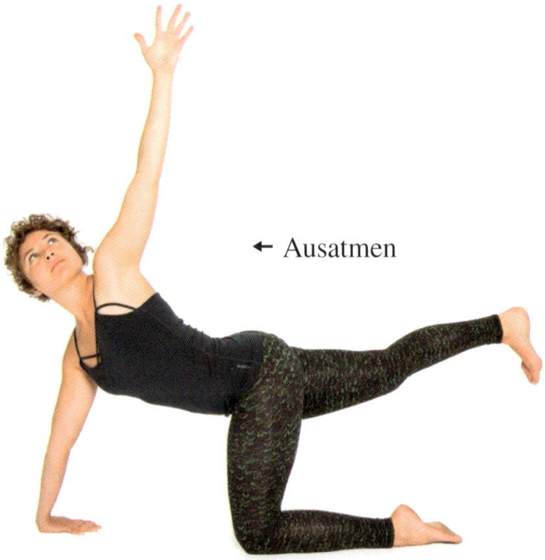

Beim Ausatmen:
Hebe das rechte Bein und strecke es nach hinten, während du den linken Arm und den Oberkörper nach links oben drehst. Der Kopf folgt der Drehung nach links.

Wiederholung:
8-10 x jede Seite

Hinweis: Bei Beschwerden in den Handgelenken solltest du die Übung nur sehr sanft und angepasst durchführen. Keinesfalls sollte sie Schmerzen verursachen.

11. HALTUNG: URDHVA DHANURASANA/ AUFWÄRTSGERICHTETE BOGENHALTUNG

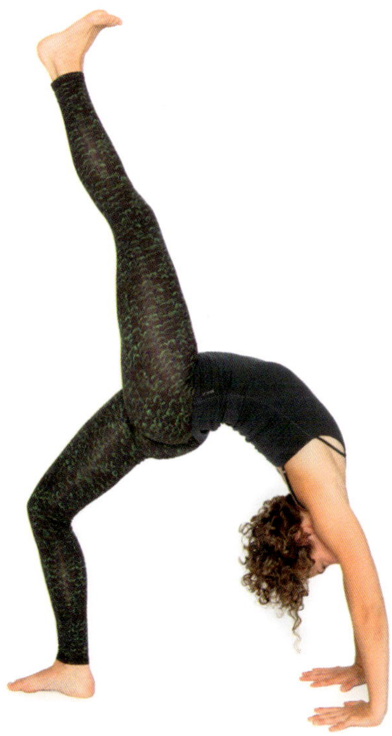

Wirkung und Fokus:
Starke Rückbeuge und Mobilisation der Brustwirbelsäule und Schultern. Dehnung der Vorderseite und Kräftigung der Halsmuskeln, der rückwärtigen Schulter-, Arm-, Rücken-, Gesäß- und Beinmuskulatur. Energetisierung durch das weite Öffnen im Brustbereich.

Ausführung:
Komme in die Rückenlage. Die Knie sind gebeugt, die Füße etwa hüftbreit und eine Handlänge vor dem Gesäß aufgestellt und die Hände sind mit den Innenflächen nach unten seitlich neben den Ohren aufgestellt. Die Finger weisen zu den Füßen.

Beim Einatmen:
Drücke dich mit den Armen fest vom Boden ab und schiebe Rumpf und Becken kraftvoll in Richtung Himmel. Dabei streckst du das gestreckte linke Bein nach oben und beugst das rechte Bein.

Beim Ausatmen:
Ziehe die Bauchdecke nach innen, um den unteren Rücken zu stabilisieren und dort eine Stauchung zu vermeiden.

Wiederholung:
6-8 Atemzüge in der Haltung bleiben und die Übung 2x wiederholen.

12. HALTUNG: APANASANA/HALTUNG DES APANA-WINDES

Einatmen ↓

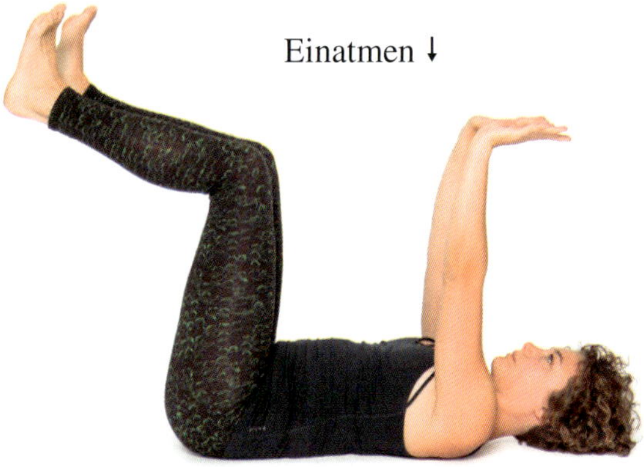

↓ Ausatmen

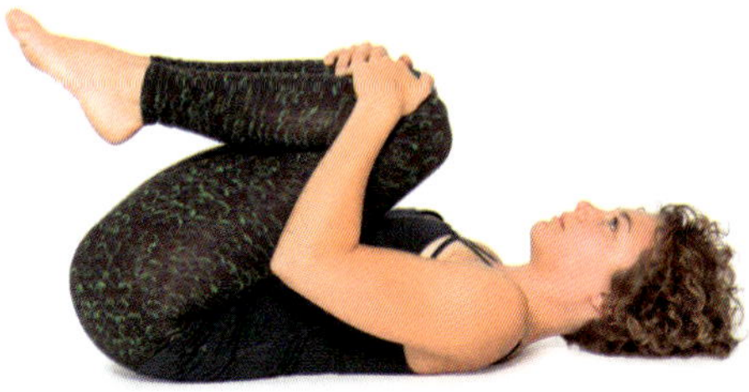

Wirkung und Fokus:
Ausgleich von Spannungen in den Handgelenken, Schultern und im unteren Rücken.

Ausführung:
In Rückenlage, mit den Füßen nahe beim Gesäß aufgestellt.

Beim Einatmen:
Strecke die Arme mit den Handgelenken in der Extension senkrecht nach oben, während du die Füße vom Boden abhebst und die Beine in den Knien in einen rechten Winkel anbeugst.

Beim Ausatmen:
Ziehe mit beiden Händen die Knie zur Brust.

Wiederholung:
8-10x

13. HALTUNG: SIDDHASANA/ SITZHALTUNG DER VOLLENDETEN

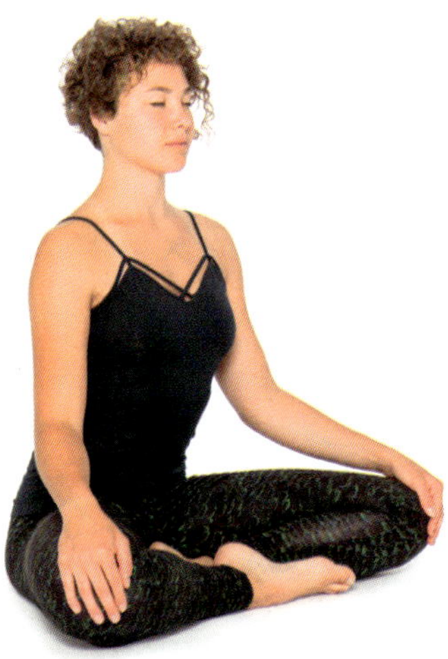

Wirkung und Fokus:
Verlängerte Einatmung und Energetisierung. Entwicklung von Mitgefühl und Liebe.

Ausführung:
Komme in eine angenehme Sitzhaltung mit gekreuzten Beinen.

Pranayama-Aufbau:

Ein:	8 – 10 – 12 – 8 Sek.
Atemfülle:	2 – 4 – 4 – 2 Sek.
Aus:	langsam und fein

Meditation mit Bhavana/Geistiger Ausrichtung:
„Möge ich voller Mitgefühl und Liebe sein."
7x im Geiste wiederholen und dann 5-10 Minuten in der Stille bleiben.

14. HALTUNG: SHAVASANA/TOTENSTELLUNG

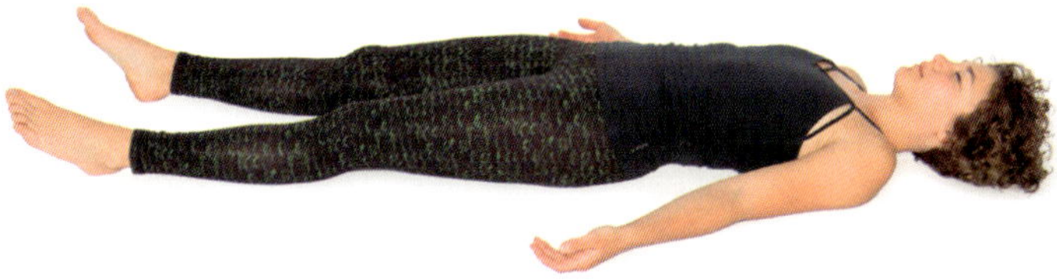

Wirkung und Fokus:
Tiefe Entspannung des Körpers und Regenerierung des Nervensystems. Verinnerlichung und Integration von Mitgefühl und Liebe.

Ausführung:
Strecke in der Rückenlage die Beine aus. Die Arme liegen seitlich neben dem Körper.

Wiederholung:
5-10 Minuten in der Stellung verweilen.

Vorbeugen

Zielsetzung und Wirkungen

In Vorbeugen werden die Muskelketten auf der Rückseite gedehnt, während die Muskelketten der Vorderseite kontrahiert werden. Es geht hier darum, loszulassen, zu entspannen und sich hinzugeben.

Die Dehnung in der Rückseite verläuft über einen erstaunlich langen Pfad, angefangen bei der Plantarfaszie in den Fußsohlen, über die Waden, die Rückseiten der Oberschenkel, die großen Gesäßmuskeln, die quadratischen Lendenmuskeln bis hin zu den Rückenstreckern, die über den Nacken bis zum Schädelansatz führen und von da über die Kopfhautfaszie bis zu den Augenbrauen ziehen. Vorbeugen laden dazu ein, viele Muskeln zu dehnen und dabei geistig loszulassen. Die Vorbeugen eignen sich, um verkürzte, verspannte Bereiche zu lösen. Dadurch erreichen wir mehr körperliche Flexibilität und die Fähigkeit, uns nach vorne zu beugen. Durch die starke Kompression im Bauchbereich werden die Verdauungs- und Ausscheidungsorgane angeregt. Vorbeugen fördert zudem die bewusste Ausatmung und regt somit den Parasympathikus an. Aus diesem Grund wirken sie auch beruhigend auf der geistigen Ebene.

Durch das intensive Dehnen des Körpers, die lange Ausatmung und die beruhigende Wirkung können Vorbeugen auch tiefsitzende gespeicherte Gefühle, Emotionen und Erinnerungen wecken, derer wir uns gar nicht bewusst waren. Die Rückseite des Körpers wird mit dem Unterbewusstsein in Verbindung gebracht. Vorbeugen können uns daher helfen, unterdrückte Gefühle, wie Trauer, Wut oder Ängste, bewusst wahrzunehmen, zu akzeptieren und loszulassen. So fördern die Vorbeugen auf der geistigen Ebene das Loslassen, die Hingabe und die Demut.

Die optimale Ausführung von Vorbeugen

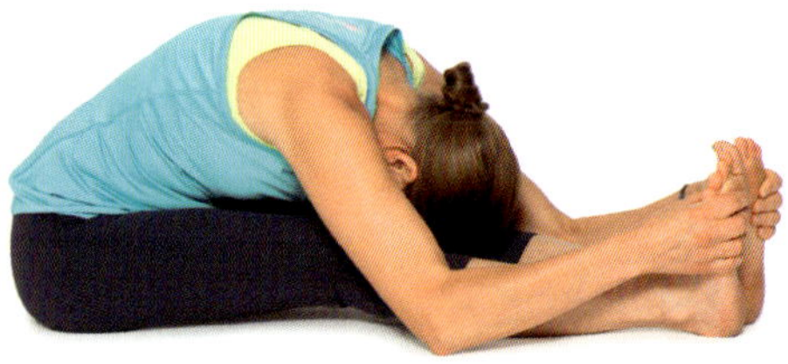

1. Bei stehenden Vorbeugen gleichmäßige Fußbelastung durch spiralige Verschraubung der Fersenaußenkanten zu den Großzehengrundgelenken.
2. Auf die Beinausrichtung achten: Verschraubung der Oberschenkel in der Außenrotation und Innenrotation über das Großzehengrundgelenk im vorderen Teil des Fußes. Kniescheiben schauen nach vorne.
3. Aufrichtung des Beckens in die Neutralstellung und Aufrichtung der Wirbelsäule.
4. Mit der Ausatmung die Bauchmuskeln sanft nach innen ziehen, die Hüftbeuger aktivieren und aus der Hüfte nach vorne beugen. Das Becken führt die Vorbeuge und die Wirbelsäule folgt.
5. Beim Vorbeugen anfänglich die Wirbelsäule gestreckt halten und erst gegen Ende den oberen Rücken in einem gleichmäßigen C-Bogen einrollen. Es besteht auch die Möglichkeit, die Bewegung der Vorwärtsbeuge mit dem Einrollen des unteren Rückens zu beginnen, was aber das Risiko der Überforderung erhöhen kann.
6. Den Nacken während der Vorbeuge verlängern und erst gegen Ende den Kopf harmonisch einrollen.
7. Beim Zurückkommen aus der Vorbeuge zuerst den Kopf leicht anheben, den Nacken verlängern, die Wirbelsäule strecken und dann die Arme wieder nach oben strecken.

Häufige Fehler und Risiken bei Vorbeugen

Fehler

- Durch eine fehlende Aufrichtung im Becken und in der Wirbelsäule wird die Bewegung der Vorbeuge eingeschränkt und der Rundrücken noch verstärkt.
- Durch übermäßiges Kippen des Beckens werden die ungesunde Hyperlordose gefördert und eine Dehnung des unteren Rückens erschwert.
- Wenn die Knie überstreckt werden, wird die Dehnung im Rücken reduziert. Die Überdehnung in den Knien führt außerdem zu deren Instabilität durch überdehnte Bänder.
- Der Nacken wird durch das Anheben des Kinns während der Vorbeuge zu stark gestaucht.
- Beim Aufrichten aus der Vorbeuge wird das Kinn zu stark angehoben, was die Streckung in der HWS und BWS einschränkt und ebenfalls den Nacken staucht.
- Die Füße knicken ein und Knie und Oberschenkel rotieren nach innen, was die Dehnung der Bein-, Gesäß- und Rückenmuskeln verringert.

Risiken

Vor allem bei bestehenden Beschwerden im unteren Rücken sollten Vorbeugen sehr vorsichtig und nur angepasst ausgeführt werden. Eine falsche Ausführung mit einem runden unteren Rücken und durchgestreckten Knien kann zu einem Bandscheibenvorfall führen, was leider auch im Yoga immer wieder vorkommt. Diese Fehlbelastung führt konkret dazu, dass die Bandscheiben auf der Vorderseite zu stark komprimiert werden und sich dadurch seitlich oder nach hinten auswölben. Durch lange falsche Belas tung werden sie spröde und können sogar aufreißen, sodass die Gallertmasse austreten kann und im negativen Fall die Nerven komprimiert werden. Bei der aggressiven und ehrgeizigen Ausführung der Vorbeugen besteht auch die Gefahr der Instabilität in den Iliosakralgelenken. Faszien im Sakral- und Lumbalbereich können überdehnt werden. Muskelfaserrisse an der Oberschenkelbeinrückseite und der Ansatzsehne am Sitzbeinhöcker sind da häufige Yoga-Verletzungen. Die Schmerzen an Muskelansätzen der Sitzbeinhöcker sind oft sehr langwierig und können bei starken Dehnungen erneut auftreten, was oft zu chronischen Beschwerden führt, insbesondere bei sehr beweglichen Yoga-Schülern.

Bei Beschwerden im Bauchbereich sollten die Vorwärtsbeugen nur sanft ausgeführt werden. Beim Hüftimpingement-Syndrom sind starke Vorwärtsbeugen schädlich und führen zu mehr Schmerzen und Abnützung im Gelenk. Deshalb sollte bei Schmerzen in den Leisten und Hüften die Ursache unbedingt ärztlich abgeklärt werden.

Bei Atembeschwerden wie Asthma sollte darauf geachtet werden, dass genügend Raum für die Atmung besteht. Bei Schwindel, erhöhtem Augendruck, Tinnitus und Kreislaufbeschwerden sollten Vorbeugen sehr achtsam ausgeführt werden.

Auch bei Vorbeugen gilt: Vorbeugen ist die beste Prävention.

Wichtige Vorbeugen

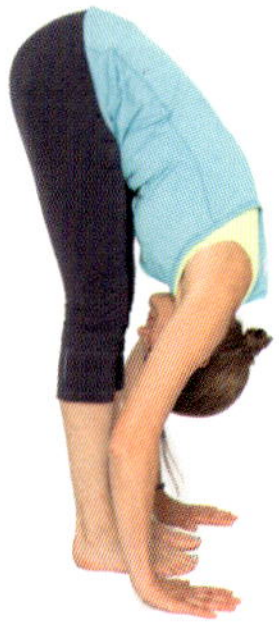

Uttanasana

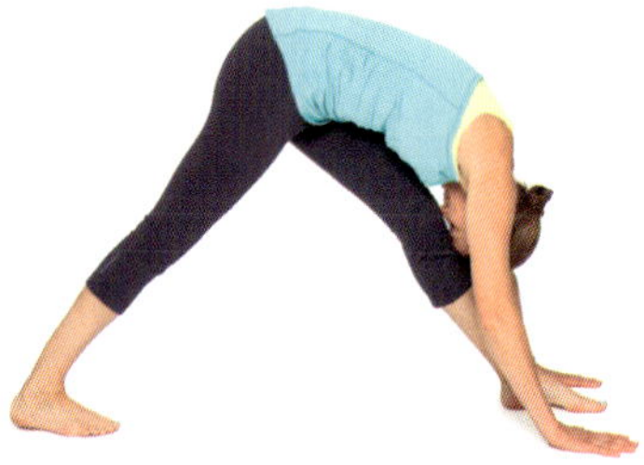

Parshva Uttanasana

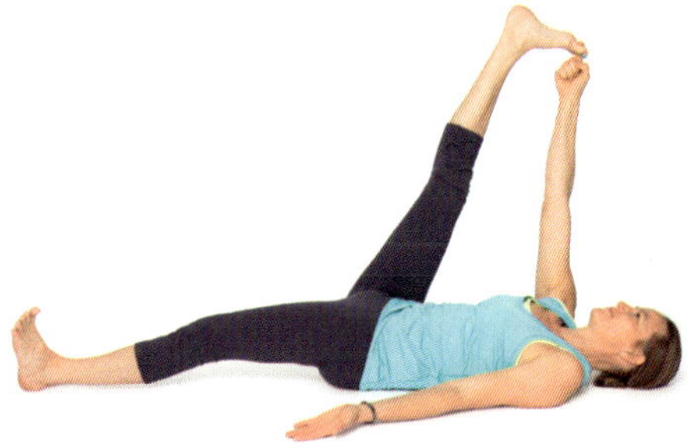

Supta Ekapadangusthasana

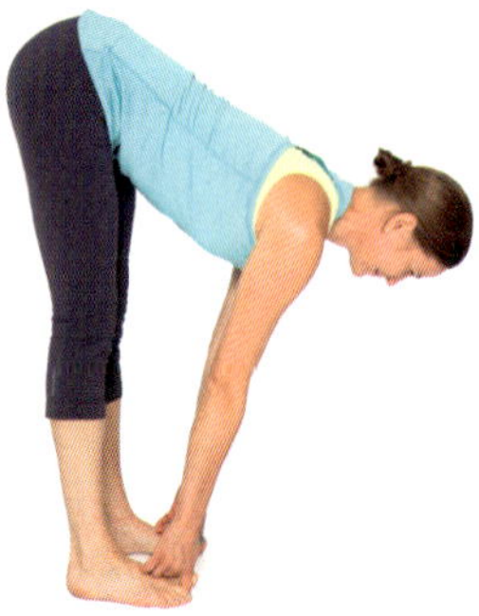

Padangusthasana

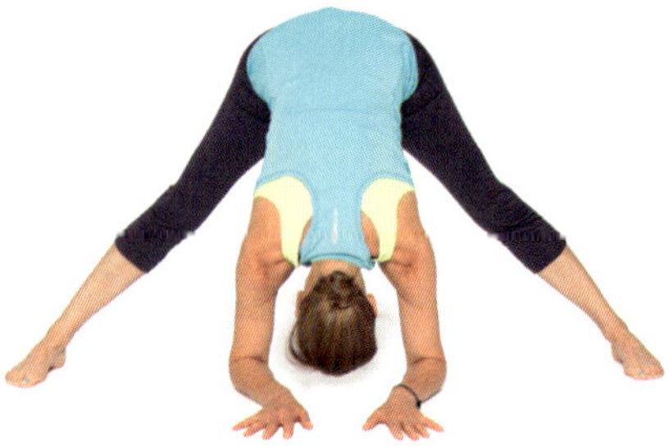

Prasarita Padottanasan

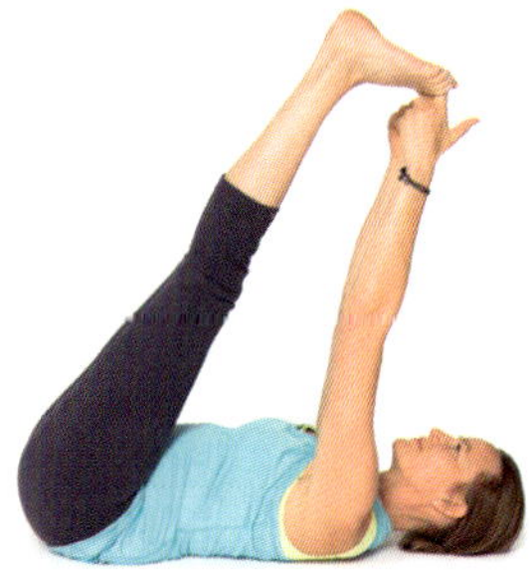

Supta Padangusthasana

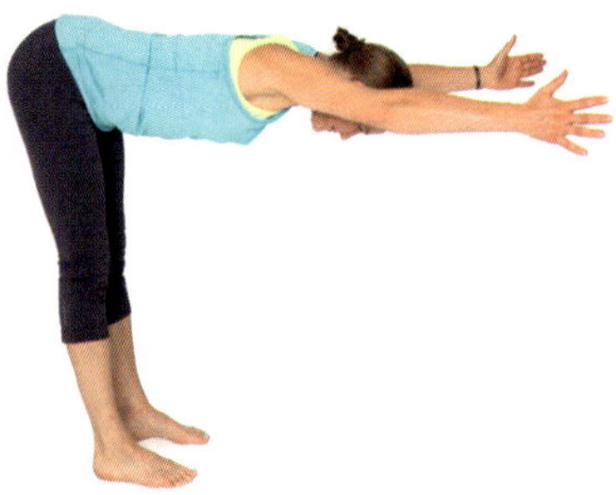

Ardha Uttanasana

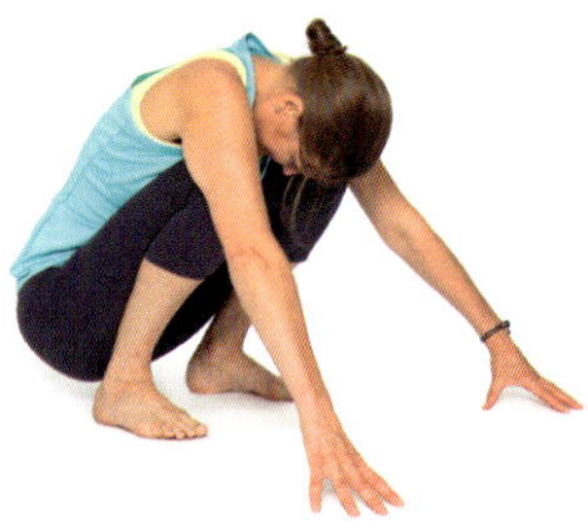

Utkatasana

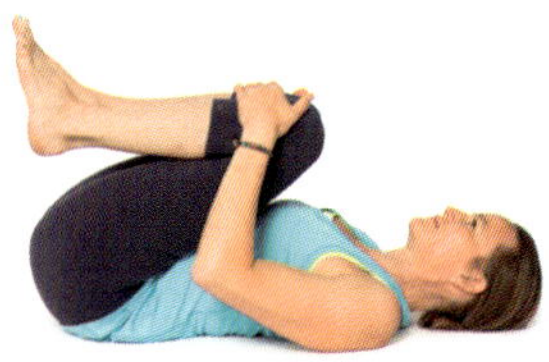

Apanasana

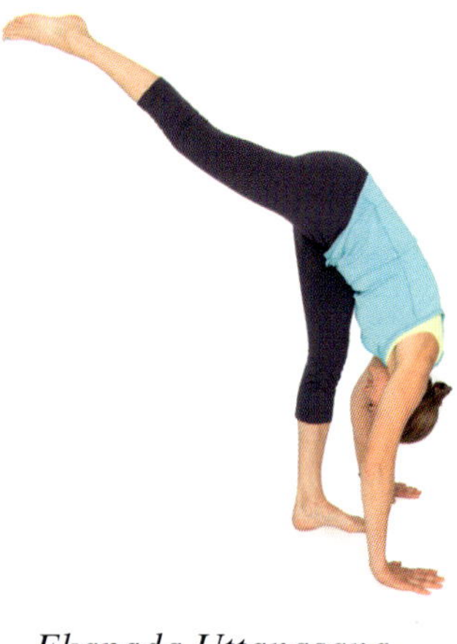

Ekapada Uttanasana

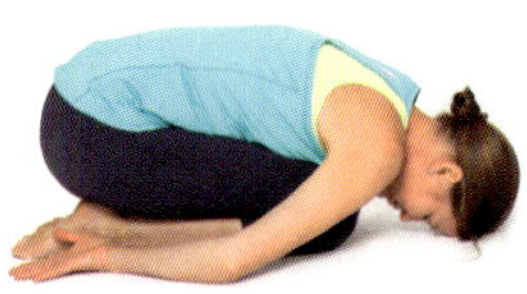

Vajrasana

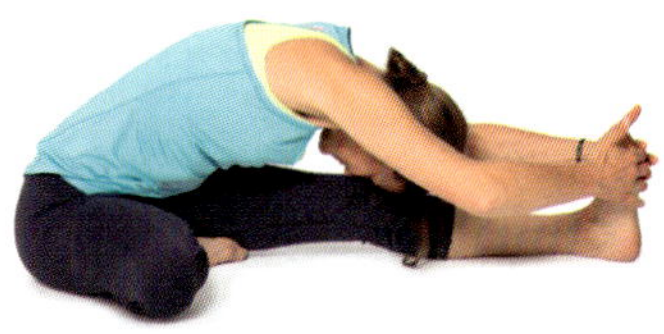

Janu Shirshasana

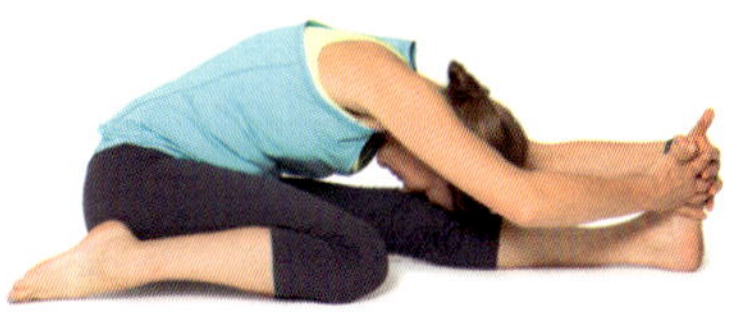

Tiryangmukha Ekapada Pashchimottanasana

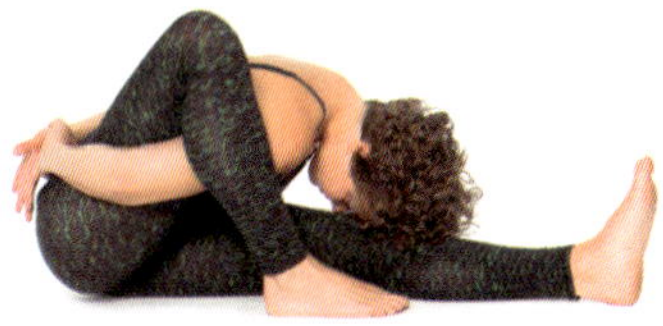

Marichyasana

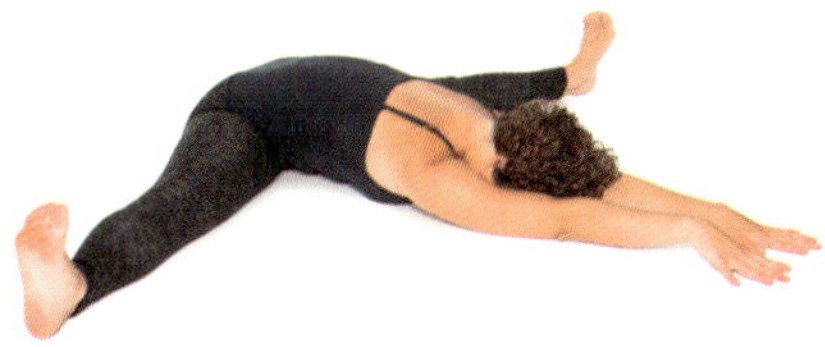

Upavistha Konasana

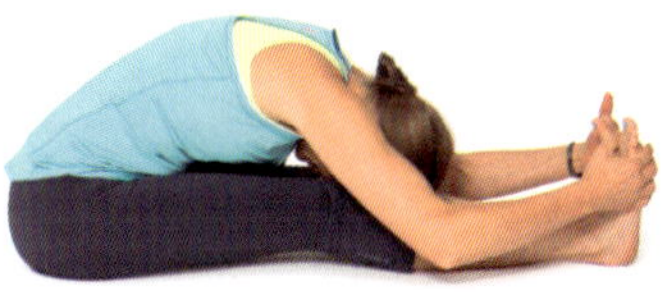

Pashchimottanasana

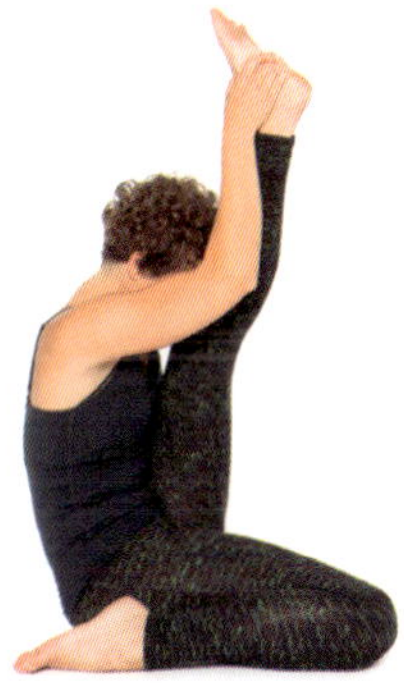

Krauncasana

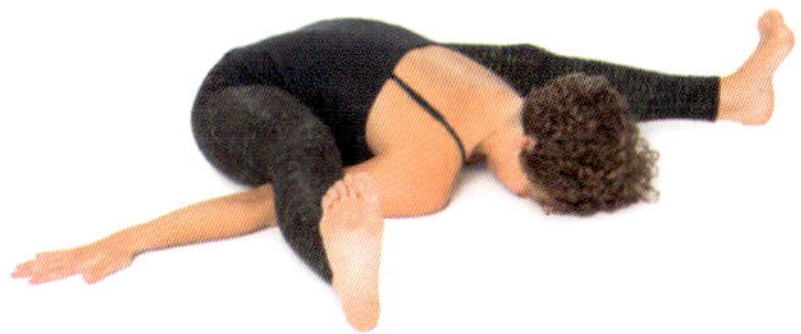

Kurmasana

Wirkungen und Ziele:

- Bessere Beweglichkeit im unteren Rücken, Becken und in den Hüften
- Dehnung des unteren Rückens, Gesäßes und der Beinrückseiten
- Stärkung des unteren Rückens und Streckung der Wirbelsäule
- Stimulierung der Ausscheidungsorgane
- Loslassen von tiefsitzenden körperlichen und geistigen Verspannungen
- Bewusste Verlängerung der Ausatmung und Stärkung des Nervensystems (Parasympathikus)
- Tiefe Entspannung und verbesserte Regenerationsfähigkeit
- Förderung einer entspannten und gelassenen geistigen Haltung

1. HALTUNG: SIDDHASANA/ SITZHALTUNG DER VOLLENDETEN

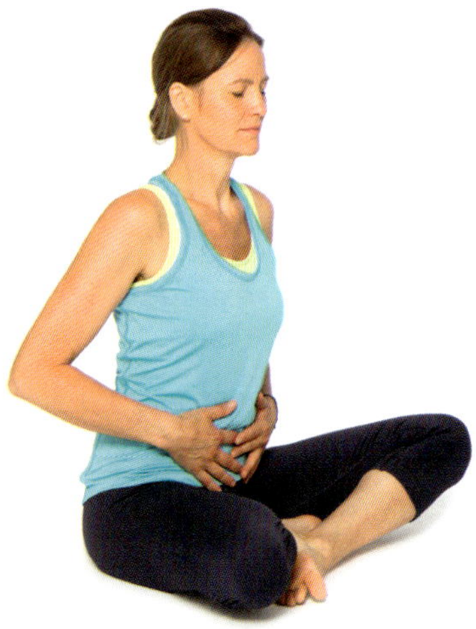

Wirkung und Fokus:
Verlängerung der Ausatmung und Beruhigung des Geistes.

Ausführung:
Komme in eine angenehme Sitzhaltung mit gekreuzten Beinen und lege beide Hände auf den Bauch.

Beim Ausatmen:
Verlängere bewusst die Ausatmung und ziehe das Schambein sanft Richtung Nabel und die Bauchdecke nach innen.

Beim Einatmen:
Atme entspannt in den Bauchbereich und weite den Bauch dabei.

Wiederholung:
3-5 Minuten

2. HALTUNG: URDHVA PRASARITA PADASANA/ AUFWÄRTS GESTRECKTE BEINHALTUNG

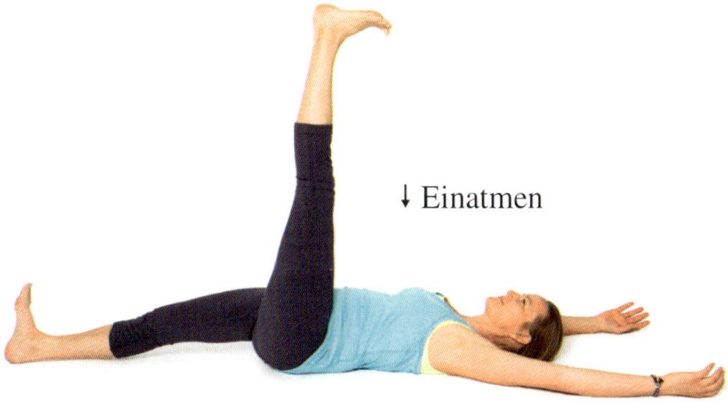

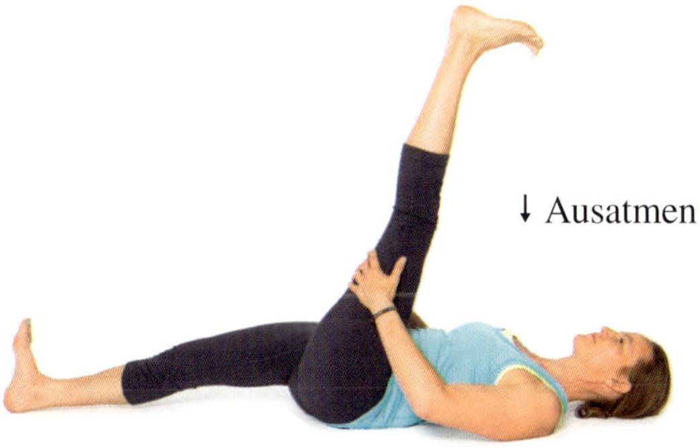

Wirkung und Fokus:
Mobilisierung in den Hüften und Dehnung der Beinrückseiten.

Ausführung:
Komme in Rückenlage. Die Beine sind nach vorne ausgestreckt.

Beim Einatmen:
Strecke beide Arme über den Kopf hinaus, während du gleichzeitig das linke Bein senkrecht nach oben ausstreckst.

Beim Ausatmen:
Ziehe mit den Händen an der linken Beinrückseite das gestreckte Bein zum Körper hin.

Wiederholung:
8-10x jede Seite und je 4 Atemzüge in der zweiten Dehnhaltung bleiben.

3. HALTUNG: URDHVA PRASARITA PADASANA/ AUFWÄRTS GESTRECKTE BEINHALTUNG

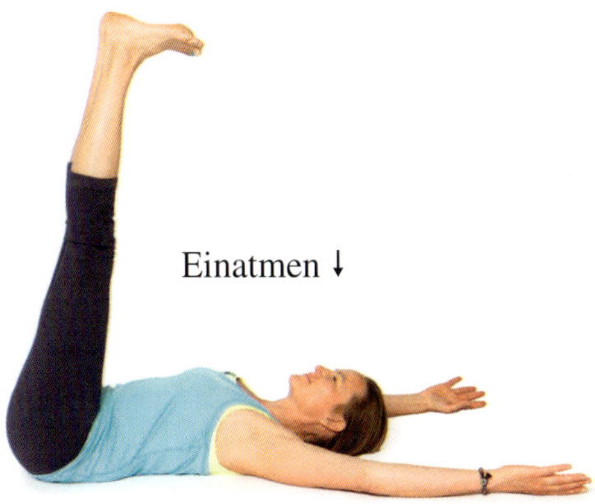

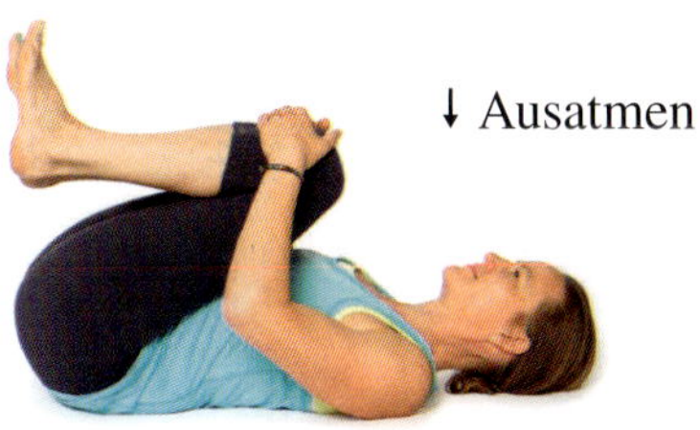

Wirkung und Fokus:
Dehnung der Beinrückseiten, Kraft im tiefen Bauchmuskel, den vorderen Oberschenkeln und im Rückenstrecker.

Ausführung:
Stelle in der Rückenlage die Füße nahe beim Gesäß auf.

Beim Einatmen:
Führe beide Arme über den Kopf und strecke beide Beine senkrecht nach oben.

Beim Ausatmen:
Ziehe mit beiden Händen die gebeugten Knie zur Brust.

Wiederholung:
8-10x

4. HALTUNG: PADANGUSTHASANA/ HALTUNG DES DAUMENS AM FUSS

Wirkung und Fokus:
Dehnung der Beinrückseiten und der Rückenmuskeln. Streckung der Wirbelsäule.

Ausführung:
Komme in den aufrechten Stand. Die Füße sind dabei hüftbreit auseinander aufgestellt.

Beim Einatmen:
Strecke beide Arme über den Kopf.

Beim Ausatmen:
Komme in die Vorbeuge und lege die Hände auf dem Boden auf.

Wiederholung:
8-10x und anschließend 6 Atemzüge in der dritten Haltung von Padangusthasana bleiben, mit den Daumen an den großen Zehen und der Wirbelsäule in der Verlängerung, wobei der Nacken lang bleibt.

Hinweis: Falls du in den Beinen noch nicht so dehnbar bist, kannst du als Anpassung auch die Knie leicht beugen.

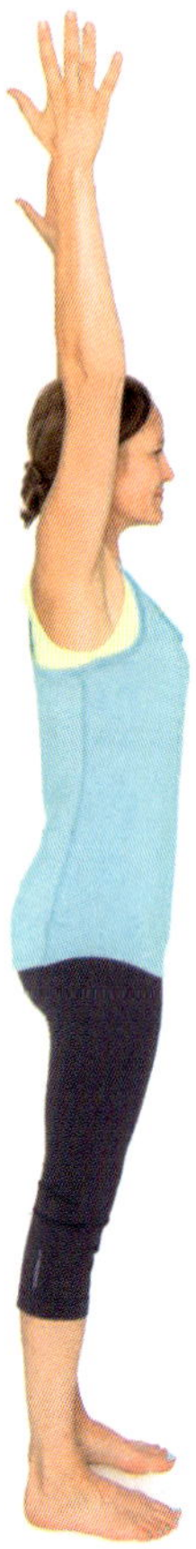

← Einatmen

Ausatmen ↓

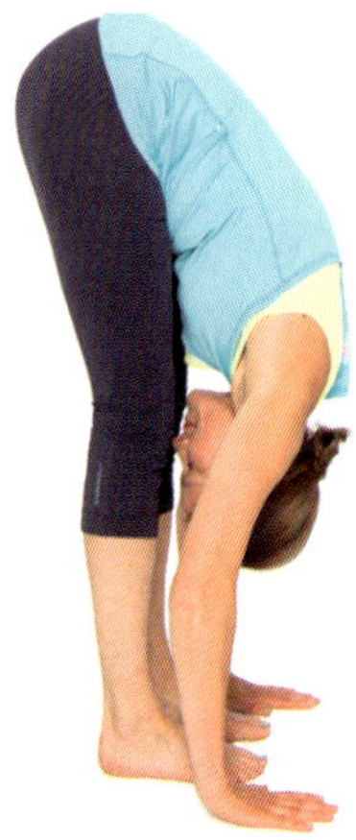

↓ Einatmen

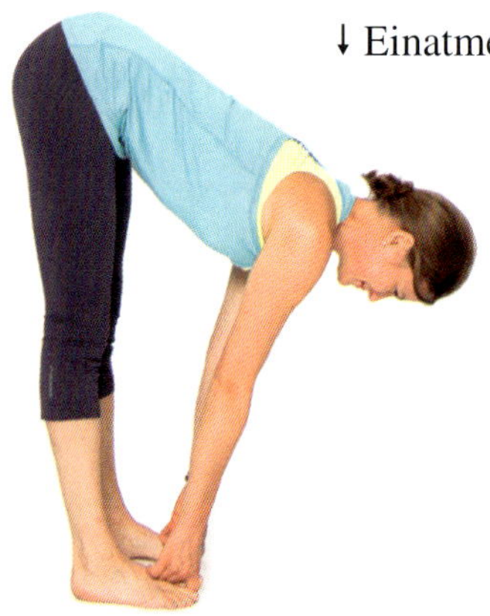

5. HALTUNG: PARSHVA UTTANASNA/ VORBEUGE ÜBER EIN BEIN

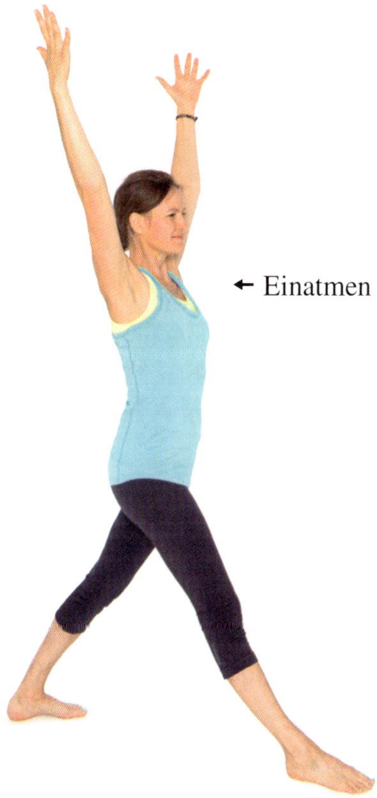

← Einatmen

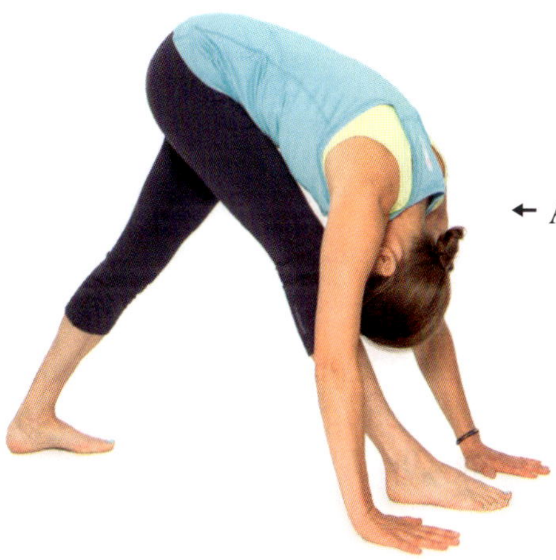

← Ausatmen

Wirkung und Fokus:

Asymmetrische Dehnung in der Beinrückseite, in den Adduktoren, in der Gesäß- und Rückenmuskulatur. Verbesserte Beweglichkeit und Kraft im unteren Rücken.

Ausführung:

Setze im aufrechten Stand mit einem großen Schritt den rechten Fuß vorne auf dem Boden auf.

Beim Einatmen:

Strecke beide Arme über den Kopf.

Beim Ausatmen:

Komme in die Vorbeuge und lege die Hände, wenn möglich, auf dem Boden auf.
Falls dies nicht möglich ist, beugst du das vordere Bein etwas ein oder stützt dich mit den Händen auf dem Schienbein ab. Du kannst in Vorbeugen auch immer Yoga-Blöcke zur Anpassung verwenden.

Wiederholung:

8-10x jede Seite und dann 4 Atemzüge in der zweiten Haltung verweilen.

9. HALTUNG: VARIANTE PASHCHIMOTTANASANA/ VORWÄRTSBEUGE IM SITZEN

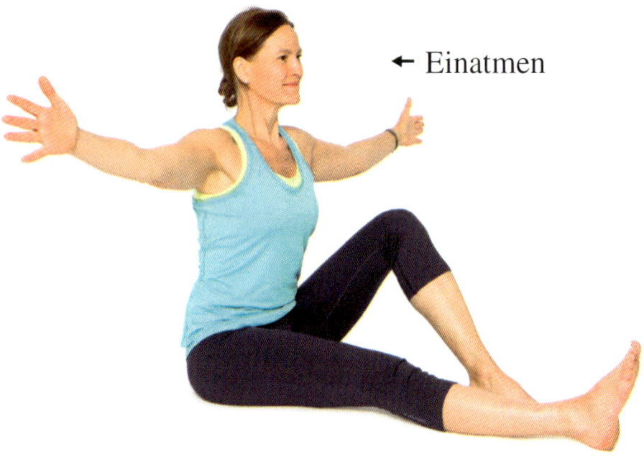

← Einatmen

↓ Ausatmen

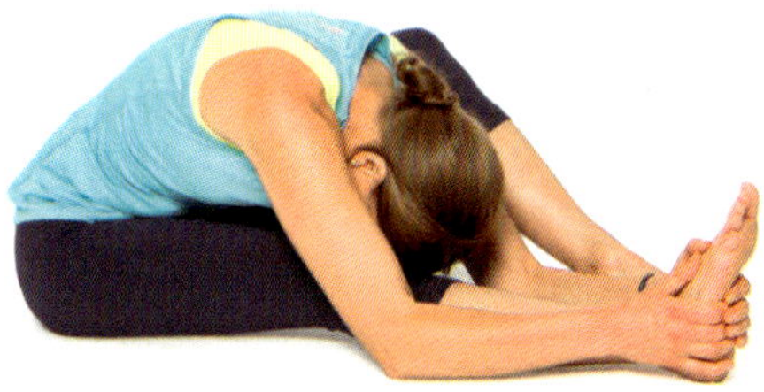

Wirkung und Fokus:
Dehnung der Rückenstrecker und der Muskulatur in den Beinrückseiten.

Ausführung:
Beuge im aufrechten Sitz das linke Bein an und stelle die Ferse mit zum Schienbein geflextem linkem Fuß auf dem Boden ab.

Beim Einatmen:
Hebe die Arme seitlich auf Schulterhöhe und weite den Brustkorb.

Beim Ausatmen:
Beuge dich aus den Hüften nach vorne zum gestreckten rechten Bein. Das linke Bein bleibt dabei gebeugt.

Wiederholung:
8-10x jede Seite

10. HALTUNG: PASHCHIMOTTANASANA/ VORWÄRTSBEUGE IM SITZEN

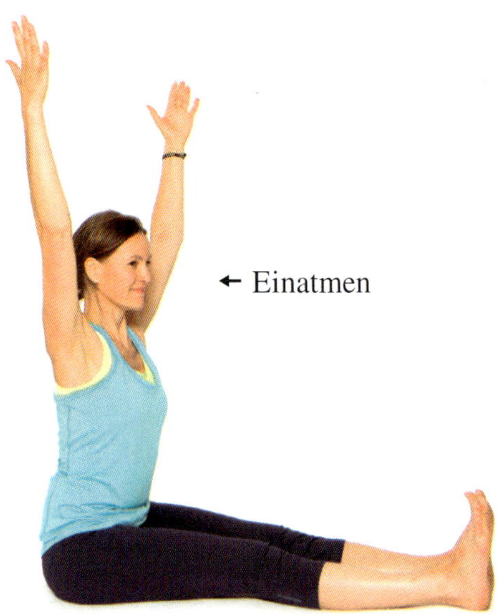

← Einatmen

Wirkung und Fokus:
Verlängerung der Ausatmung, Anregung der Ausscheidung und Dehnung im unteren Rücken und den Beinrückseiten.

Ausführung:
Strecke im aufrechten Sitz beide Beine nach vorne aus.

Beim Einatmen:
Hebe die Arme und strecke sie über den Kopf.

Ausatmen ↓

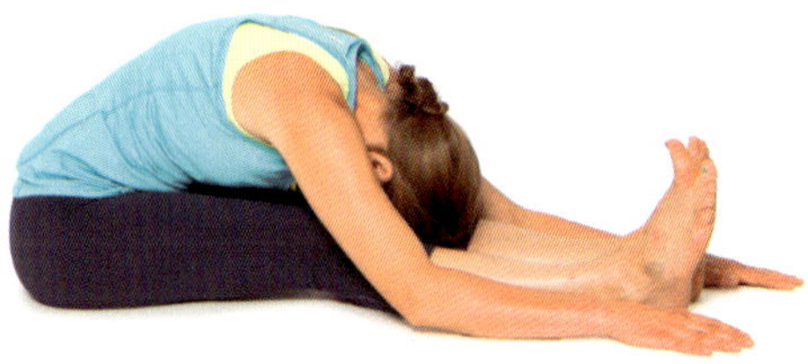

Beim Ausatmen:
Beuge dich aus der Hüfte mit verlängerter Ausatmung so weit nach vorne, wie es dir möglich ist. Die Hände legst du seitlich neben den Füßen auf.

Wiederholung:
8-10x und dann 6 Atemzüge in der Haltung bleiben.

Hinweis: Wenn du in den Beinrückseiten sehr verkürzt bist, kannst du deine Knie leicht beugen oder eine Decke unter dein Gesäß legen.

11. HALTUNG: SIDDHASANA/ SITZHALTUNG DER VOLLENDETEN

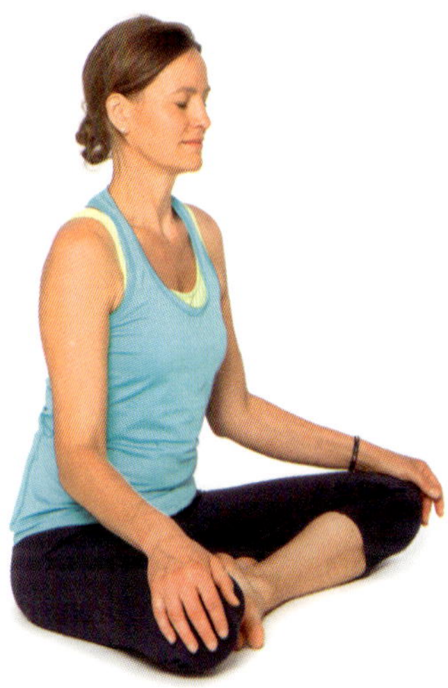

Wirkung und Fokus:
Verlängerung der Ausatmung und Harmonisierung des Nervensystems. Entwicklung von Entspanntheit und Gelassenheit.

Ausführung:
Komme in eine angenehme Sitzhaltung mit gekreuzten Beinen. Die Hände liegen auf den Oberschenkeln.

Beim Einatmen:
Weite den Bauch entspannt und lasse den Atem frei fließen.

Beim Ausatmen:
Bewege die Bauchdecke langsam nach innen und verlängere jede Ausatmung ein wenig, bis du an deine Grenze kommst.

Wiederholung:
3-5 Minuten mit freier Einatmung und verlängerter Ausatmung.

Meditation mit Bhavana/Geistiger Ausrichtung:
„Möge ich entspannt und gelassen sein."
7x im Geiste wiederholen und dann in der Meditation verweilen.

12. HALTUNG: APANASANA/HALTUNG DES APANA-WINDES

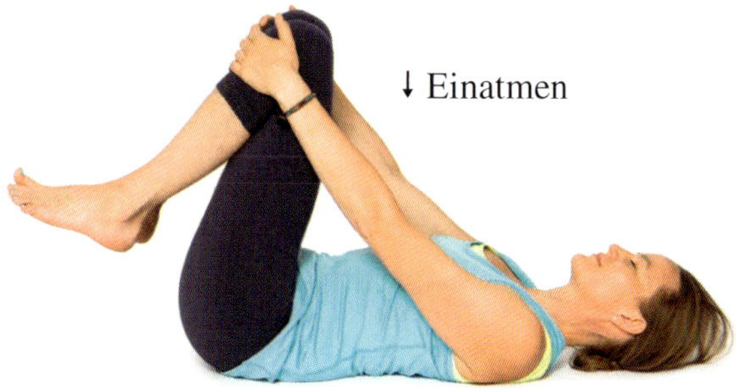

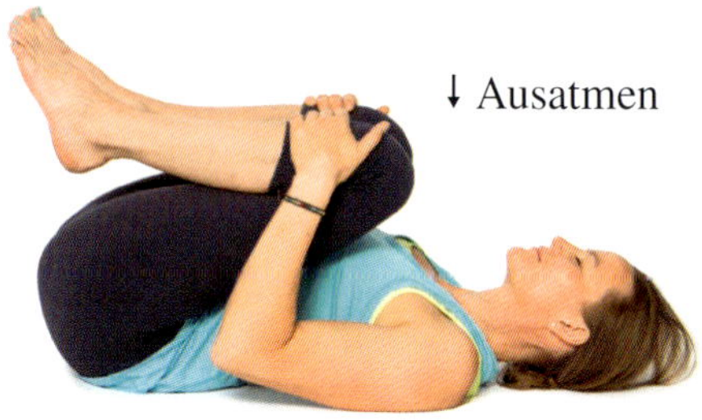

Wirkung und Fokus:
Verlängerung der Ausatmung und Lösung von tiefsitzenden Verspannungen im Rücken und auch von Anspannung im Geist.

Ausführung:
Komme in die Rückenlage. Die Füße sind dabei hüftbreit nahe beim Gesäß aufgestellt.

Beim Einatmen:
Hebe die Füße vom Boden ab und fasse mit den Händen beide Knie.

Beim Ausatmen:
Ziehe die Knie ganz langsam zur Brust und verlängere dabei die Atmung so lange, wie es dir möglich ist. Um die Achtsamkeit zu erhöhen, kannst du die Augen schließen.

Wiederholung:
10x

13. HALTUNG: SHAVASANA/TOTENSTELLUNG

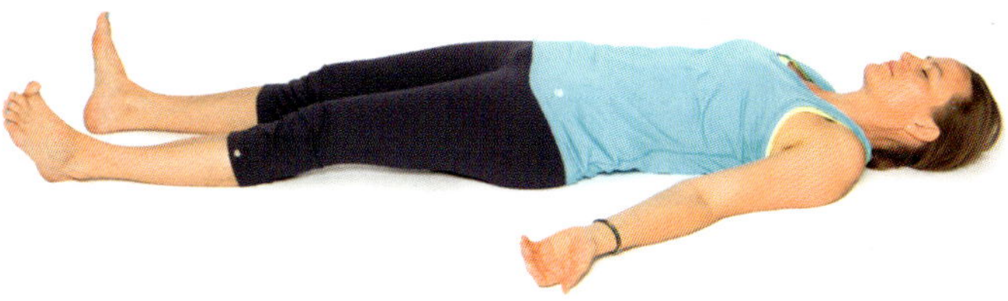

Wirkung und Fokus:
Tiefe Entspannung und Regeneration. Verinnerlichung von Entspannung und Gelassenheit.

Wiederholung:
5-7 Minuten in der Haltung bleiben.

Vorbeugen für Fortgeschrittene

Wirkungen und Ziele:

- Erhöhte Beweglichkeit im unteren Rücken, Gesäß und in den Hüften
- Intensive Dehnungen im ganzen Rücken, im Gesäß und an den Beinrückseiten
- Kräftigung der Oberschenkelvorderseiten, der Hüftbeuger und Rückenstrecker
- Verlängerung und Mobilisation des unteren Rückens und der Brustwirbelsäule
- Tiefere Ausatmung und starke Stimulierung für das parasympathische Nervensystem
- Anregung der Ausscheidung auf körperlicher und geistiger Ebene
- Entwicklung von Demut und Hingabe

1. HALTUNG: SIDDHASANA/ SITZHALTUNG DER VOLLENDETEN

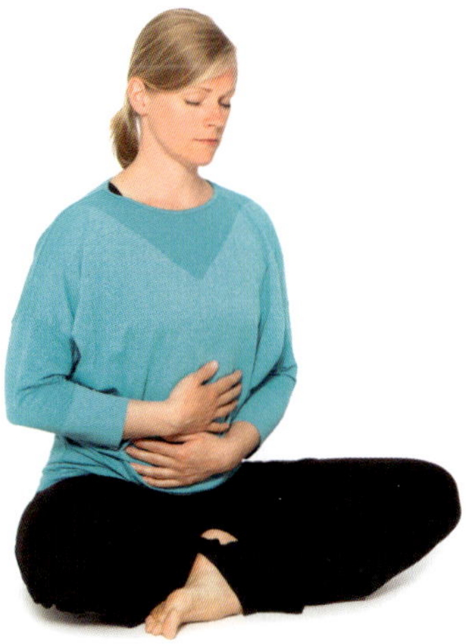

Wirkungen und Fokus:
Verlängerung der Ausatmung und Beruhigung des Nervensystems.

Ausführung:
Komme in eine angenehme Sitzhaltung mit gekreuzten Beinen und lege beide Hände auf die Bauchdecke.

Beim Einatmen:
Weite den Bauchraum.

Beim Ausatmen:
Verlängere jedes Mal die Ausatmung etwas und bewege das Schambein sanft in Richtung Nabel und die Bauchdecke langsam nach innen.

2. HALTUNG: VARIANTE ADHO MUKHA SHVANASANA/ ABWÄRTS SCHAUENDER HUND

Einatmen ↓

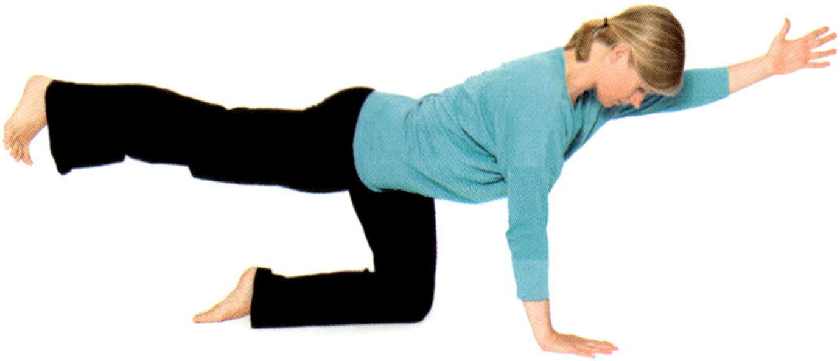

↓ Ausatmen

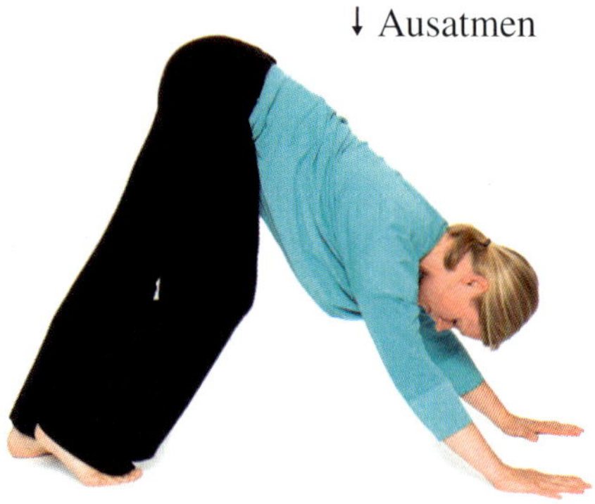

Wirkung und Fokus:
Asymmetrische Dehnung in den Beinrückseiten, Gesäß- und Rückenmuskeln. Streckung der Wirbelsäule und Kräftigung der Hände, der Arm- und Schultermuskeln.

Ausführung:
Komme in die Vierfüßlerhaltung und platziere die Hände etwas vor den Schultergelenken.

Beim Einatmen:
Strecke das rechte Bein mit der Ferse nach hinten und den linken Arm nach vorne aus.

Beim Ausatmen:
Bringe die linke Hand zum Boden, während du gleichzeitig das Becken hebst. Strecke das linke Bein und schiebe die linke Ferse Richtung Boden. Das rechte Bein beugt leicht ein.

Wiederholung:
8x jede Seite und dann 4 Atemzüge in der zweiten Haltung bleiben.

3. HALTUNG: EKAPADA UTTANASANA/ EINBEINIGE VORWÄRTSBEUGE IM STEHEN

Wirkung und Fokus:
Dehnung der Beinrückseiten, des Gesäßes und unteren Rückens. Kräftigung der Fuß-, Waden-,vorderen Bein-, Hüft-, Gesäß- und Rückenmuskulatur.

Ausführung:
Komme in die Standhaltung. Die Füße sind hüftbreit auseinander aufgestellt.

Beim Einatmen:
Strecke beide Arme über den Kopf.

Beim Ausatmen:
Komme in die Vorbeuge und lege die Hände auf dem Boden auf.

Beim Einatmen:
Schiebe das linke Bein in die Innenrotation, mit der Ferse weit nach hinten und oben. Achte darauf, dass du im Becken nicht ausweichst, indem du die linke Hüfte seitlich anhebst.

Beim Ausatmen:
Ziehe mit der Kraft des Hüftbeugers die Bauchdecke näher zum Standbein und fasse mit beiden Händen die Beinrückseite.

Wiederholung:
6x jede Seite und dann 4 Atemzüge in der letzten Haltung bleiben.

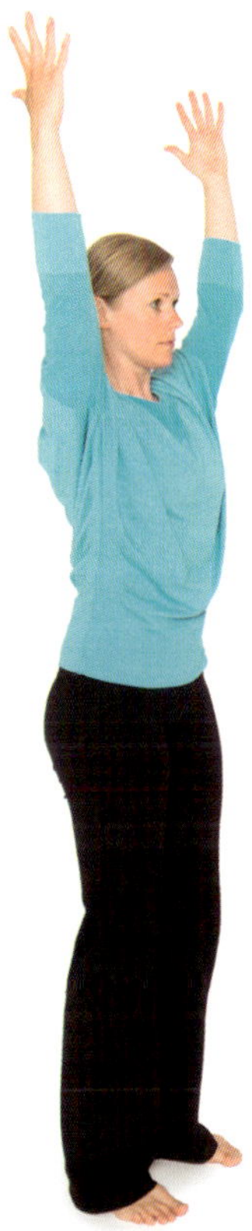

← Einatmen

Ausatmen ↓

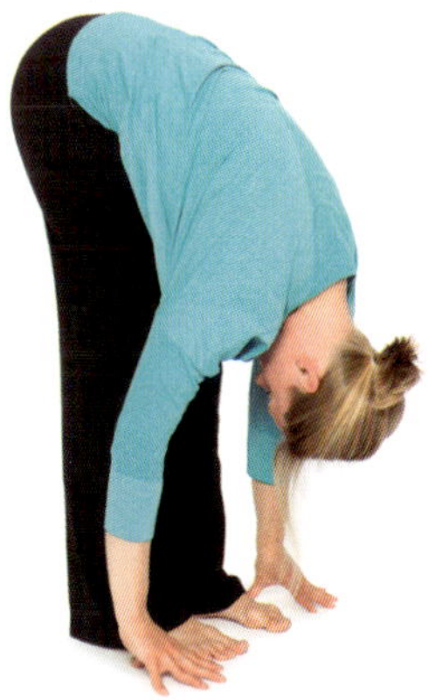

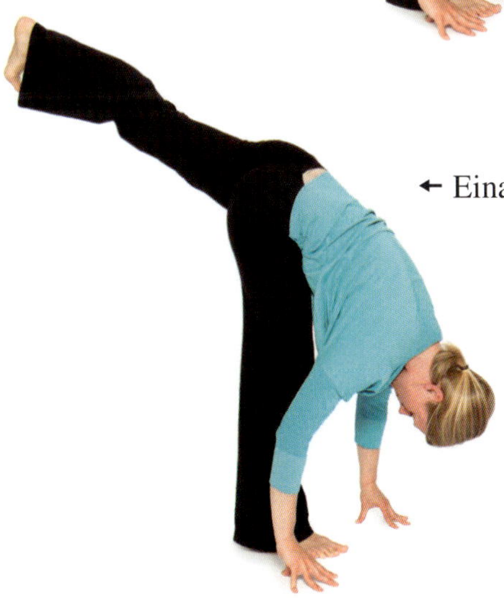

← Einatmen

Ausatmen ↓

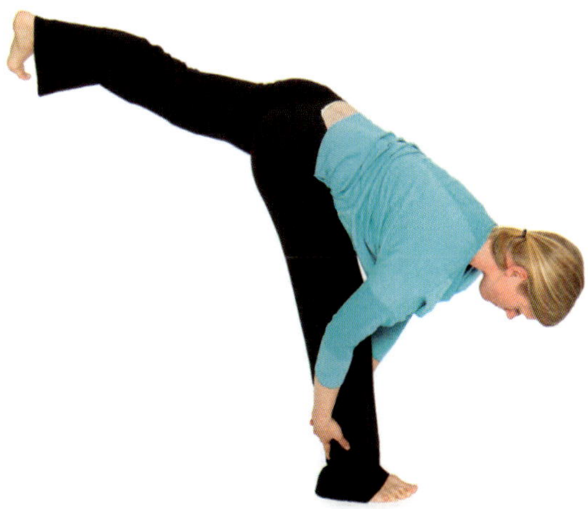

4. HALTUNG: VARIANTE HANUMANASANA/SPAGAT

Ausatmen ↓

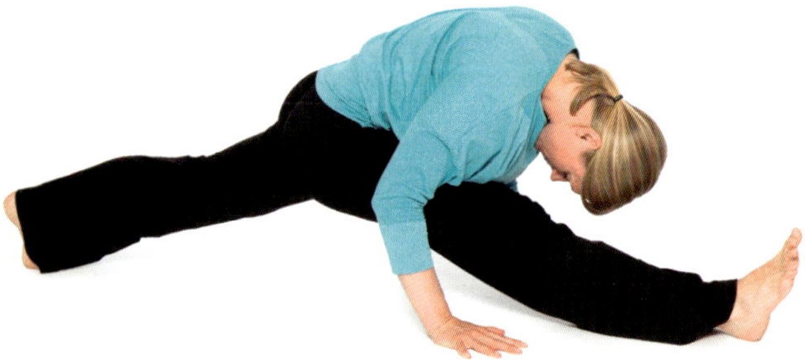

Einatmen →

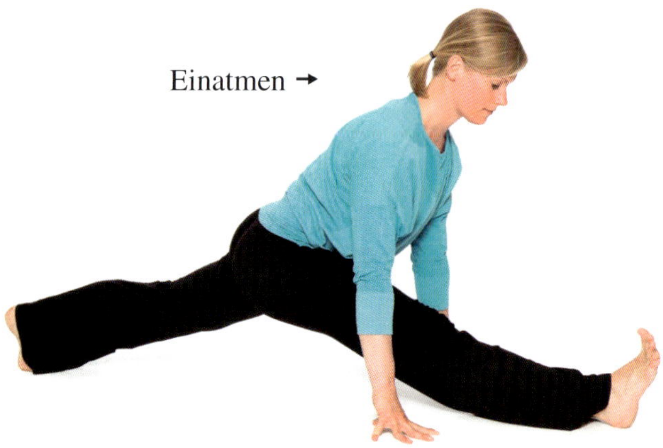

Wirkung und Fokus:
Dehnung der Adduktoren, Hüftbeuger, Beinvorderseiten und Beinrückseiten. Kräftigung von Beckenboden und Rückenmuskulatur.

Ausführung:
Mache aus dem aufrechten Stand mit dem rechten Bein einen großen Schritt nach vorne und beuge dich dann nach unten, während du das linke Bein auch streckst. Die rechte Ferse wird auf dem Boden aufgesetzt und der Fuß geflext. Die Hände sind seitlich neben dem rechten Bein aufgestützt.

Beim Ausatmen:
Beuge den Oberkörper aus der Hüfte weiter nach vorne und unten, um die Beindehnung zu erhöhen, und bringe den Kopf nahe an oder auf das rechte Schienbein.

Beim Einatmen:
Hebe den Oberkörper, indem du die gebeugten Arme und die Wirbelsäule streckst.

Wiederholung:
8-10 x und 4 Atemzüge in der ersten Dehnhaltung verweilen.

Hinweis: Hier gilt es, die Grenzen zu respektieren und sehr sanft in die Dehnung hineinzugehen, um sich nicht zu überdehnen und zu verletzen. Gerne kannst du auch als Anpassung das Knie des vorderen Beins etwas beugen oder dich mit den Händen auf Yoga-Blöcken abstützen.

5. HALTUNG: UTTHITA EKA PADANGUSTHASANA/ STEHENDE EINBEINHALTUNG MIT DEM DAUMEN AM FUSS

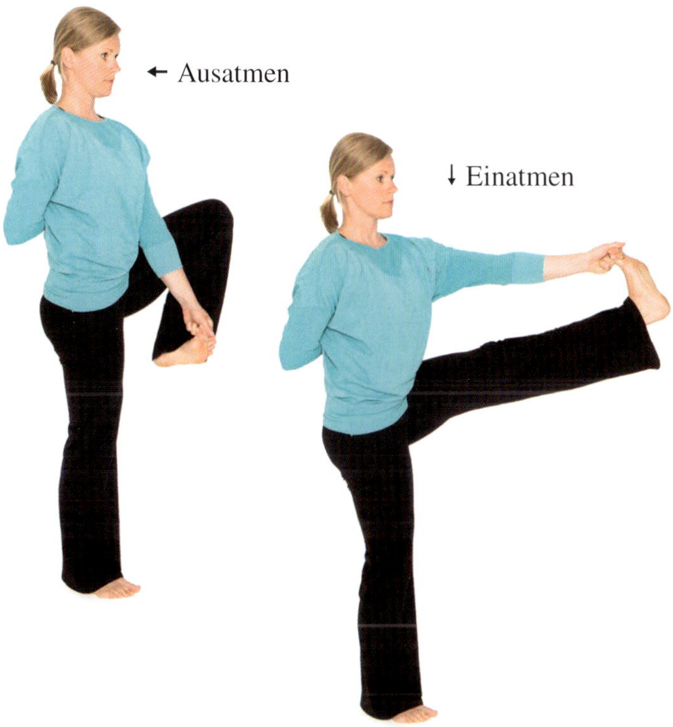

Wirkung und Fokus:
Gleichgewicht und Kräftigung der ganzen Standbeinseite. Dehnung in den Beinrückseiten.

Ausführung:
Komme in die Standhaltung. Die Füße sind hüftbreit aufgestellt. Lege die rechte Handrückseite auf das linke Schulterblatt.

Beim Ausatmen:
Beuge das linke Bein und fasse mit dem linken Daumen und Zeigefinger die große Zehe.

Beim Einatmen:
Strecke das linke Bein nach vorne aus und richte gleichzeitig die Wirbelsäule auf.

Wiederholung:
8x und dann 4 Atemzüge in der zweiten Haltung bleiben.

6. HALTUNG: PRASARITA PADOTTANASANA/GRÄTSCHE

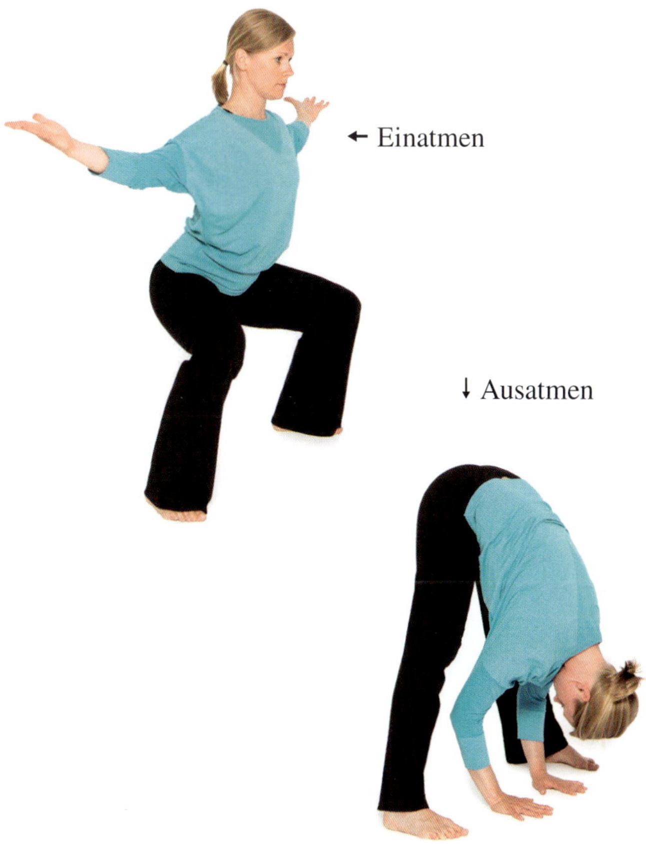

Wirkung und Fokus:
Kräftigung der Oberschenkel, der tiefen Gesäßmuskeln und des Beckenbodens. Dehnung der Beinrückseiten und Adduktoren.

Ausführung:
Platziere in der Standhaltung beide Füße weit nach außen in eine Grätsche.

Beim Einatmen:
Beuge beide Oberschenkel und hebe die Arme seitlich auf Schulterhöhe. Bringe die Oberschenkel in eine Außenrotation und aktivere den Beckenboden.

Beim Ausatmen:
Beuge dich aus der Hüfte mit gestreckten Beinen nach vorne und lege beide Hände auf dem Boden ab.

Wiederholung:
8-10x und dann 6 Atemzüge in der zweiten Haltung bleiben, die du noch etwas intensiver gestalten kannst, indem du die Füße noch weiter auseinanderbringst.

7. HALTUNG: VARIANTE KRAUNCASANA/REIHERHALTUNG

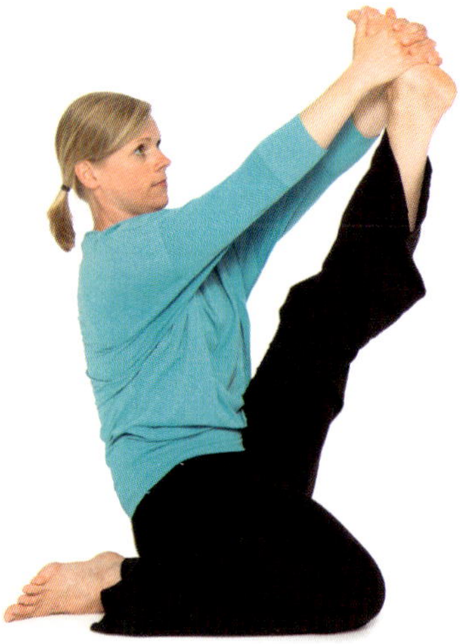

← Einatmen

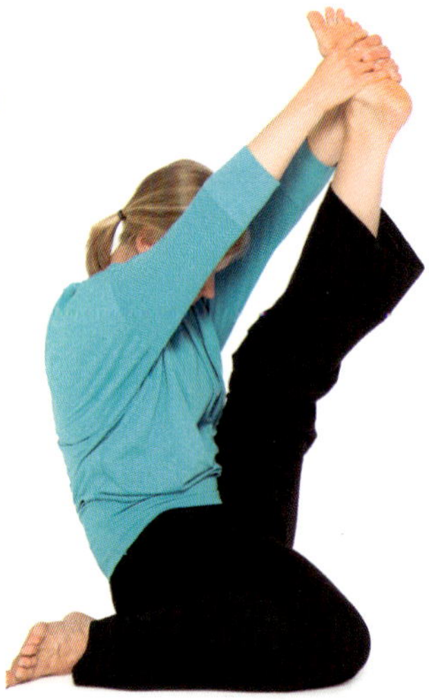

Ausatmen →

Wirkung und Fokus:
Dehnung von Gesäß und Beinrückseiten. Kräftigung in der Dehnung des ganzen Rückens.

Ausführung:
Komme in den Fersensitz mit gebeugtem rechten Bein und strecke dann das linke Bein nach vorne aus.

Beim Einatmen:
Hebe das linke Bein nach oben und fasse mit beiden Händen die linke Fußsohle. Gleichzeitig streckst du die Wirbelsäule.

Beim Ausatmen:
Beuge den Oberkörper nach vorne zum linken Bein und runde den ganzen Rücken, um die Dehnung zu intensivieren.

Wiederholung:
8-10x und dann 6 Atemzüge in der zweiten Haltung verweilen.

8. HALTUNG: VARIANTE UBHAYA PADANGUSTHASANA/ DAUMEN-AM-FUSS-HALTUNG

Ausatmen ↓

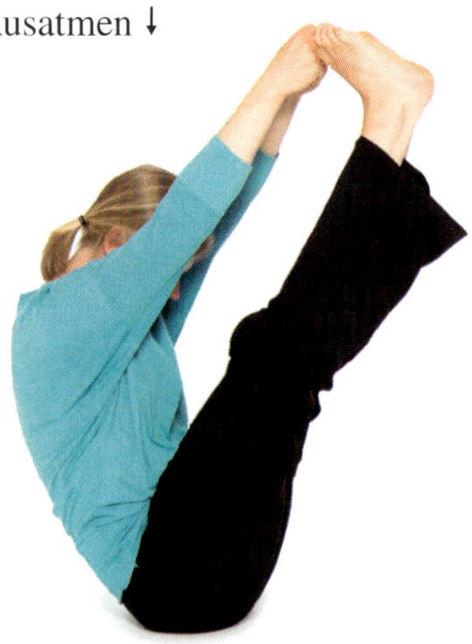

Wirkung und Fokus:
Gleichgewicht und Kräftigung der Bauch-, Oberschenkel- und Rückenmuskulatur. Dehnung der Gesäßmuskeln und der ganzen Beinrückseiten.

Ausführung:
Fasse im Langsitz mit den Daumen und den Zeigefingern die beiden großen Zehen.

Beim Ausatmen:
Hebe beide gestreckten Beine an und komme mit dem Oberkörper in eine leichte Vorbeuge. Mit den Daumen und Zeigefingern ziehst du sanft an den großen Zehen, um die Hebelwirkung und Dehnung zu vergrößern.

Einatmen ↓

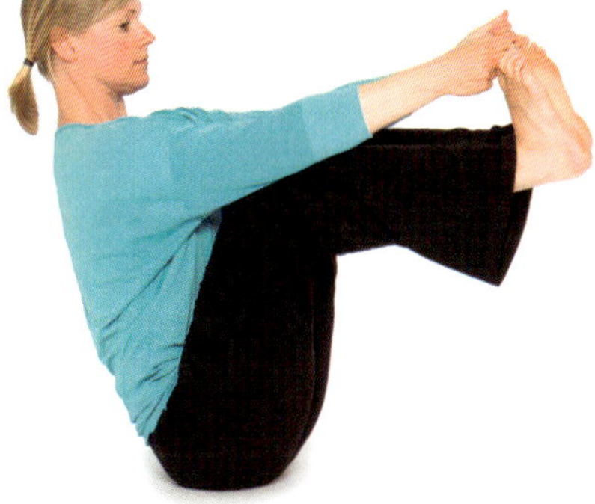

Beim Einatmen:
Beuge beide Knie und richte die Wirbelsäule auf.

Wiederholung:
8-10x und dann 4 Atemzüge in der ersten Haltung bleiben.

9. HALTUNG: UPAVISTHA KONASANA/ SITZENDE WINKELHALTUNG

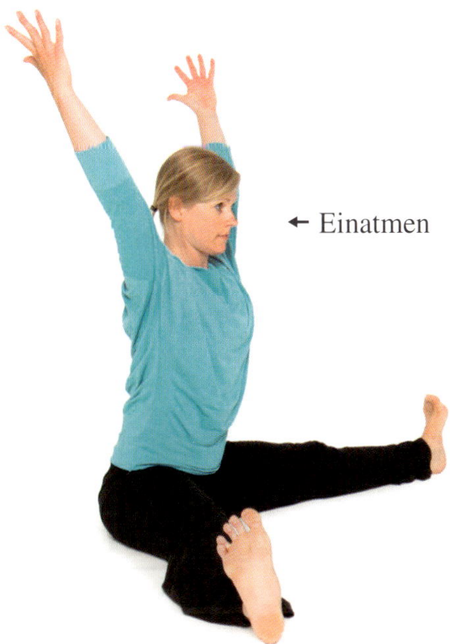

← Einatmen

↓ Ausatmen

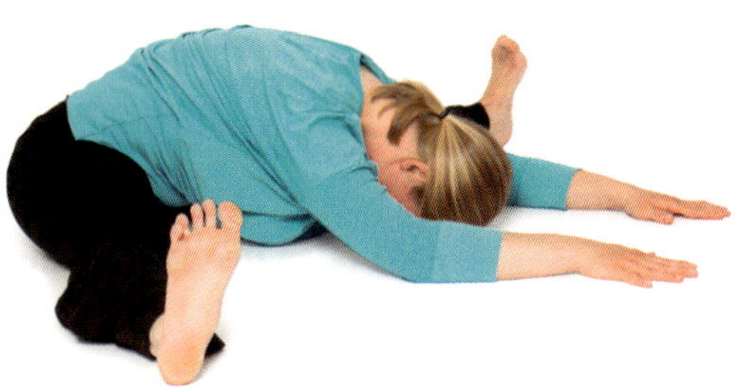

Wirkung und Fokus:
Starke Dehnung in den Beinrückseiten, den Adduktoren und Rückenmuskeln. Bessere Beweglichkeit im Becken, in den Hüftgelenken und dem unteren Rücken.

Ausführung:
Spreize im Langsitz beide Beine weit nach außen und richte das Becken auf, indem du beide Sitzbeinhöcker fest im Boden verankerst.

Beim Einatmen:
Strecke beide Arme v-förmig nach oben und schiebe beide Fersen fest nach außen.

Beim Ausatmen:
Komme aus den Hüften mit möglichst gestrecktem Rücken in eine Vorbeuge und lege die Hände auf dem Boden auf.

Wiederholung:
10x

Drehhaltungen

Zielsetzung und Wirkungen von Drehhaltungen

Die Drehhaltungen eignen sich wunderbar, um den Herz- und Lungenbereich zu weiten und in alle Richtungen offen zu sein. Der untere Rücken, die LWS, sollte stabil sein und der obere Rücken, die BWS, sollte aufgrund der Konstruktion der Wirbelgelenke mobil sein.

Die Basis braucht also Kraft und Stabilität, das heißt stabile Hüften, einen kräftigen Rücken und Beckenboden, ein aufgerichtetes Becken und Kraft in den Bauchmuskeln. Dazu kommt eine gute Beweglichkeit im oberen Bereich, das bedeutet auch eine in allen Richtungen bewegliche Brust-und Halswirbelsäule, einen beweglichen Brustkorb und bewegliche Schultern. Die Balance zwischen guter Erdung und Verbindung zum Himmel lässt sich in den Drehungen ideal üben.

Das Wichtigste in Drehhaltungen ist die Streckung der ganzen Wirbelsäule – und zwar bereits vor und auch während der Rotation. Für die Streckung der Wirbelsäule arbeiten wir mit zwei Polen. Das aufgerichtete Becken bildet den unteren Pol und der gutzentrierte und aufgerichtete Kopf ist der obere Pol. Wenn diese beiden Pole sich spiegelsymmetrisch einrollen, entsteht Raum und Länge in der Wirbelsäule, also in dem Bereich, in dem sich die Pole beim Einrollen voneinander wegbewegen. Und wer den „richtigen Dreh" bei den Drehhaltungen findet, dem winken vielfältige positive Wirkungen auf allen Ebenen von Körper, Atem und Geist. Auf der körperlichen Ebene helfen sie, die vielen Gelenkverbindungen beweglich zu halten und Blockaden zu lösen, die in diesem Bereich häufig vorkommen. Drehhaltungen fördern die Rotationsfähigkeit der Wirbelkörper und die Beweglichkeit der Rippengelenke und sie kräftigen die oberflächlichen und tiefliegenden Rücken- und Bauchmuskeln. Die Zwischenrippenmuskeln werden sowohl gedehnt als auch gekräftigt, was die Voraussetzung für einen geschmeidigen Brustkorb ist. Durch die Drehhaltungen werden die Lungenfunktion und die Atmung stimuliert. Die mittleren Organe, wie Milz, Galle, Blase, Niere, Bauchspeicheldrüse, Magen und Leber, werden in den Drehhaltungen abwechselnd komprimiert und gedehnt, was diese Organe anregt und ihre Durchblutung fördert. Dies hat eine entgiftende Wirkung. Für die Bandscheiben und deren Elastizität sind korrekt ausgeführte Drehhaltungen besonders wichtig, um einseitige Druckbelastungen auszugleichen. In Drehhaltungen sind die Rotatoren aktiv, zum Beispiel die der Rückenstrecker, aber auch die Rotatorenmanschette der Schultern und die Außenrotatoren der Hüften. Asymmetrien wie Beckenschiefstand, Skoliose, unterschiedlich hohe Schultern können mit gezielten und präzise ausgeführten Drehungen wieder in ein Gleichgewicht gebracht werden. Wenn die Drehhaltungen korrekt ausgeführt werden, helfen sie, den Rundrücken wieder aufzurichten; dies wird durch die wirksame Kombination von Streckung und Drehung erreicht. Die Halswirbelsäule wird in den Drehhaltungen mobilisiert, was zu einer besseren Beweglichkeit führt. Die tiefen Hals- und Nackenmuskeln werden gekräftigt und gedehnt, was zu einem gesunden Nacken beiträgt. Richtig ausgeführte Kopfdrehungen ermöglichen es, Fehlhaltungen und ungesunde Bewegungsmuster zu korrigieren.

Auf der energetischen Ebene wirken Drehungen anregend und stimulierend, wobei häufig tiefsitzende Emotionen und alte Erinnerungen ins Bewusstsein gebracht werden. Sie lösen demnach tiefsitzende Knoten auf der emotionalen Ebene und befreien uns von negativen Gefühlen, die unseren Energiefluss blockieren können. Auf der geistigen Ebene befreien sie uns von alten Blockaden und starren Ansichten und fördern die Qualitäten von Flexibilität, Toleranz und Ausgeglichenheit.

Die optimale Ausführung von Drehhaltungen

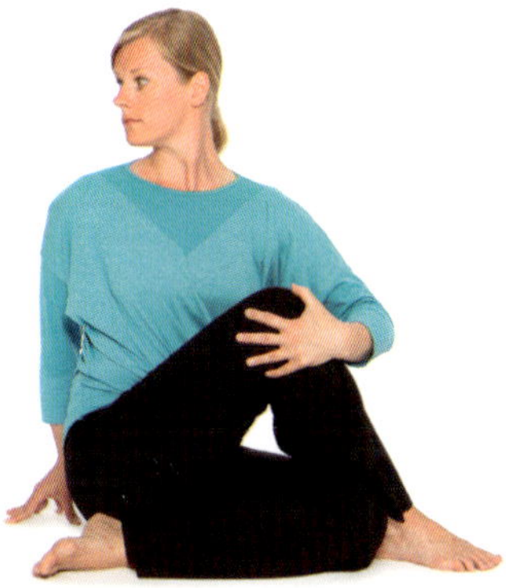

1. Das Becken aufrichten.
2. Die Wirbelsäule über Becken- und Kopfpol aufrichten und die Taille verlängern.
3. Mit der Ausatmung die Bauchmuskeln nach innen aktivieren.
4. Die Drehung und Gegendrehung in der Brustwirbelsäule ausführen.
5. Beide Flanken bleiben lang, die Schulterblätter ziehen nach außen und unten.
6. Der Kopf geht mit in die Drehung, während das Becken in der Gegendrehung stabil bleibt.
7. In der statischen Drehhaltung wird mit der Einatmung die Extension der Wirbelsäule betont und mit der Ausatmung die Drehung vertieft.

Häufige Fehler und Risiken bei Drehhaltungen

Fehler

- Becken- und Kopfpol sind nicht aufgerichtet.
- Die Längsspannung der Wirbelsäule und die Verlängerung der Taille fehlen.
- Die Drehung folgt aus dem unteren Rücken, was die effektive Rotation der BWS einschränkt und die Facettengelenke der LWS überbelastet.
- Die seitlichen Rippen werden auf einer Seite gestaucht, was die optimale Gegendrehung verhindert.
- Die Arme sind zu nah am Körper und die Schultern werden hochgezogen, was die Weitung und Drehung in der Brustwirbelsäule einschränkt.
- Der Kopf ist zu weit nach vorne geschoben und der Nacken wird gestaucht, was den Druck auf die Nerven, Arterien und Bandscheiben im Nacken verstärkt.

Risiken

Bei fehlender Streckung der Wirbelsäule können sich Wirbelkörper bei Drehungen blockieren. Bei Skoliosen können Drehhaltungen bestehende Asymmetrien verstärken. Hier gilt es, vorsichtig zu sein und bei einem ausgebildeten Yoga-Therapeuten Rat zu holen. Bei falscher Ausführung von Drehhaltungen können die Bandscheiben durch eine starke Kompression verletzt werden. Bei Instabilität der Iliosakralgelenke gilt es, sehr vorsichtig zu sein und auf die Stabilität im Becken und im unteren Rücken zu achten. Bei Knie- und Hüftbeschwerden ist es wichtig, stabil ausgerichtet zu sein, um die Gelenke nicht zu überlasten. Eventuell können wir bei Sitzhaltungen eine Unterlage nutzen, um das Becken optimaler aufzurichten. Bei Drehungen mit Hebelwirkungen und zu starker Kraftanwendung besteht die Gefahr einer Muskelüberdehnung und Zerrung im Rumpf- und Schulterbereich. Bei Schwindel und Tinnitus sollten Drehhaltungen nur sanft ausgeführt werden.

Wichtige Drehhaltungen

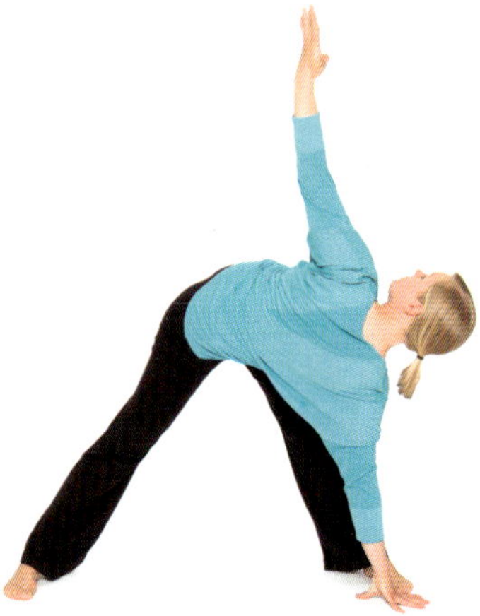

Parivritti Trikonasana

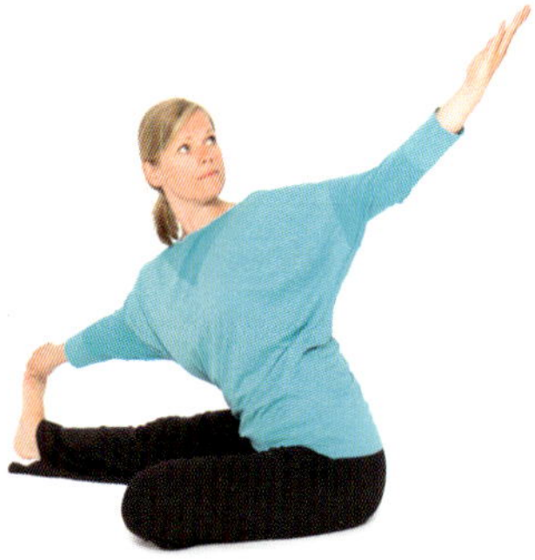

Janu Shirsasana Variante

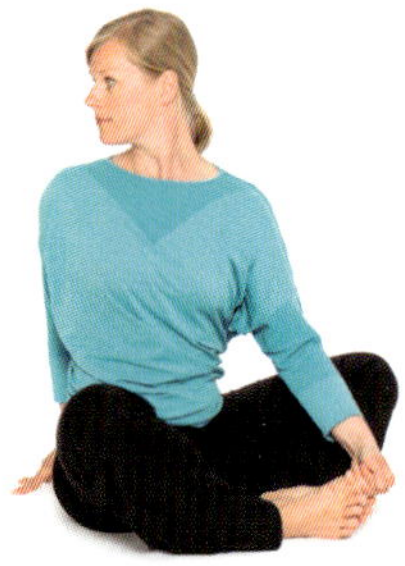

Baddha Konasana Parivritti

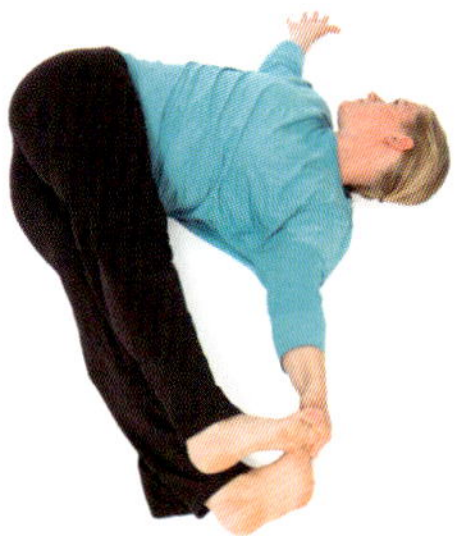

Jathara Parivritti

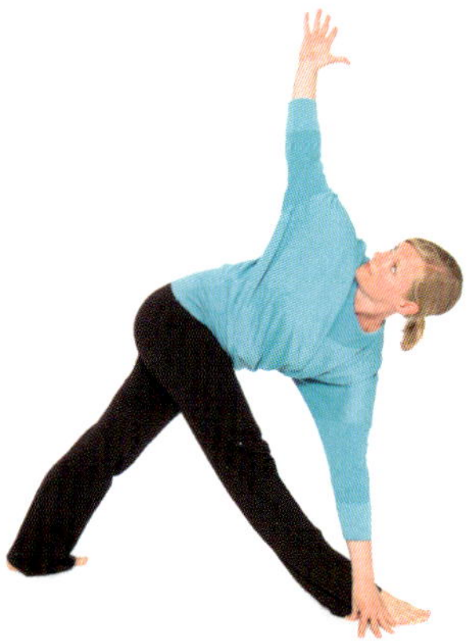

Parsva Konasana Parivritti

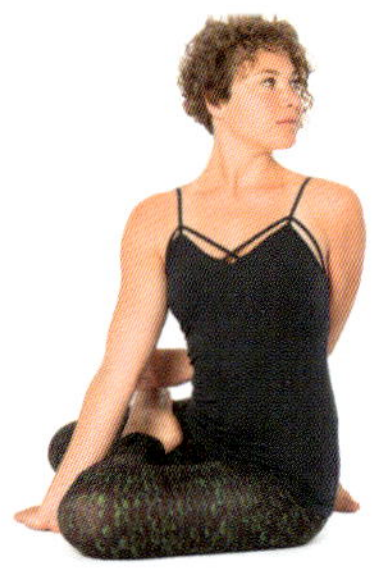

Bharadvajasana

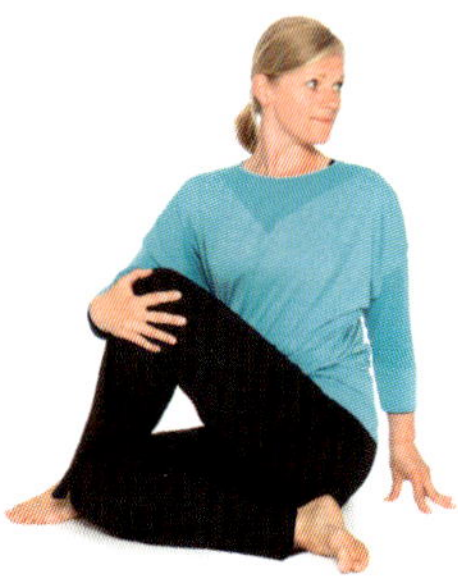

Ardha Matsyendrasana

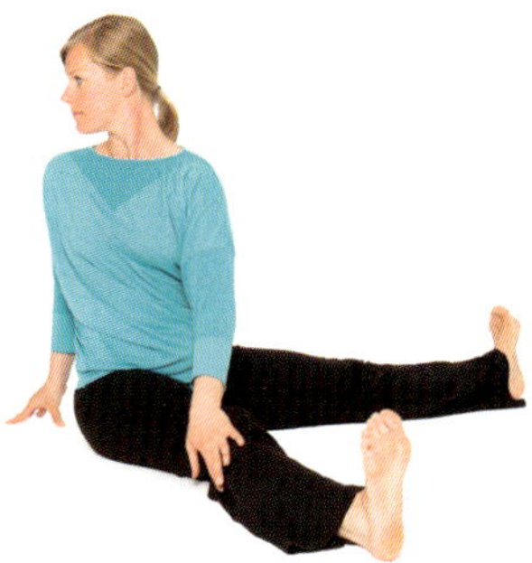

Upavistha Konasana Parivritti

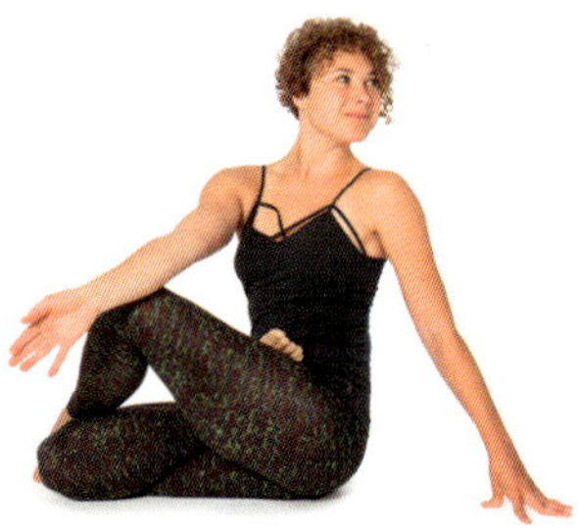

Purna Matsyendrasana

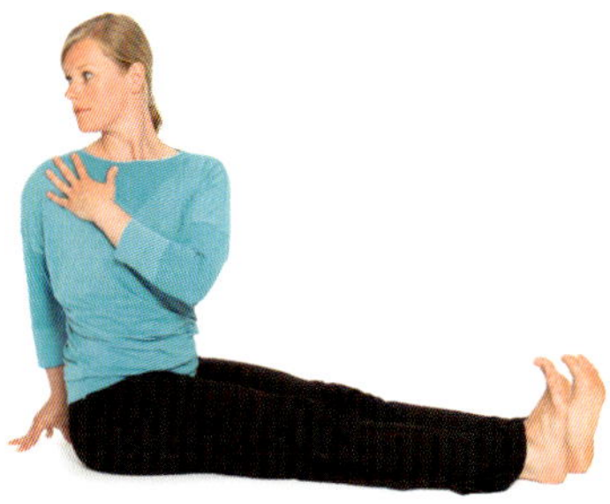

Dandasana Parivritti

Wirkungen und Ziele:

- Mobilisierung der Brustwirbelsäule, der Rippen und Halswirbelsäule
- Kräftigung der tiefliegenden Bauch- und Rückenmuskulatur
- Stimulierung der Bandscheiben
- Förderung der Nervenmobilisation (vor allem im Rückenmark)
- Ausgleich des zentralen Muskeltonus
- Anregung der Verdauungs- und Ausscheidungsorgane
- Verbesserte Atemfunktion im Brust- und Rippenbereich
- Zentrierung der Schulterblätter
- Dehnung der Brustmuskulatur und Kräftigung der Schulter- und Nackenmuskulatur
- Entwicklung von geistiger Flexibilität und Offenheit

1. HALTUNG: SIDDHASANA/HALTUNG DER VOLLENDETEN

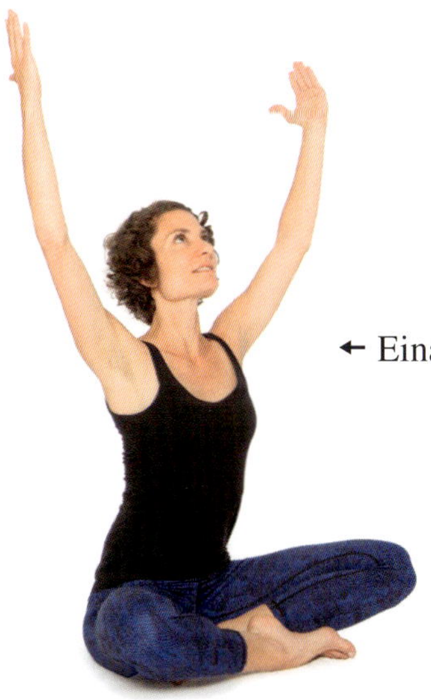

← Einatmen

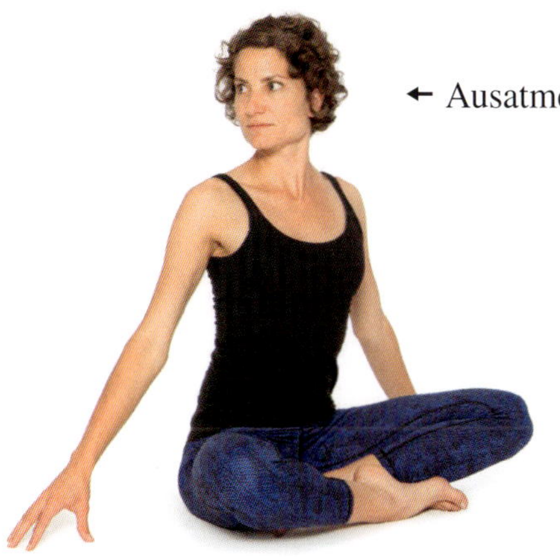

← Ausatmen

Wirkung und Fokus:
Mobilisation der BWS und der HWS.

Ausführung:
Komme in eine angenehme Sitzhaltung mit gekreuzten Beinen.

Beim Einatmen:
Strecke beide Arme über den Kopf hinaus und hebe den Kopf leicht an.
Dabei aktivierst du sowohl den Beckenpol als auch den Kopfpol und verlängerst deine Wirbelsäule.

Beim Ausatmen:
Senke beide Arme seitlich ab und drehe dabei den Kopf mit langem Nacken zur rechten Seite.

Wiederholung:
8x jede Seite

2. HALTUNG: DVIPADA PITHAM/SCHULTERBRÜCKE

Ausatmen ↓

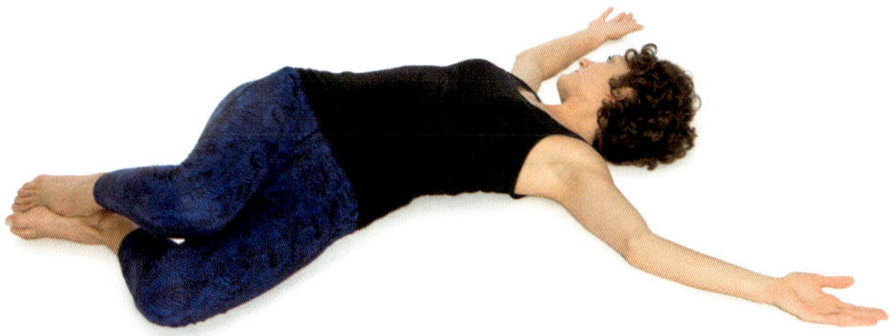

↓ Einatmen

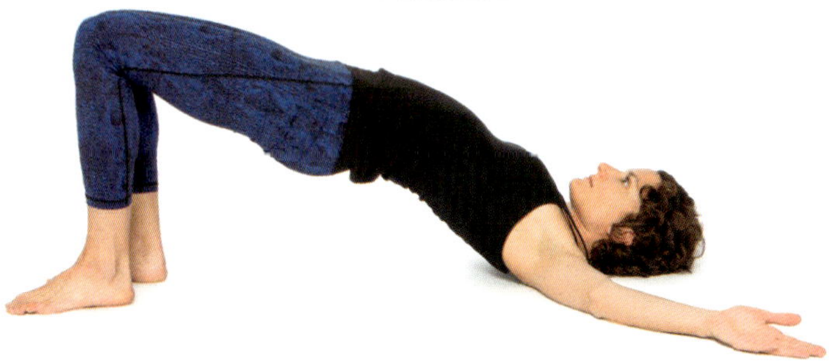

Wirkung und Fokus:
Mobilisation der ganzen Wirbelsäule. Dehnung der Brust- und vorderen Schultermuskeln und Kräftigung der Rücken und Gesäßmuskulatur. Kraft und Dehnung der Bauchmuskulatur.

Ausführung:
Komme in die Rückenlage. Stelle die Füße nahe beim Gesäß auf und strecke die Arme seitlich auf Schulterhöhe aus.

Beim Ausatmen:
Drehe die Knie nach links und gleichzeitig den Kopf nach rechts. Achte darauf, dass der untere Rücken dabei lang bleibt.

Beim Einatmen:
Drehe den Kopf und die Knie wieder zur Mitte und hebe das Gesäß an. Dabei weitest du den Brustkorb und lenkst die Atmung in die Rippen.

Wiederholung:
8-10x jede Seite

3. HALTUNG: VARIANTE VASISTHASANA/ SEITLICHE BRETTHALTUNG

Einatmen ↓

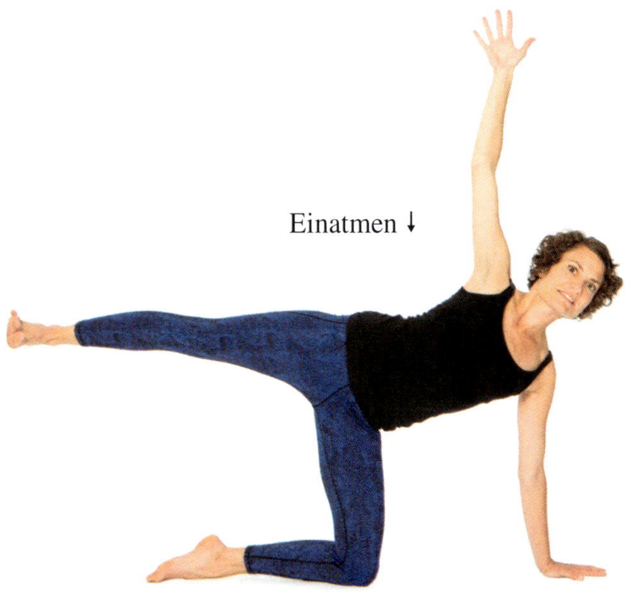

Wirkung und Fokus:
Kräftigung der Arm-, Schulter-, Hüft- und Rumpfmuskeln. Mobilisation der BWS und Rippen.

Ausführung:
Komme aus dem Kniestand ausatmend in einen Seitstütz, indem du das rechte Knie vom Boden abhebst und gleichzeitig den rechten Arm senkrecht nach oben ausstreckst. Der Kopf geht auch in eine Drehung nach rechts oben. Der linke Stützarm ist verschraubt, sodass der Oberarm in eine Außenrotation geht und der Unterarm über das Zeigefingergrundgelenk in die Innenrotation.

Beim Einatmen:
Hebe das rechte gestreckte Bein seitlich an, ohne dass du dabei zu stark ins Hohlkreuz kommst.

↓ Ausatmen

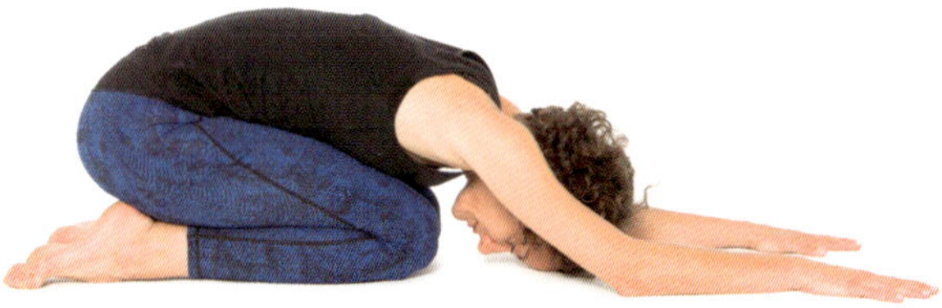

Beim Ausatmen:
Beuge das rechte Knie und lege es wieder auf dem Boden auf und komme in eine Vorbeuge, bei der du auch die rechte Hand wieder auf dem Boden auflegst.

Wiederholung:
8-10x jede Seite

4. HALTUNG: VARIANTE ARDHA UTKATASANA/ HALBE HOCKE

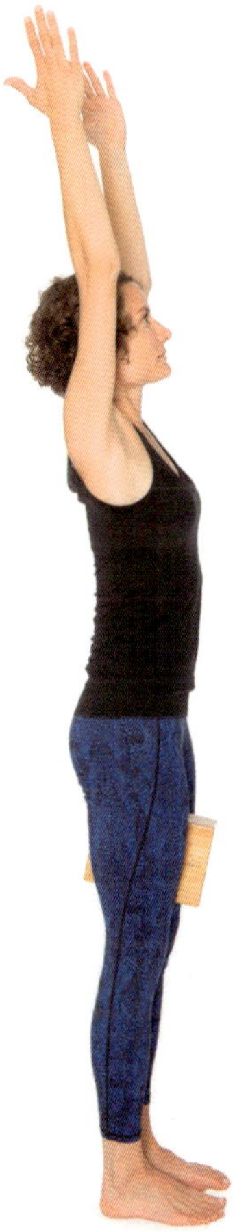

← Einatmen

Wirkung und Fokus:
Mobilisation der Wirbelsäule und Kräftigung der Bauch-, Oberschenkel- und Rückenmuskeln.

Ausführung:
Komme in eine aufrechte Standhaltung und klemme einen Yoga-Block zwischen die Beine.

Beim Einatmen:
Strecke beide Arme über den Kopf.

Beim Ausatmen:
Komme in eine halbe Hocke und drehe dich aus der Brustwirbelsäule nach rechts, wobei der rechte seitlich gestreckte Arm mit in die Bewegung fließt. Presse dabei den Block zwischen den Beinen zusammen.

Wiederholung:
8x jede Seite

Ausatmen ↓

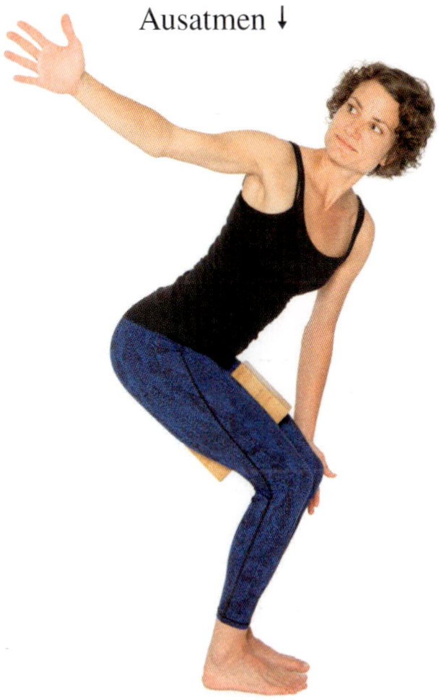

5. HALTUNG: PARSHVA KONASANA PARIVRITTI/ SEITLICHE WINKELHALTUNG MIT DREHUNG

Ausatmen →

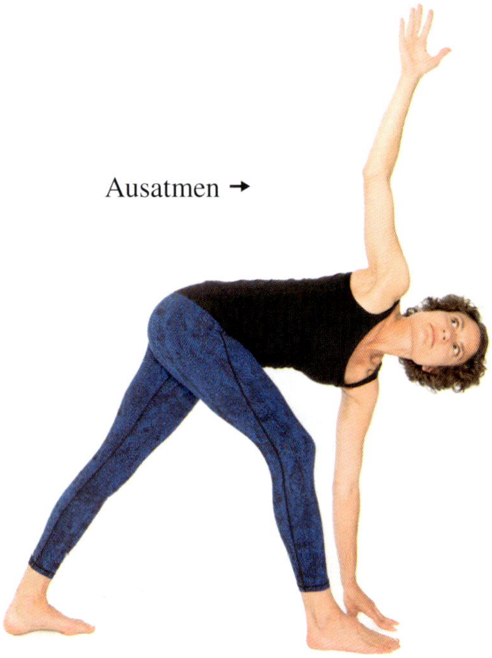

Wirkung und Fokus:
Mobilisation der Brustwirbelsäule, der Rippen, Schultern und des Nackens. Kräftigung im vorderem Oberschenkel-, Standbein-, Hüft-, Nacken- und Schulterbereich.

Ausführung:
Mache aus der Standhaltung mit dem rechten Fuß einen großen Schritt nach vorne und beuge das rechte Bein. Beuge dich aus der Hüfte nach vorne und lege beide Hände auf dem Boden auf.

Beim Ausatmen:
Aktiviere deine Mitte und drehe aus der Brustwirbelsäule nach rechts auf. Dabei aktivierst du den linken Stützarm. Die rechte Schulter, Arm und Kopf fließen in dieser Bewegung mit.

Beim Einatmen:
Komme wieder in die Mitte und lege beide Hände auf den Boden.

Einatmen ↓

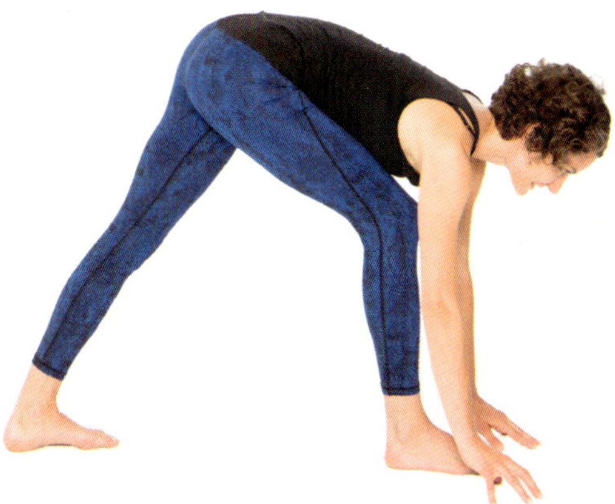

Beim Ausatmen:
Drehe dich aus der Brustwirbelsäule nach links auf. Linke Schulter, Arm und Kopf fließen in dieser Bewegung mit.

Wiederholung:
6x jede Seite

Ausatmen ↓

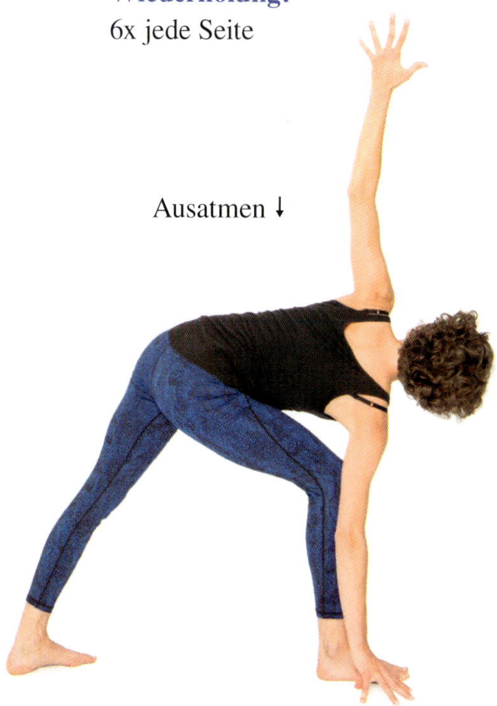

6. HALTUNG: VARIANTE VIRABHADRASANA/ HELDENHALTUNG

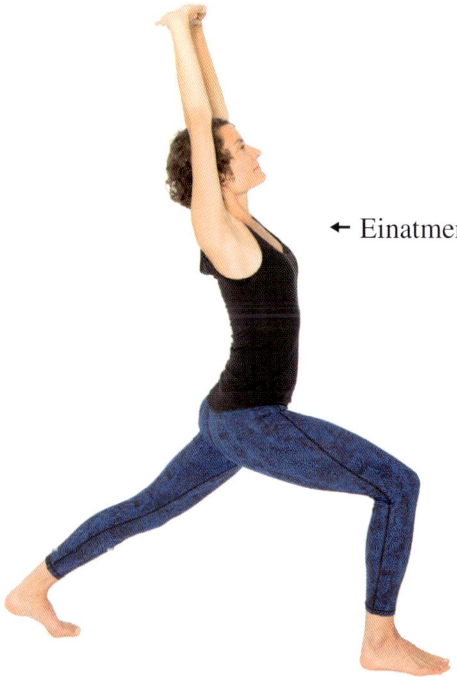

← Einatmen

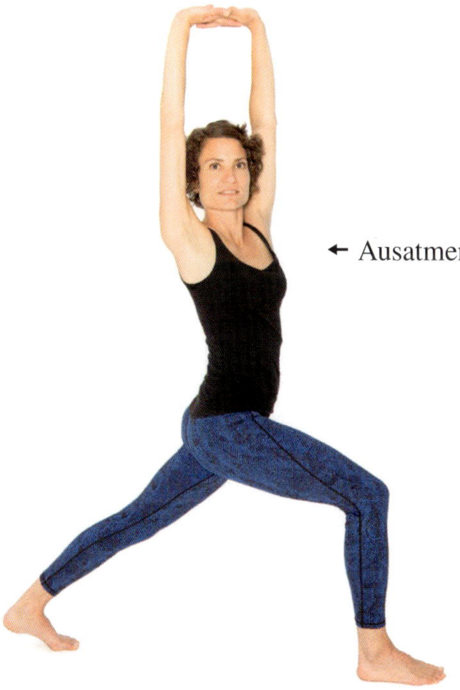

← Ausatmen

Wirkung und Fokus:
Kräftigt die tiefliegenden Rückenmuskeln und die schrägen Bauchmuskeln sowie Beckenboden, Gesäß und Oberschenkelmuskulatur. Mobilisiert die Brustwirbelsäule und Schultern.

Ausführung:
Drehe in der Standhaltung den linken Fuß 45 Grad nach außen und hebe die linke Ferse an. Mache mit dem gebeugten rechten Bein einen großen Schritt nach vorne.

Beim Einatmen:
Strecke beide Arme über den Kopf, verschränke die Finger ineinander und drehe die Hände, sodass die Handflächen nach oben zeigen. Strecke die Wirbelsäule so weit wie möglich, indem du aus der starken Mitte dein Brustbein nach vorne und oben schiebst.

Beim Ausatmen:
Drehe den Oberkörper aus der Brustwirbelsäule zur rechten Seite, während das Becken stabil bleibt.

Wiederholung:
8x jede Seite und dann 6 Atemzüge in der zweiten Haltung bleiben.

7. HALTUNG: PARIVRITTI TRIKONASANA/ DREIECKSHALTUNG MIT DREHUNG

Einatmen →

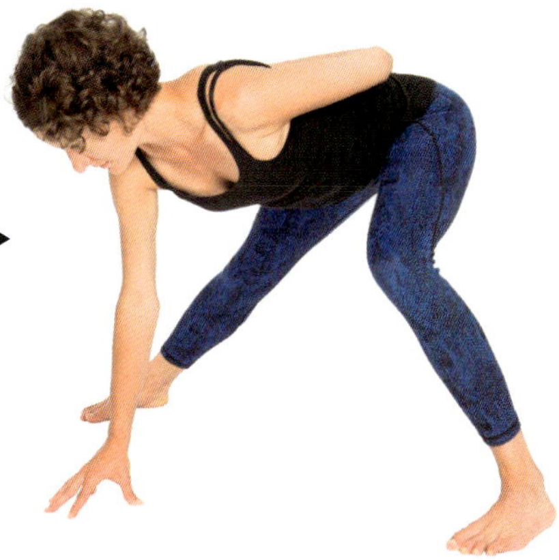

Ausatmen →

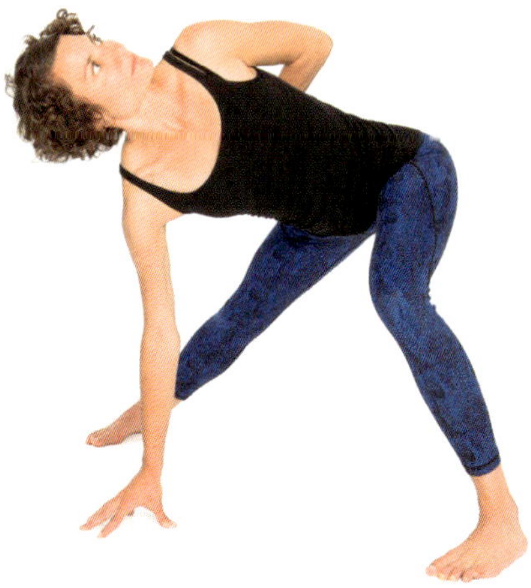

Wirkung und Fokus:
Dehnung und Kräftigung der Arm-, Schulter- und tiefen Rückenmuskulatur. Mobilisation der BWS, HWS, Rippen und Schultern.

Ausführung:
Stelle aus der Standhaltung die Füße weit auseinander in eine Grätsche und komme in eine Vorbeuge.

Beim Einatmen:
Strecke die Wirbelsäule, lege den linken Handrücken auf das rechte Schulterblatt und beuge das linke Bein. Mit der rechten Hand stützt du dich auf dem Boden auf.

Beim Ausatmen:
Drehe den Oberkörper aus der Brustwirbelsäule nach links, Schulter und Kopf fließen in dieser Bewegung mit.

Wiederholung:
8-10x jede Seite

8. HALTUNG: VARIANTE EKAPADA RAJAKAPOTASANA/ LIEGENDE TAUBENHALTUNG

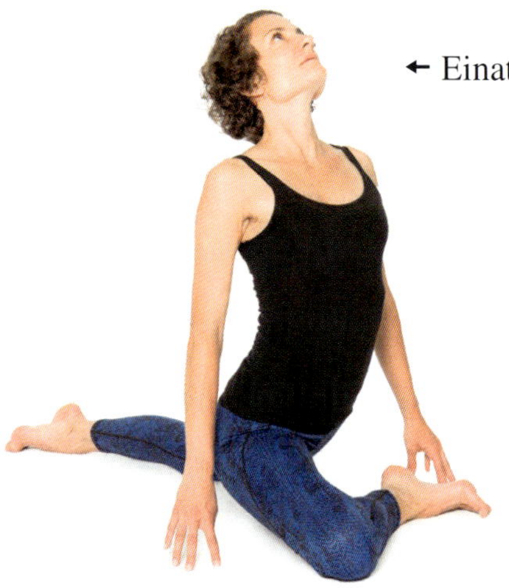

← Einatmen

Wirkung und Fokus:
Dehnung der Hüftbeuger, der Oberschenkel der offenen Seite, der großen und tiefliegenden Gesäß- und Rückenmuskeln.

Ausführung:
Komme in den Kniestand, strecke das linke Bein nach hinten aus und schiebe das gebeugte rechte Bein mit dem Knie nach vorne. Der vordere Oberschenkel liegt parallel zum Mattenrand. Du öffnest den Winkel von Ober- und Unterschenkel nach innen und passt so die Dehnung in den tiefen Gesäßmuskeln an. Die Hände liegen auf dem Boden auf.

Beim Einatmen:
Weite den Brustkorb und komme in eine Rückbeuge.

↓ Ausatmen

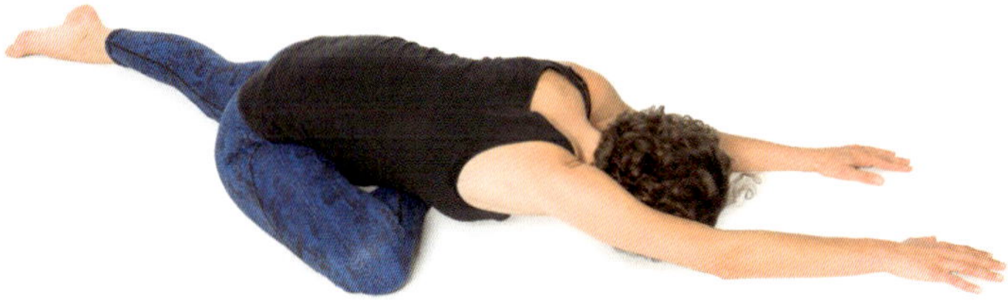

Beim Ausatmen:
Beuge dich aus der Hüfte nach vorne und lege die Hände auf der linken Seite auf dem Boden auf.

Wiederholung:
8x jede Seite und dann 4 Atemzüge in der zweiten Haltung bleiben.

9. HALTUNG: VARIANTE DANDASANA/STOCKHALTUNG

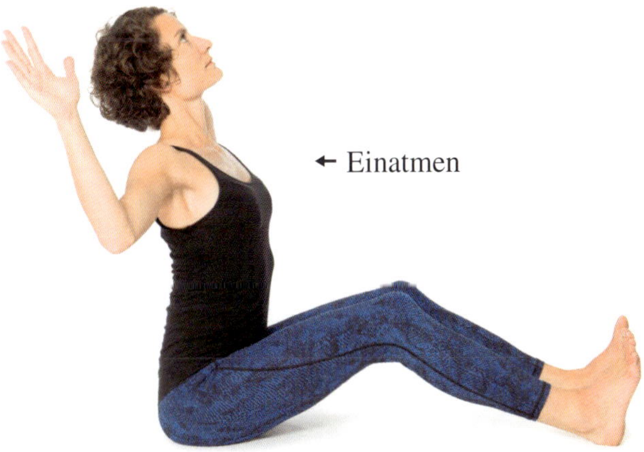

← Einatmen

↓ Ausatmen

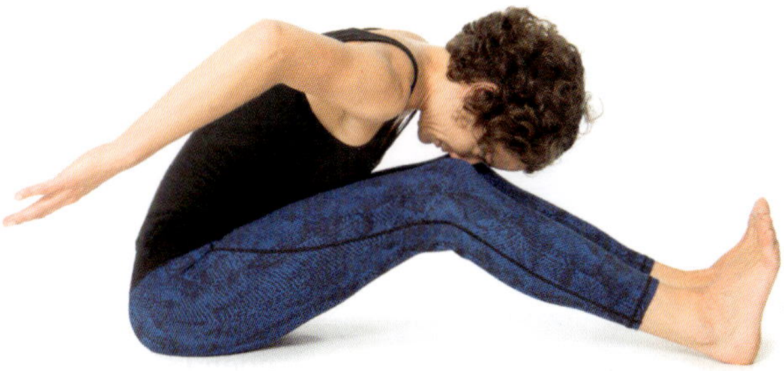

Wirkung und Fokus:
Mobilisierung der Schultergelenke und der Brustwirbelsäule. Kräftigung und Dehnung der Bauch- und Rückenmuskeln.

Ausführung:
Komme in den Langsitz, beuge beide Beine an und stelle die Fersen auf dem Boden auf.

Beim Einatmen:
Bringe beide gebeugten Arme auf Schulterhöhe und komme in eine Rückbeuge, in der du den Brustraum weitest.

Beim Ausatmen:
Bewege die Unterarme nach unten und komme mit gerundetem Rücken in eine leichte Vorbeuge.

Wiederholung:
8-10x

10. HALTUNG: ARHDA MATSYENDRASANA/ HALBER DREHSITZ

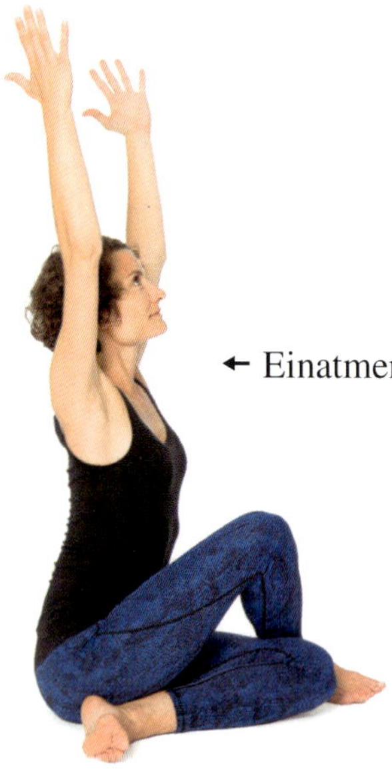

← Einatmen

Ausatmen →

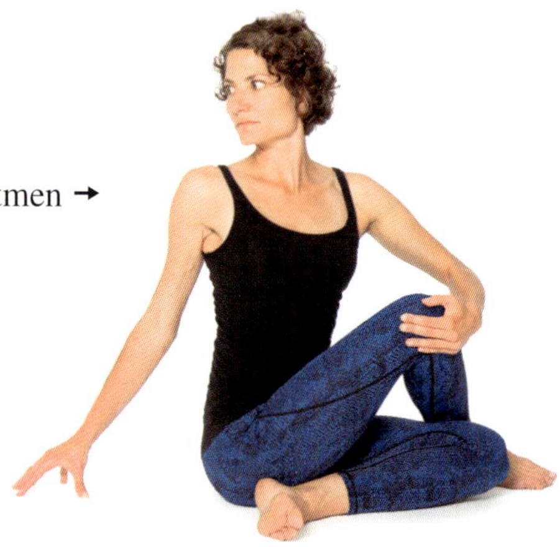

Wirkung und Fokus:
Rotation und Mobilisation der Brustwirbelsäule, der Rippen und der HWS. Kräftigung der tiefliegenden Bauch-, Rücken- und schrägen Bauchmuskulatur. Aufrichtung der BWS und Zentrierung der Schulterblätter.

Ausführung:
Beuge aus dem Langsitz den linken Unterschenkel nach innen und schlage das rechte Bein über den linken Oberschenkel. Der rechte Fuß steht auf dem Boden. Becken und Wirbelsäule sind aufgerichtet, vom Steißbein bis zum Scheitel.

Beim Einatmen:
Strecke beide Arme nach oben.

Beim Ausatmen:
Drehe dich aus der Brustwirbelsäule nach rechts und lege die Fingerkuppen des gebeugten rechten Arms hinter deinem rechten Gesäß auf dem Boden auf. Achte darauf, dass du bei der Rotation in der ganzen Wirbelsäule die Streckung beibehältst.

Wiederholung:
8x jede Seite und 6 Atemzüge in der zweiten Haltung bleiben.

11. HALTUNG: JANU SHIRSHASANA/ SITZHALTUNG MIT KOPF ZUM KNIE

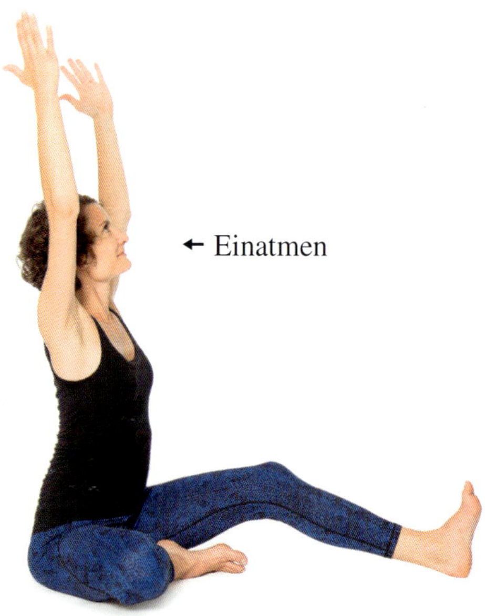

← Einatmen

Wirkung und Fokus:
Ausgleich und Dehnung des unteren Rückens und der Schultern.

Ausführung:
Bringe im Langsitz das gebeugte rechte Knie nach außen und den rechten Fuß an die Innenseite des linken Oberschenkels. Das linke Bein ist leicht gebeugt und die linke Ferse auf dem Boden aufgestellt.

Beim Einatmen:
Strecke beide Arme über den Kopf hinaus.

↓ Ausatmen

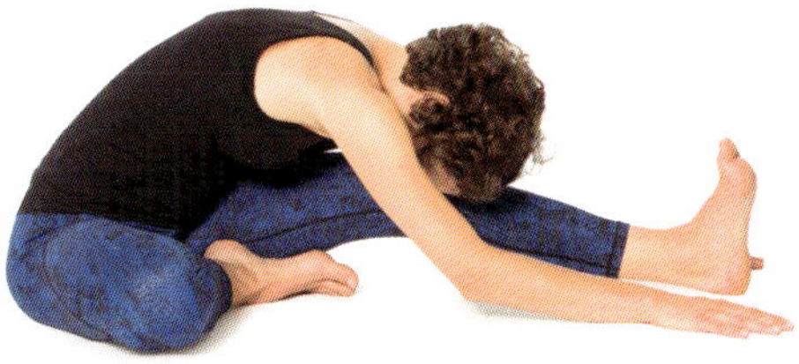

Beim Ausatmen:
Komme aus der Hüfte in eine sanfte Vorbeuge.

Wiederholung:
8x jede Seite

12. HALTUNG: SIDDHASANA/ SITZHALTUNG DER VOLLENDETEN

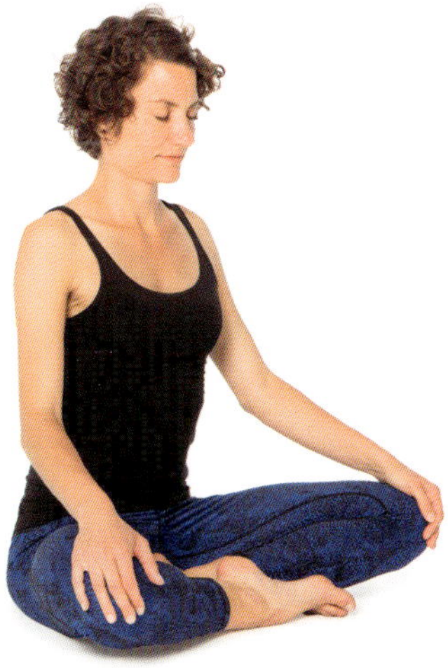

Wirkung und Fokus:
Vertiefte Einatmung im Rippen- und Brustbereich. Energetisierung und Lösen von Schulter- und Nackenverspannungen. Entwicklung von geistiger Flexibilität und Offenheit.

Ausführung:
Komme in eine angenehme Sitzhaltung mit gekreuzten Beinen.

Beim Einatmen:
Lenke den Fokus in die linken Rippen und die linke Brustkorbseite.

Beim Ausatmen:
Lasse das linke Schulterblatt sinken und löse in der linken Seite Verspannungen.

Wiederholung:
12-15 lange Atemzüge auf jeder Seite

Meditation mit Bhavana/Geistiger Ausrichtung:
„Möge ich offen und geistig flexibel sein."
7x im Geiste wiederholen und dann einige Minuten in der Meditation verweilen.

2. HALTUNG: VARIANTE URDHVA PRASARITA PADASANA/ AUFWÄRTS GESTRECKTE BEINHALTUNG

Einatmen ↓

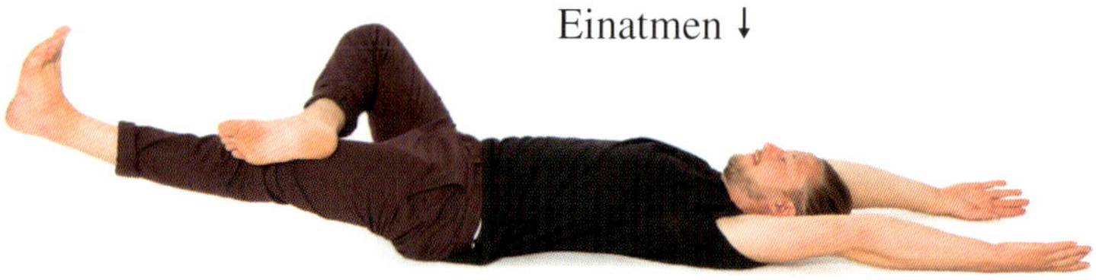

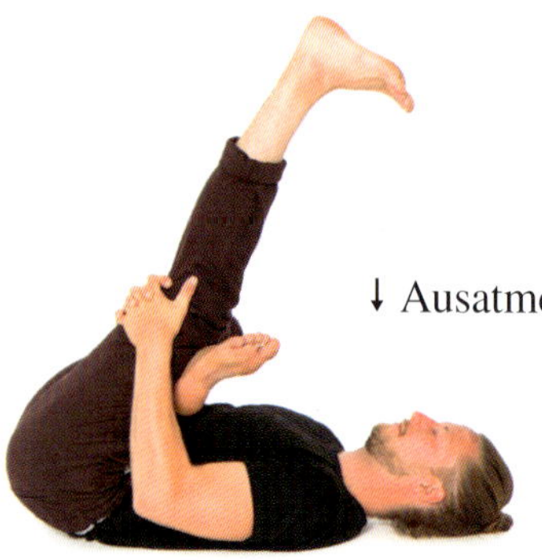

↓ Ausatmen

Wirkung und Fokus:
Dehnung der Beinrückseiten und der tiefliegenden Gesäßmuskeln. Mobilisation des Hüftgelenks.

Ausführung:
Strecke in der Rückenlage beide Arme nach hinten und hebe das gestreckte linke Bein etwas vom Boden ab. Beuge des rechte Bein und lege die Außenkante des rechten Fußes auf den linken Oberschenkel.

Beim Einatmen:
Strecke beide Arme hinter dem Kopf aus.

Beim Ausatmen:
Ziehe mit beiden Händen an der linken Beinrückseite das gestreckte Bein zum Körper an.

Wiederholung:
8-10 x jede Seite

Hinweis: Bei Kniebeschwerden ist es wichtig, den Fuß des gebeugten Beines zum Schienbein hin anzubeugen und den Winkel des gebeugten Knies so anzupassen, dass die Übung im Knie keine Schmerzen verursacht.

3. HALTUNG: VARIANTE SUKHASANA/SCHNEIDERSITZ

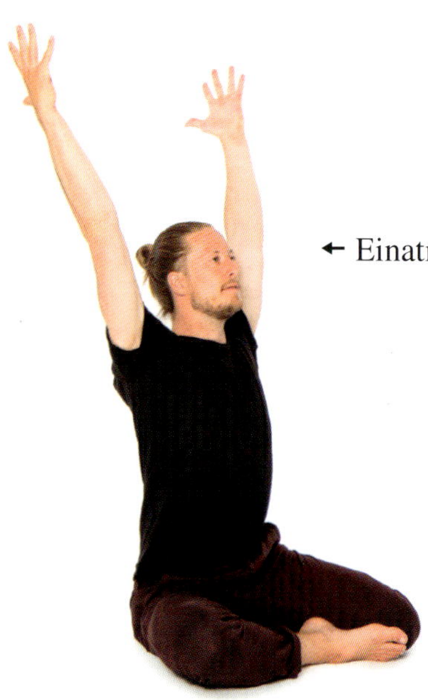

← Einatmen

Wirkung und Fokus:
Hüft-, Becken- und Sakralgelenksmobilisation und Stärkung der tiefliegenden und großen Gesäßmuskeln.

Ausführung:
Bringe in der Sitzhaltung das linke Knie des gebeugten Beines nach hinten. Bewege das rechte Knie nach außen und lege die rechte Fußsohle an die Innenseite des linken Oberschenkels.

Beim Einatmen:
Strecke beide Arme über den Kopf.

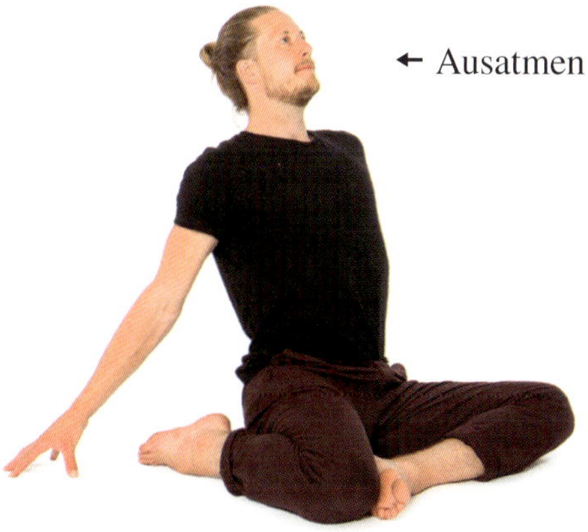

Beim Ausatmen:
Senke die Arme ab und wechsle die Position, sodass jetzt die linke Fußsohle an der Innenseite des rechten Oberschenkels liegt.

Wiederholung:
8x jede Seite

4. HALTUNG: ARDHA PADMA UTTANASANA/ VORWÄRTSBEUGE IM HALBEN LOTUS

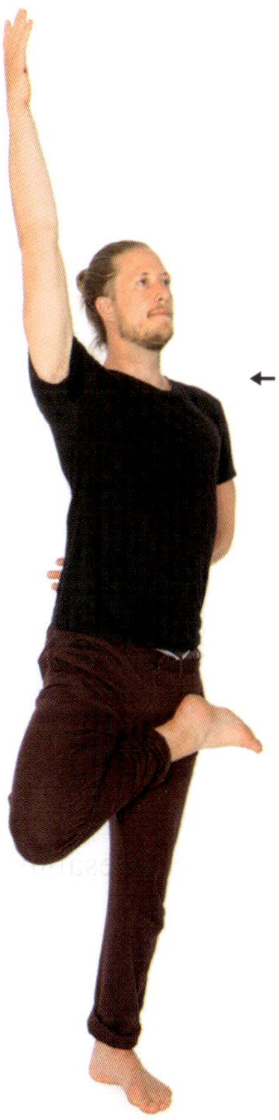

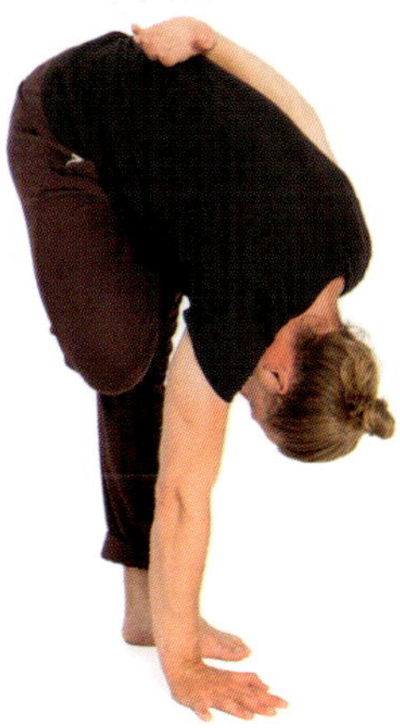

Wirkung und Fokus:
Dehnung in der Standbeinrückseite, im unteren Rücken, in den Schulter- und tiefliegenden Gesäßmuskeln. Kräftigung der vorderen Oberschenkelmuskulatur des Standbeins und der Hüfte der Standbeinseite.

Ausführung:
Komme in eine aufrechte Standhaltung und aktiviere die Standbein- und Hüftmuskulatur. Bringe dann die Außenkante des rechten Fußes auf den linken Oberschenkel und lege den linken Handrücken auf den unteren Rücken.

Beim Einatmen:
Strecke den rechten Arm über den Kopf.

Beim Ausatmen:
Komme aus der Hüfte in die Vorbeuge und lege die rechte Hand auf dem Boden auf.

Wiederholung:
8-10x jede Seite und dann 4 Atemzüge in der zweiten Haltung bleiben.

Hinweis: Bei Schmerzen an der Innen- oder Außenseite des Knies passt du den Winkel des gebeugten Beines an und beugst den Fuß, indem du die Zehen zum Schienbein ziehst.

5. HALTUNG: VARIANTE ARDHA CHANDRASANA/ HALBMONDHALTUNG

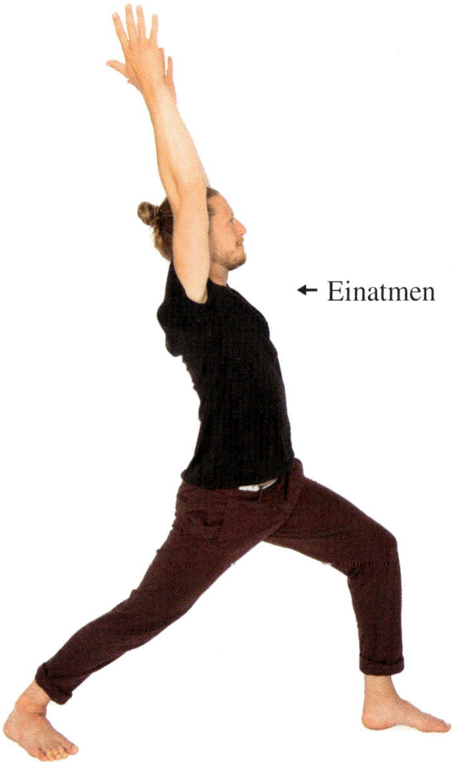

← Einatmen

Wirkung und Fokus:
Kräftigung der Standbein-, Hüft- und Gesäßmuskeln. Rotation der Wirbelsäule. Mobilisation und Kräftigung der schrägen Bauchmuskeln und der tiefen Rotatoren der Wirbelsäule.

Ausführung:
Komme aus der Standhaltung mit dem linken Bein einen großen Schritt nach vorne und setze den linken Fuß auf den Boden.

Beim Einatmen:
Strecke beide Arme über den Kopf hinaus.

Beim Ausatmen:
Beuge dich nach vorne und drehe den Oberkörper und den Kopf zur linken Seite, während du die rechte Hand außen am linken Fuß aufstellst.

Beim Einatmen:
Hebe das rechte Bein an und drehe dabei den Kopf nach unten.

Wiederholung:
8x jede Seite

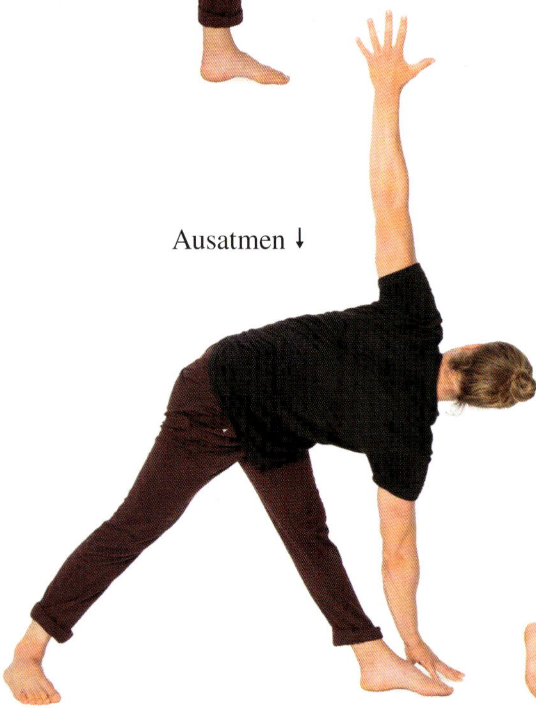

Ausatmen ↓

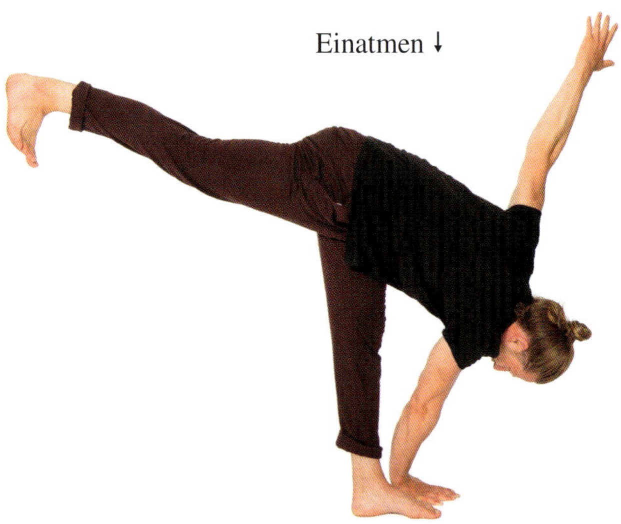

Einatmen ↓

6. HALTUNG: VARIANTE PARIVRITTI TRIKONASANA/ GEDREHTES DREIECK

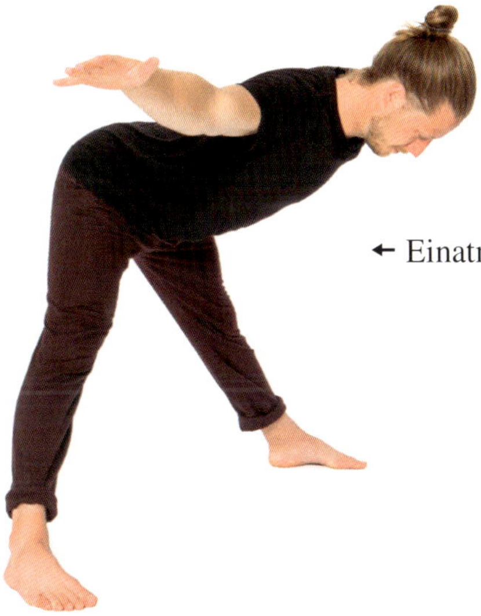

← Einatmen

↓ Ausatmen

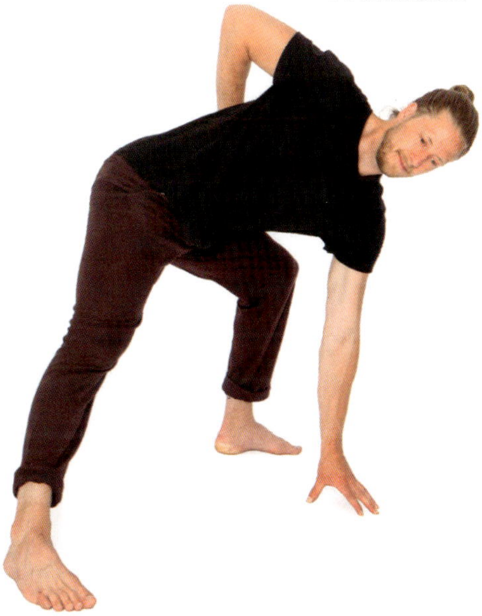

Wirkung und Fokus:
Mobilisation und Rotation in der BWS und im Schulterbereich.

Ausführung:
Komme in eine Seitgrätsche. Die Füße sind dabei weit auseinander aufgestellt.

Beim Einatmen:
Breite in der halben Vorbeuge der Grätsche die Arme seitlich aus.

Beim Ausatmen:
Beuge dich aus der Hüfte nach unten Richtung linken Fuß und komme gleichzeitig in eine Drehung zur rechten Seite. Das linke Knie wird dabei gebeugt und der rechte Handrücken auf der linken Schulter platziert. Das Körpergewicht folgt ein wenig zur linken Seite und der Kopf dreht nach rechts, sodass der Blick auf den rechten Fuß gerichtet ist.

Wiederholung:
8x jede Seite und dann 4 Atemzüge in der Drehung bleiben.

7. HALTUNG: UTTHITA PARSHVA KONASANA/ STEHENDE SEITLICHE WINKELHALTUNG

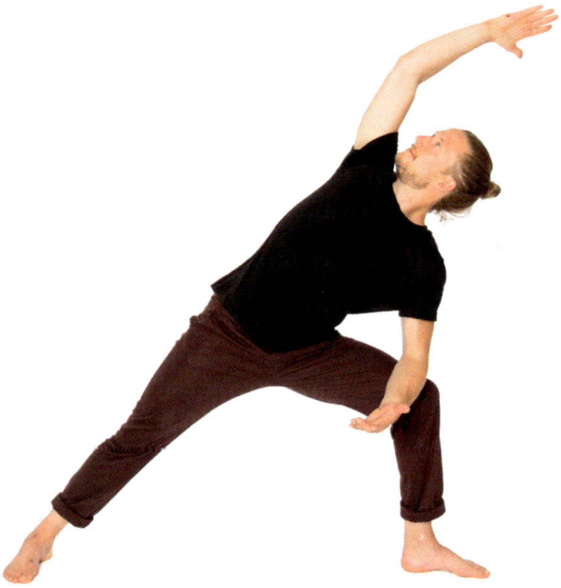

Wirkung und Fokus:
Dehnung und Kräftigung der tiefen Rückenstrecker-, Lenden- und Zwischenrippenmuskeln. Förderung der Beweglichkeit der Wirbelsäule und verbesserte Flankenatmung.

Ausführung:
Drehe aus der Grätschhaltung den linken Fuß nach außen.

Beim Ausatmen:
Komme in eine leichte Seitbeuge und strecke den rechten Arm seitlich über den Kopf hinaus, während der Kopf nach rechts oben dreht. Schiebe die rechte Fußaußenkante fest in den Boden und ziehe die rechte Rumpfseite von der Fußaußenkante weg.

Beim Einatemen:
Weite die Flanken und die Rippen, sodass die Flankenatmung intensiver wird.

Wiederholung:
6-8 Atemzüge in der Haltung bleiben.

Hinweis: Falls die Haltung zu anstrengend für den Nacken ist, kannst du den Kopf nach unten drehen.

8. HALTUNG: VARIANTE EKAPADA RAJAKAPOTASANA/ EINBEINIGE TAUBENHALTUNG

Einatmen →

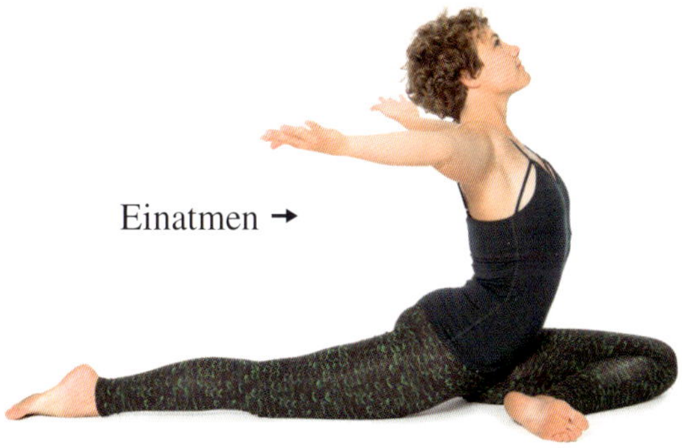

↓ Ausatmen

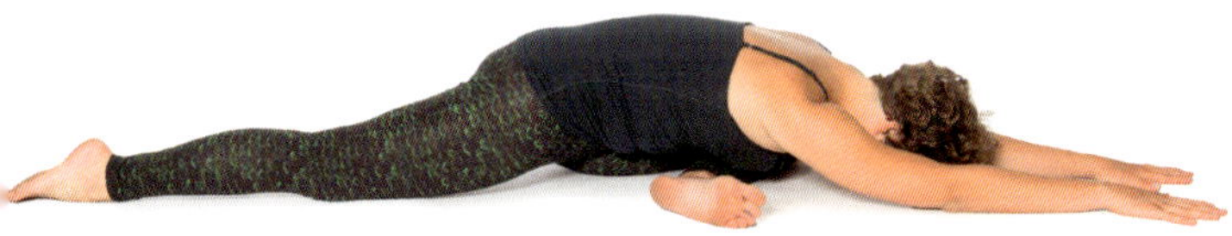

Wirkung und Fokus:
Dehnung der tiefliegenden und großen Gesäßmuskeln, der Oberschenkelvorderseiten und der Hüftbeuger. Kräftigung des Beckenbodens und der Rückenmuskulatur.

Ausführung:
Komme in den Kniestand, strecke das rechte Bein nach hinten aus und beuge das linke Bein, wobei du das linke Knie zur linken Seite hin platzierst. Beide Arme sind jeweils seitlich am Körper positioniert.

Beim Einatmen:
Richte aus deiner aktiven Mitte und der Kraft aus dem Beckenboden den Oberkörper auf. Dabei weitest du den Brustkorb und hebst deine Arme seitlich an.

Beim Ausatmen:
Beuge dich aus der Hüfte nach vorne und lege die Hände auf dem Boden auf.

Wiederholung:
8-10x und 4 Atemzüge in der zweiten Haltung bleiben.

9. HALTUNG: VARIANTE SUPTA PARSHVA PADANGUSTHASANA/ LIEGENDE HALTUNG DES DAUMENS ZUM FUSS

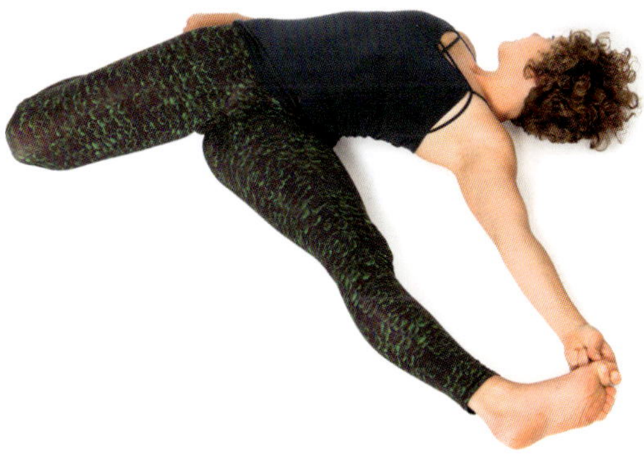

Wirkung und Fokus:
Dehnung der Brust- und Nackenmuskulatur, der Beinrückseiten und Oberschenkelmuskulatur. Mobilisation in der Brust- und Halswirbelsäule.

Ausführung:
Strecke in der Rückenlage das linke Bein seitlich aus und fasse mit Daumen und Zeigefinger der linken Hand den großen Zeh. Beuge dann das rechte Knie und fasse mit der rechten Hand den rechten Fußrücken. Den Kopf kannst du, wenn möglich, nach rechts drehen.

Wiederholung:
6-8 Atemzüge auf jeder Seite bleiben.

10. HALTUNG: DVIPADA PITHAM/SCHULTERBRÜCKE

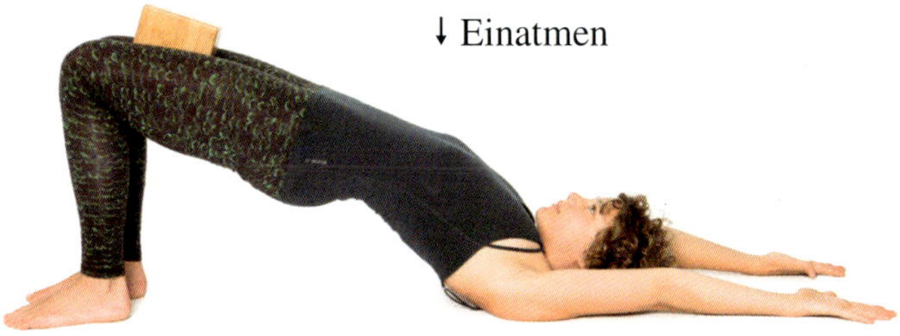

↓ Einatmen

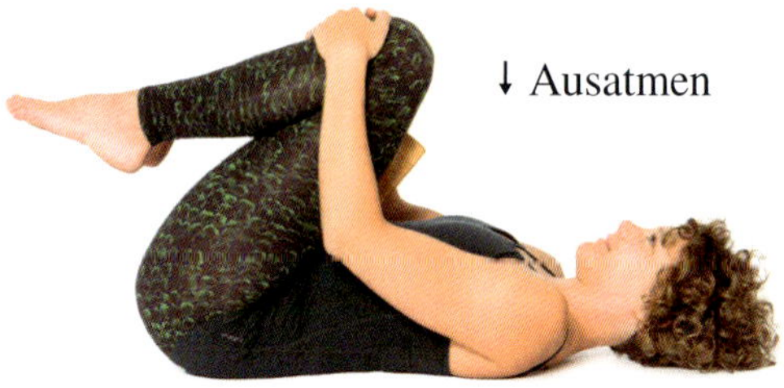

↓ Ausatmen

Wirkung und Fokus:
Weitung des Brustkorbs. Kräftigung des Beckenbodens und der tiefen Bauchmuskulatur.

Ausführung:
Stelle in der Rückenhaltung die Füße hüftbreit auseinander und nahe beim Gesäß auf. Zwischen die Beine klemmst du dir einen Yoga-Block.

Beim Einatmen:
Hebe das Becken und strecke beide Arme nach hinten über den Kopf. Das Gewicht liegt auf den Schultern und der Nacken wird nicht belastet.

Beim Ausatmen:
Senke den Oberkörper und das Gesäß auf den Boden ab, während du die Arme wieder in die Ausgangsstellung bringst. Dabei presst du mit den Beininnenseiten den Block zusammen.

Wiederholung:
8-10x

11. HALTUNG: BHARADVAJASANA/ HALTUNG DES WEISEN BHARADVAJA

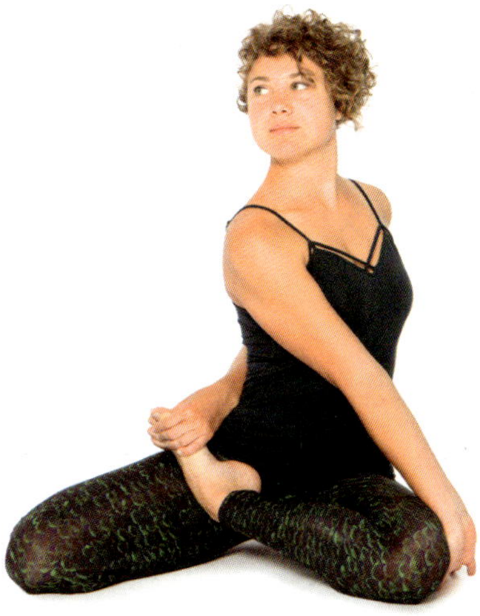

Wirkung und Fokus:
Starke Rotation und Mobilisation der Wirbelsäule. Kräftigung und Dehnung der tiefliegenden Rücken-, Nacken- und schrägen Bauchmuskeln.

Ausführung:
Beuge aus der Sitzhaltung den rechten Unterschenkel nach hinten und außen. Der rechte Fuß liegt seitlich neben der rechten Hüfte auf dem Boden. Das linke Bein wird nach innen eingebeugt und der linke Fuß wird in die rechte Leiste gelegt. Die rechte Hand wird auf der linken Knieaußenseite auf den Boden gelegt, während die linke Hand vom Rücken her kommend den linken Fuß greift.

Beim Einatmen:
Strecke die Wirbelsäule über den Scheitel nach oben in den Himmel.

Beim Ausatmen:
Drehe die Schultern nach links, den Kopf in die Gegenrichtung nach rechts.

Wiederholung:
8-10 Atemzüge auf jeder Seite in der Haltung bleiben.

Hinweis: Falls das für das linke Knie eine zu große Winkelbelastung ist und Schmerzen verursacht, kannst du als Anpassung die linke Fußsohle an der Innenseite des rechten Oberschenkels platzieren.

12. HALTUNG: SIDDHASANA/ SITZHALTUNG DER VOLLENDETEN

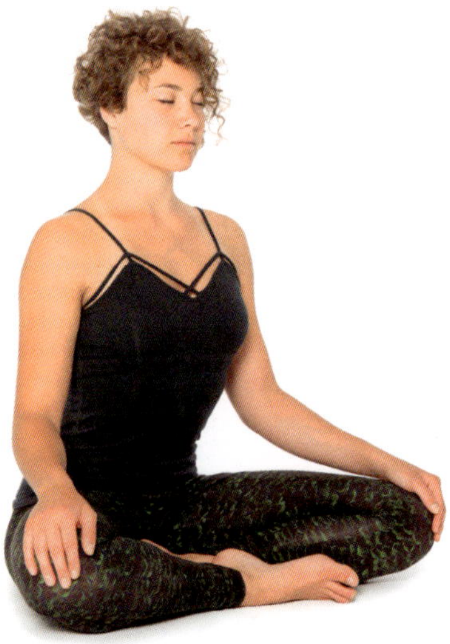

Wirkung und Fokus:
Verlängerung der Einatmung, Förderung der Lungenkapazität und starke Energetisierung durch die vertiefte Brust- und Rippenatmung. Harmonisierung von männlicher und weiblicher Kraft.

Ausführung:
Komme in eine angenehme Sitzhaltung mit gekreuzten Beinen.

Beim Einatmen:
Atme zuerst in den Schlüsselbeinbereich, dann in die seitlichen Rippen, dann in den Brustkorb und zum Schluss noch hinunter bis in den Bauch. Indem du die Einatmung von oben bis zum Bauch jedes Mal bewusst verlängerst dehnst du deine Einatmung schrittweise aus, ohne dabei deine Grenze zu überschreiten.

Beim Ausatmen:
Atme sehr langsam und lange aus.

Hinweis: Bei gesundheitlichen Beschwerden wie Herzproblemen, Augendruck, hohem Blutdruck oder Asthma darf die Einatmung keinesfalls zu stark forciert werden.

Meditation mit Bhavana/Geistiger Ausrichtung:
„Mögen meine männlichen und weiblichen Kräfte in Harmonie miteinander verbunden sein."
7x in Geiste wiederholen und 10-15 Minuten in Meditation verweilen.

13. HALTUNG: SHAVASANA/TOTENSTELLUNG

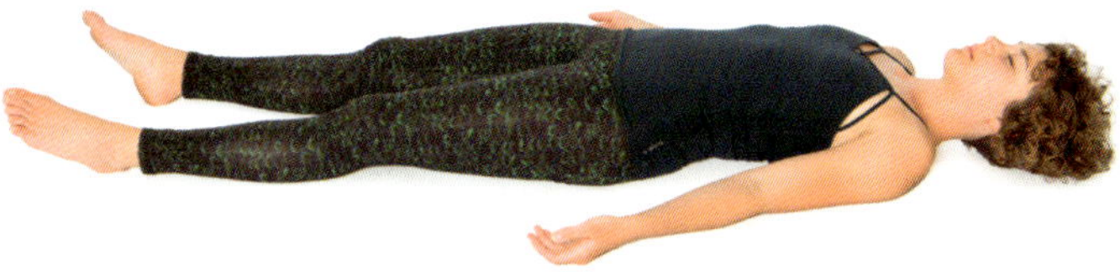

Wirkung und Fokus:
Tiefe Entspannung und Verinnerlichung der Praxis.

Ausführung:
Lege dich in die Rückenlage. Die Beine sind ausgestreckt. Spüre beide Körperhälften und lenke die Aufmerksamkeit auf die Seite, die sich weniger energetisch anfühlt. Zum Abschluss verweilst du mit der Aufmerksamkeit auf beiden Seiten und verinnerlichst die Praxis im stillen Gewahrsein.

Wiederholung:
5-7 Minuten

Seitbeugen

Zielsetzung und Wirkungen

Mit Seitbeugen üben wir den Körper darin, aus seiner Mitte heraus auf beiden Seiten flexibel zu sein. Dadurch wird auch die Flexibilität der Wirbelsäule gefördert. Seitbeugen führen zu einer abwechselnden Dehnung und Kräftigung der Säge-, Lenden-, tiefliegenden Rücken- und Bauchmuskulatur. Bei den stehenden Seitbeugen werden im gebeugten Standbein die Fuß-, Oberschenkel- und Bauchmuskulatur gekräftigt und beim gestreckten Bein die seitliche Muskelkette, die Außenseite des Schienbeins, die Schenkelbindemuskeln, die Adduktoren, die Lenden- sowie die seitlichen Zwischenrippenmuskeln gedehnt. Eine Seite wird geöffnet und somit entsteht mehr Raum für die Flankenatmung, während die andere Seite kontrahiert wird, was die Flankenatmung auf dieser Seite einschränkt. Die stehenden Seitbeugen eignen sich, um die Stabilität in den Füßen, Knien, Hüften, im Becken und unteren Rücken zu trainieren, während der obere Bereich der Wirbelsäule in seiner Flexibilität gefordert wird. Seitbeugen können dazu beitragen, Asymmetrien in der Wirbelsäule, im Becken- und Schulterbereich auszugleichen. Sie fördern auch die Dehnung der Leisten und der Innenseite der Beine und verbessern die Durchblutung der Fortpflanzungsorgane. Durch die Seitbeugen dehnen und kräftigen wir außerdem den Arm-, Schulter- und Nackenbereich und unterstützen die strukturelle Integrität im unteren und oberen Körper. Durch die Kompression der Lungen und Nieren kann deren Durchblutung angeregt werden.

Auf der energetischen Ebene können Seitbeugen einerseits innere Anspannung lösen und gleichzeitig durch die Öffnung im Brust- und Rippenbereich anregend wirken. Auf der geistigen Ebene laden sie uns ein, uns zu beiden Polen hinzubewegen, was jegliche Einseitigkeit lösen kann und uns wieder in unsere Mitte bringt.

Die optimale Ausführung von Seitbeugen

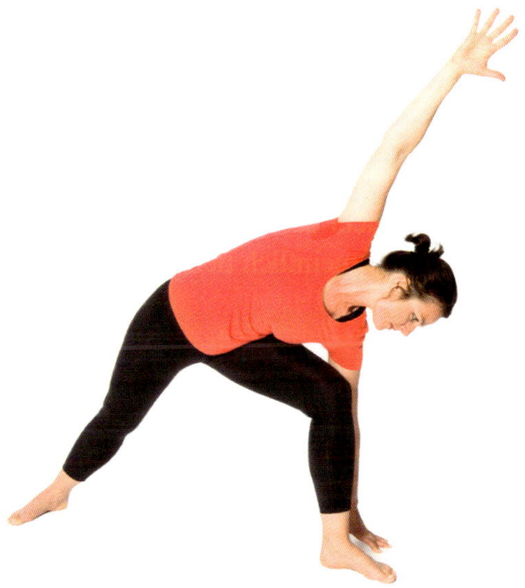

1. Füße gleichmäßig und stabil belasten.
2. Die optimale Knie- und Beinachsenausrichtung durch Aktivität der Oberschenkel und der tiefliegenden Gesäßmuskulatur.
3. Becken- und Wirbelsäule in der Ausgangshaltung aufrichten.
4. Mit der Ausatmung in die Seitbeuge gehen und die gegenüberliegende Taille und Rippenseite lang halten.
5. Die Halswirbelsäule immer in der Verlängerung der Brustwirbelsäule belassen. Den Kopf nicht hängenlassen und keine Stauchung in der Halswirbelsäule zulassen.
6. Während der statischen Ausführung einer Seitbeuge mit dem Einatmen die Wirbelsäule verlängern, um die einseitige Bandscheibenbelastung zu verringern.
7. Die Dehnung über zwei voneinander wegfließende Pole optimieren.

Basisprogramm für Seitbeugen

- **Wirkungen und Ziele:**
- Beweglichkeit und Mobilisierung der ganzen Wirbelsäule
- Ausgleich von seitlichen Asymmetrien
- Kräftigung und Dehnung der tiefen Rückenmuskeln, Zwischenrippenmuskeln, schrägen Bauch-, Lenden- und Hüftmuskeln sowie der seitlichen Muskelketten im Bein
- Kräftigung der Schulter-, Hals- und Nackenmuskeln
- Verbesserte Rippenatmung
- Anregung der Lungen- und Nierenfunktion
- Entwicklung geistiger Flexibilität für neue Sichtweisen
- Entwicklung einer geistigen Mitte bzw. Zentrierung

1. HALTUNG: SIDDHASANA/ SITZHALTUNG DER VOLLENDETEN

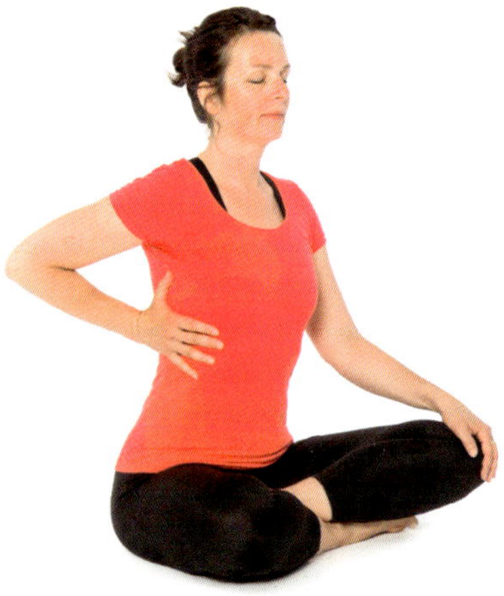

Wirkung und Fokus:
Verbesserte Rippenatmung. Anregung der Lungenfunktion und verbesserte Einatmung.

Ausführung:
Komme in eine angenehme Sitzhaltung mit gekreuzten Beinen. Lege die rechte Hand auf die rechten seitlichen Rippen.

Beim Einatmen:
Lenke den Atem bewusst in die seitlichen Rippen der rechten Seite.

Beim Ausatmen:
Lenke den Fokus auf die gegenüberliegende linke Rippenseite.

Wiederholung:
10x jede Seite

2. HALTUNG: SIDDHASANA/ SITZHALTUNG DER VOLLENDETEN

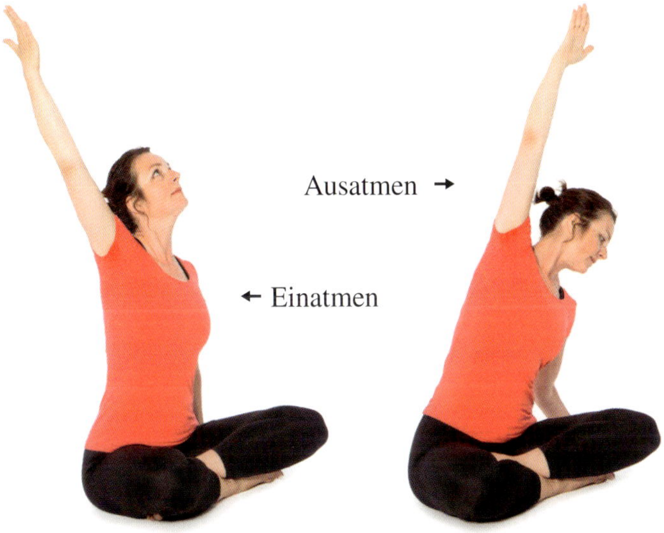

Wirkung und Fokus:
Mobilisation der Wirbelsäule und Dehnung der Flanken und Lendenmuskeln.

Ausführung:
In der Sitzhaltung.

Beim Einatmen:
Hebe den rechten Arm seitlich in die Senkrechte an.

Beim Ausatmen:
Beuge dich seitlich nach links und ziehe mit dem rechten Arm zur linken Seite. Dabei schiebst du den rechten Sitzbeinhöcker fest in den Boden, während du den Rumpf über der Hüfte nach oben vom Sitzbeinhöcker wegziehst.

Wiederholung:
8-10x jede Seite

3. HALTUNG: CHAKRAVAKASANA/VIERFÜSSLERHALTUNG

Einatmen ↓

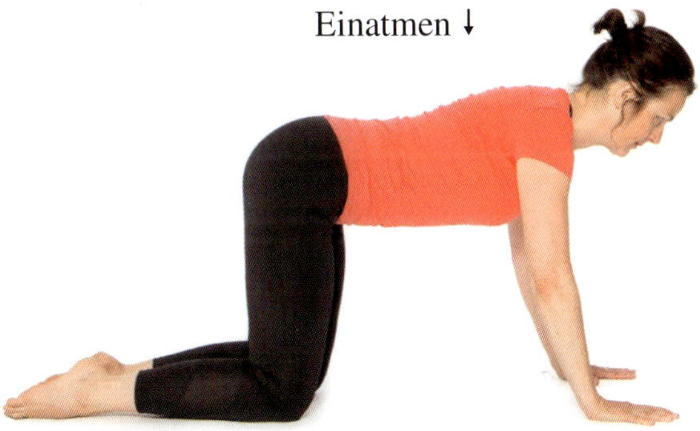

Ausatmen ↓

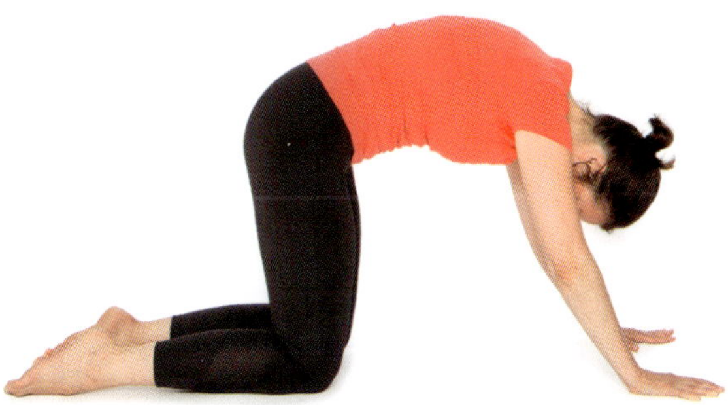

Wirkung und Fokus:
Mobilisation der Brustwirbelsäule, des Nackens und der Rippen. Dehnung im Schulter- und Nackenbereich.

Ausführung:
Komme in die Vierfüßlerhaltung. Die Hände sind dabei etwas vor den Schultergelenken platziert.

Beim Einatmen:
Weite den Brustkorb und die Rippen, indem du dein Brustbein nach vorne und oben schiebst und die Schultern dabei möglichst weit auseinander bleiben.

Beim Ausatmen:
Sauge den Nabel zur Lendenwirbelsäule, runde die ganze Wirbelsäule und rolle den Kopf ein.

Wiederholung:
10x

4. HALTUNG: VAJRASANA/DIAMANTHALTUNG

Einatmen →

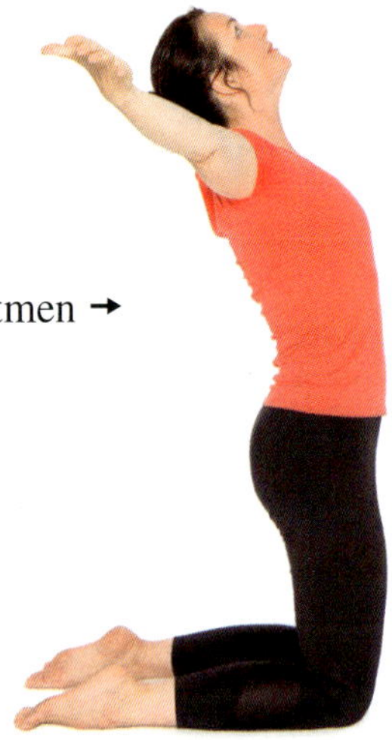

↓ Ausatmen

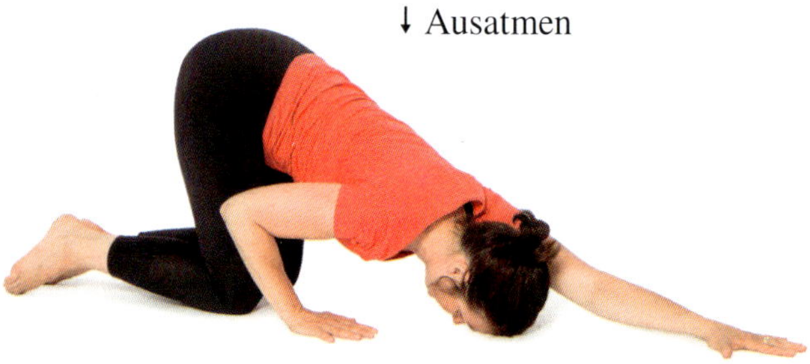

Wirkung und Fokus:
Dehnung der Brust-,Schulter- und großen Rückenmuskeln.

Ausführung:
Komme in den Kniestand.

Beim Einatmen:
Hebe die Arme seitlich an und beuge dich nach hinten in eine Rückbeuge.

Beim Ausatmen:
Beuge dich nach vorne und lege die Hand des linken ausgestreckten Arms auf der rechten Seite auf den Boden, während du die Hand des gebeugten rechten Arms seitlich vom Schultergelenk platzierst.

Wiederholung:
8-10x und dann 4 Atemzüge in der zweiten Haltung bleiben.

5. HALTUNG: VINYASA UTTANASANA/ VORWÄRSTBEUGE IM STEHEN

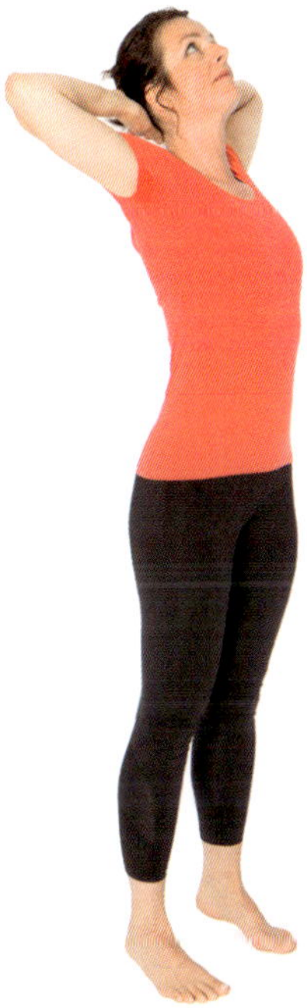

← Einatmen

Ausatmen ↓

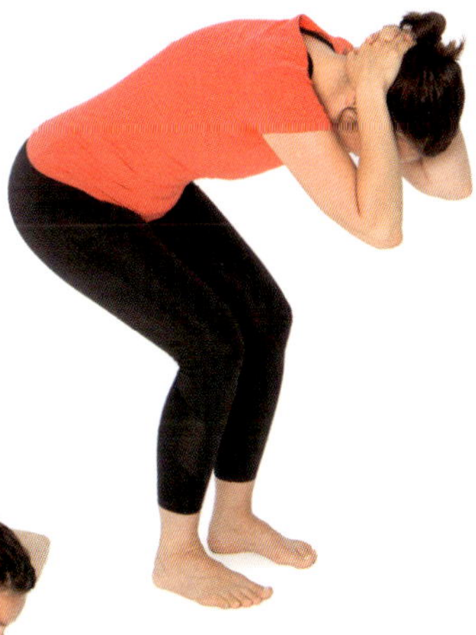

Einatmen →

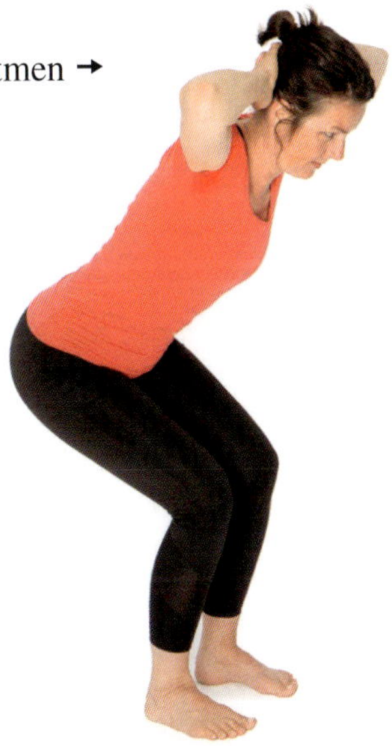

↓ Ausatmen

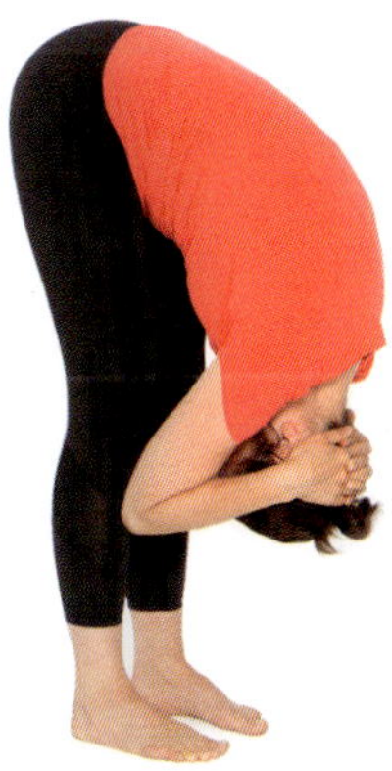

Wirkung und Fokus:
Mobilisation der Schultergelenke und Schulterblätter. Kräftigung der Oberschenkel und Rückenstrecker. Kräftigung und Dehnung zwischen den Schulterblättern und den Sägemuskeln.

Ausführung:
Komme in die aufrechte Standhaltung. Die Füße stehen dabei hüftbreit auseinander. Beide Hände sind mit den Fingerspitzen am Hinterkopf aufgelegt und die Ellbogen sind nach außen gezogen.

Beim Einatmen:
Hebe die Fersen vom Boden ab und komme in eine leichte Rückbeuge, während du die Muskeln zwischen den Schulterblättern aktivierst.

Beim Ausatmen:
Komme mit gebeugten Knien in die halbe Hocke und bewege beide Ellbogen nach vorne.

Beim Einatmen:
Bringe die Ellbogen wieder nach außen und weite den Brustkorb, indem du dein Brustbein hebst.

Beim Ausatmen:
Komme mit gestreckten Beinen in die Vorbeuge und lege die Ellbogen auf die Schienbeine.

Wiederholung:
8x

6. HALTUNG: VARIANTE UTTHITA PARSHVA KONASANA/ SEITLICH GEDREHTE WINKELHALTUNG

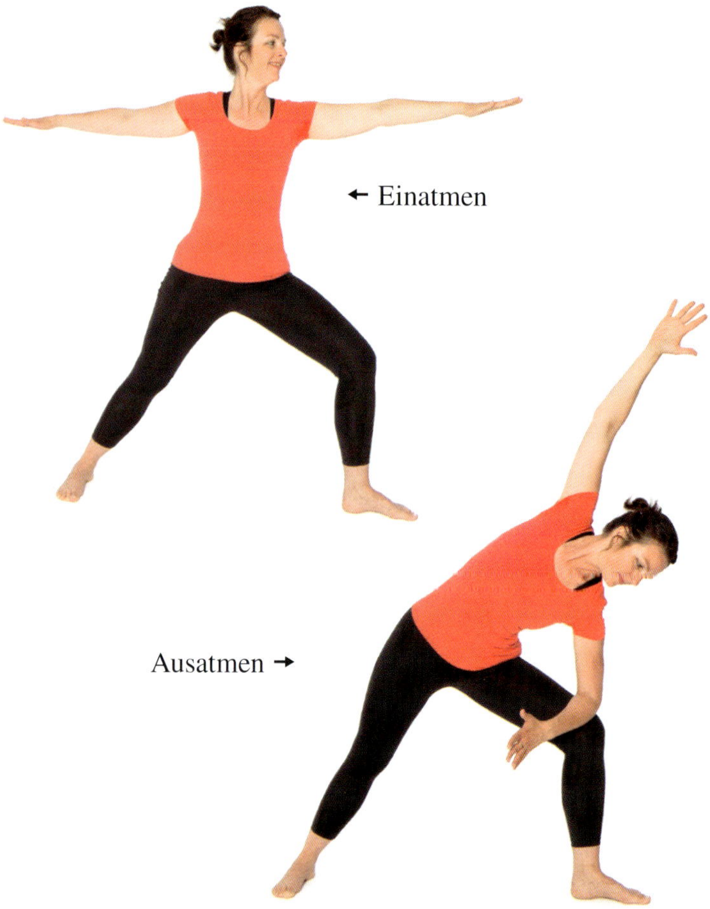

Wirkung und Fokus:
Dehnung und Kräftigung der Zwischenrippen-, Lenden- und Schultermuskulatur.

Ausführung:
Bringe in der Standhaltung den rechten Fuß 45 Grad nach außen und mache mit dem linken Fuß einen großen Schritt nach vorne. Beuge das vordere linke Bein.

Beim Einatmen:
Bringe die Arme seitlich auf Schulterhöhe.

Beim Ausatmen:
Ziehe den Rumpf nach links in eine Seitbeuge. Den rechten gestreckten Arm ziehst du über den Kopf; er bildet eine weitere Verlängerung in der Linie von der Fußaußenkante zu den Fingerspitzen. Die zwei Pole – Fußaußenkante und der Rumpf – fließen voneinander weg und schaffen so die Dehnung in der ganzen seitlichen Muskelkette.

Wiederholung:
8x und dann 4 Atemzüge in der zweiten Haltung bleiben.

7. HALTUNG: UTTHITA TRIKONASANA/ STEHENDE DREIECKSHALTUNG

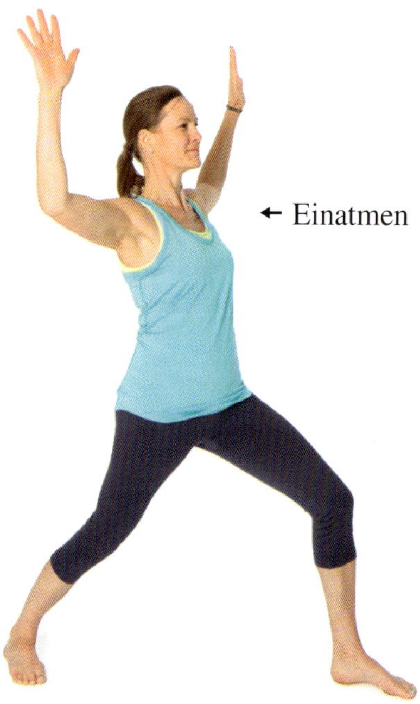

Wirkung und Fokus:
Mobilisation der Brustwirbelsäule, der Schultern und des Nackens. Kräftigung der schrägen Rumpf-, Rückenstrecker- und rückwärtigen Schultermuskulatur sowie der Halsmuskeln. Dehnung der Brust-, Arm-, Zwischenrippen-, Rumpf- und Beinmuskeln.

Ausführung:
Drehe aus der Standhaltung wieder den rechten Fuß 45 Grad nach außen und mache mit dem linken Fuß einen großen Schritt nach vorne. Beuge das linke Knie.

Beim Einatmen:
Hebe die gebeugten Arme auf Schulterhöhe und weite den Brustkorb. Achte dabei auf die Beckenaufrichtung.

Ausatmen ↓

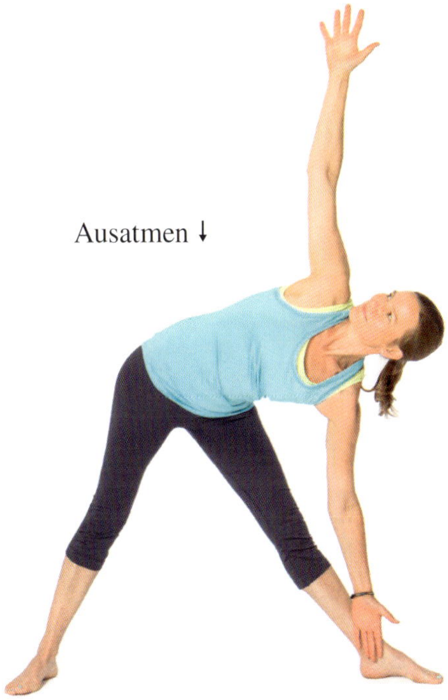

Beim Ausatmen:
Beuge dich aus der Hüfte in eine halbe Vorbeuge. Dein Becken bleibt stabil, während du die Brustwirbelsäule zur linken Seite aufdrehst. Die linke Schulter und der Arm fließen in die Drehung mit, während du das linke Bein möglichst streckst. Die rechte Hand legst du auf das linke Schienbein. Dein Nacken ist lang und der Kopf ist so gedreht, dass du nach oben zur ausgestreckten Hand schaust.

Wiederholung:
8-10x jede Seite und dann 3 Atemzüge in der zweiten Haltung bleiben.

8. HALTUNG:VARIANTE PRASARITA PADOTTANASANA/ GRÄTSCHE

Einatmen →

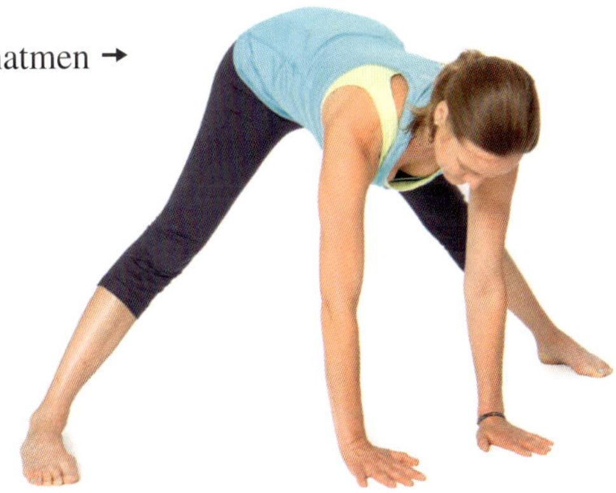

Ausatmen →

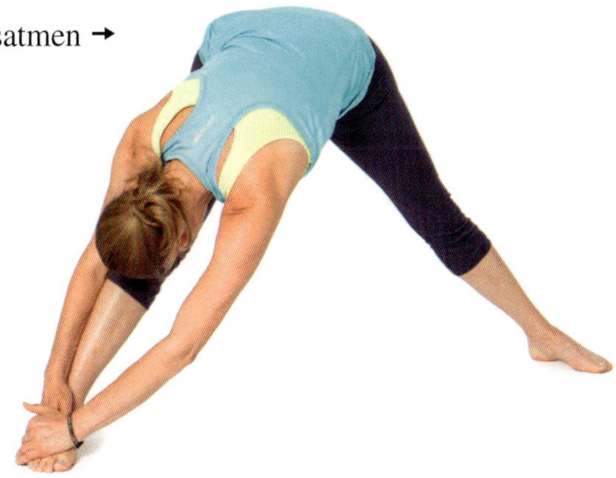

Wirkung und Fokus:
Dehnung der Beinrückseiten, des Gesäßes, der Adduktoren und der ganzen Rückenmuskulatur. Seitliche Mobilisation der Wirbelsäule.

Ausführung:
Komme in eine Seitgrätsche. Die Füße stehen dabei weit auseinander. Beuge dich aus der Hüfte nach vorne.

Beim Einatmen:
Stütze beide Hände in der Mitte zwischen den Füßen auf und hebe mit gestreckten Armen den Oberkörper an, während du den Nacken und die Wirbelsäule streckst.

Beim Ausatmen:
Drehe den Oberkörper seitlich nach rechts und fasse mit beiden Händen den rechten Fuß.

Wiederholung:
8-10 jede Seite und dann 4 Atemzüge in der zweiten Haltung bleiben.

9. HALTUNG: VARIANTE ARDHA MATSYENDRASANA/ HALBER DREHSITZ

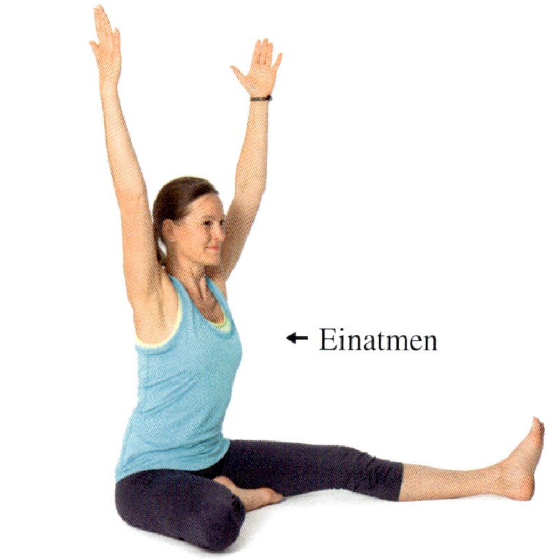

← Einatmen

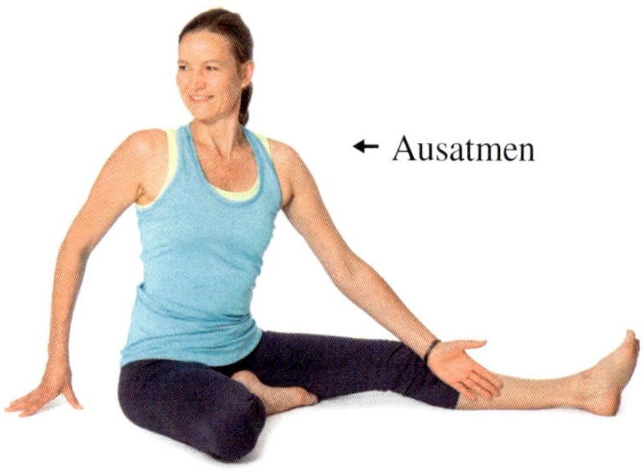

← Ausatmen

Wirkung und Fokus:
Mobilisierung der Schultergelenke, der Brust- und Halswirbelsäule. Dehnung der Brustmuskeln. Kräftigung und Dehnung der schrägen Rumpfmuskeln.

Ausführung:
Komme in den Langsitz und beuge das rechte Knie nach außen, während du die rechte Fußsohle an der linken Beininnenseite anlegst.

Beim Einatmen:
Strecke beide Arme über den Kopf hinaus.

Beim Ausatmen:
Drehe den Oberkörper zur rechten Seite, senke die Arme ab und lege die Fingerkuppen des rechten gebeugten Arms hinter dem Körper auf den Boden auf, während du die linke Hand an der Innenseite des linken Beines ablegst.

Wiederholung:
8-10x jede Seite

10. HALTUNG: VARIANTE UPAVISTHA KONASANA/ SITZENDE WINKELHALTUNG

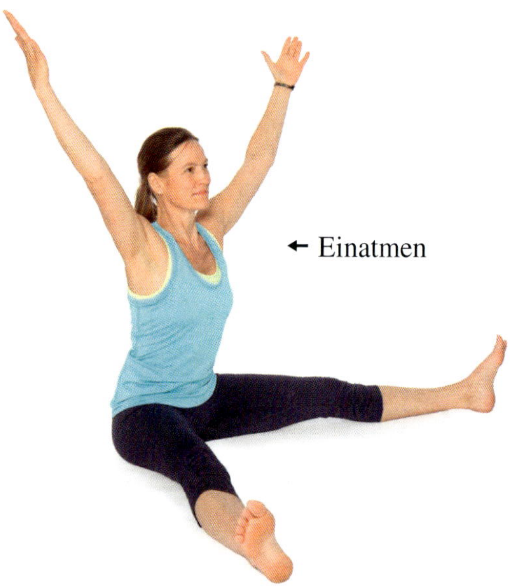

← Einatmen

Wirkung und Fokus:
Seitliche Mobilisation der Wirbelsäule und Dehnung der Flanken. Kräftigung in der Lenden- und Zwischenrippenmuskulatur.

Ausführung:
Spreize im Langsitz beide Beine weit auseinander und richte das Becken auf.

Beim Einatmen:
Hebe beide Arme seitlich über den Kopf.

Ausatmen →

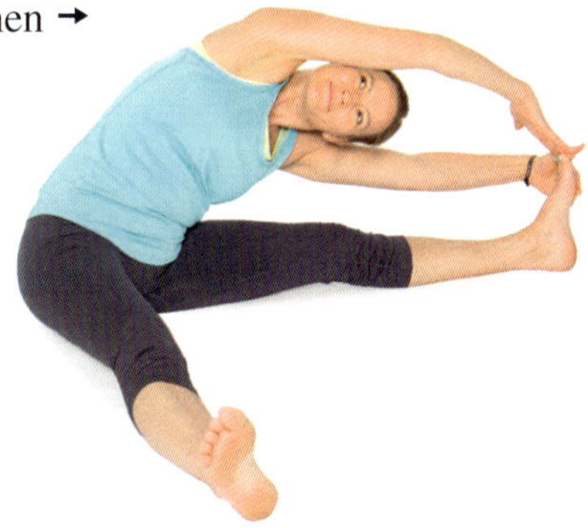

Beim Ausatmen:
Beuge dich seitlich nach links, während du den rechten Sitzbeinhöcker in den Boden schiebst und mit der linken Hand den linken Fuß fasst. Den rechten gestreckten Arm ziehst du seitlich über den Kopf in die Verlängerung des Rumpfes, um die Flankendehnung zu verstärken.

Wiederholung:
8x jede Seite und dann 6 Atemzüge in der zweiten Haltung bleiben.

11. HALTUNG: SIDDHASANA/ SITZHALTUNG DER VOLLENDETEN

Einatmen →

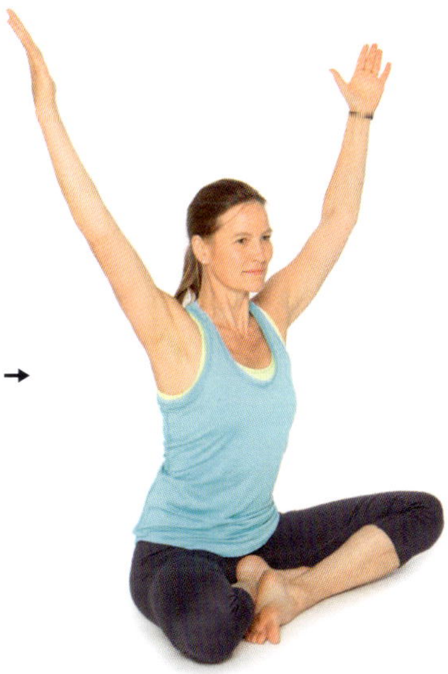

Wirkung und Fokus:
Ausgleich von Nacken und Schultern.

Ausführung:
Komme in eine angenehme Sitzhaltung.

Beim Einatmen:
Strecke beide Arme über den Kopf.

Beim Ausatmen:
Senke beide Arme seitlich ab und drehe den Kopf mit langem Nacken zur rechten Seite.

Wiederholung:
8-10x jede Seite

Ausatmen →

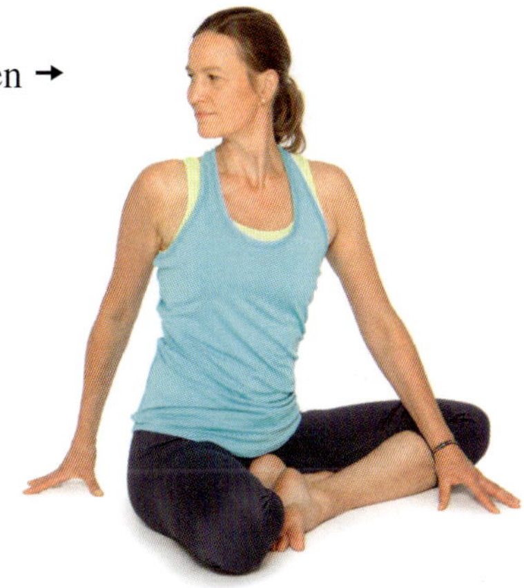

12. HALTUNG: SIDDHASANA/ SITZHALTUNG DER VOLLENDETEN

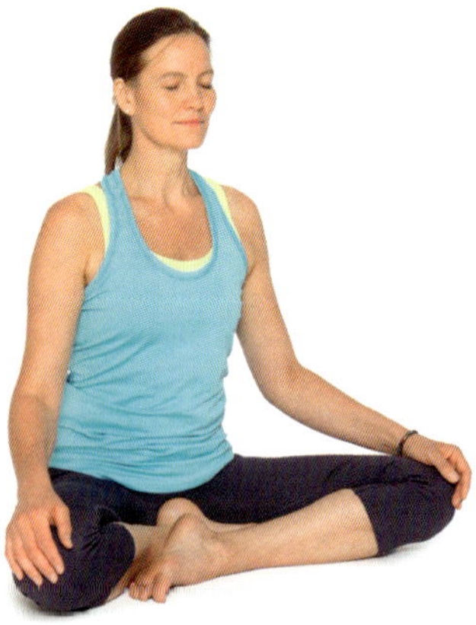

Wirkung und Fokus:
Vertiefte Einatmung in die Rippen und Energetisierung durch intensivere Einatmung.
Stärkung der Lungenfunktion und Lösung von Verspannungen im Schulter- und Rippenbereich. Entwicklung der geistigen Mitte.

Beim Einatmen:
In den linken Rippenbereich atmen.

Beim Ausatmen:
Das linke Schulterblatt entspannen und fallen lassen.
Wiederholung: Auf jeder Seite 12 Atemzüge

Ausführung:
Komme in eine angenehme Sitzhaltung.

Meditation mit Bhavana/geistiger Ausrichtung:
„Möge ich in meiner geistigen Mitte sein.“
7x im Geiste wiederholen und dann in der Meditation verweilen.

13. HALTUNG: SHAVASANA/TOTENSTELLUNG

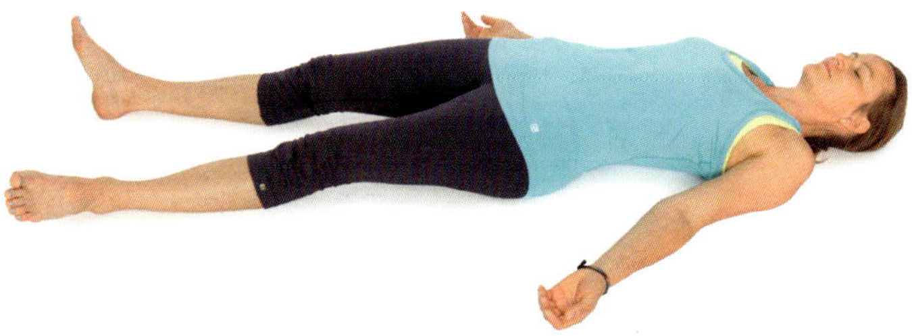

Wirkung und Fokus:
Tiefe Entspannung und Verinnerlichung der Praxis.

Ausführung:
Komme in die Rückenlage.

Beim Ausatmen:
Lasse den ganzen Körper in den Boden sinken.

Beim Einatmen:
Beobachte ganz passiv den natürlichen Einatem.

Wiederholung:
8-10x und dann in der Stille einige Minuten verweilen.

Seitbeugen für Fortgeschrittene

Wirkungen und Ziele:

- Gute Beweglichkeit der BWS, HWS, Rippen und Schultern
- Starke Dehnung der Adduktoren, der seitlichen Zwischenrippenmuskeln und Lenden
- Kräftigung der Hüften und Beine, der Rumpf-, Arm- und Schultermuskeln
- Lösen von Spannungen im unteren Rücken, Nacken und Schultergürtel
- Verbesserte Lungen- und Nierenfunktion
- Kraftvollere Ein- und Ausatmung
- Entwicklung von Leichtigkeit

1. HALTUNG: SIDDHASANA/ SITZHALTUNG DER VOLLENDETEN

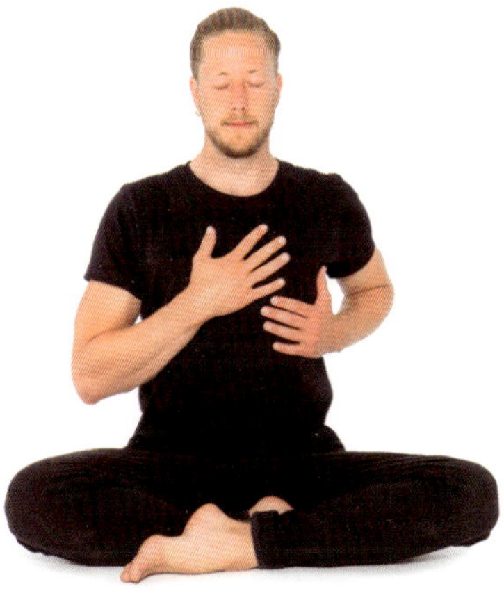

Wirkung und Fokus:
Tiefere Rippen- und Brustkorbatmung. Mobilisation der Rippen.

Ausführung:
Komme in eine angenehme Sitzhaltung mit gekreuzten Beinen und lege die rechte Hand auf die linke Brust und die linke Hand auf die seitliche linke Rippenmuskulatur.

Beim Einatmen:
Lege den Fokus auf die linke Seite, wo die Hände aufliegen, verlängere die Atmung bewusst und halte dann den Atem für kurze Zeit an. Verweile in der Atemfülle.

Beim Ausatmen:
Lasse den Atem sehr langsam ausströmen und löse Spannung im linken Rippen- und Schulterbereich.

Wiederholung:
12-15 Atemzüge auf jeder Seite

2. HALTUNG: VARIANTE VAJRASANA/DIAMANTHALTUNG

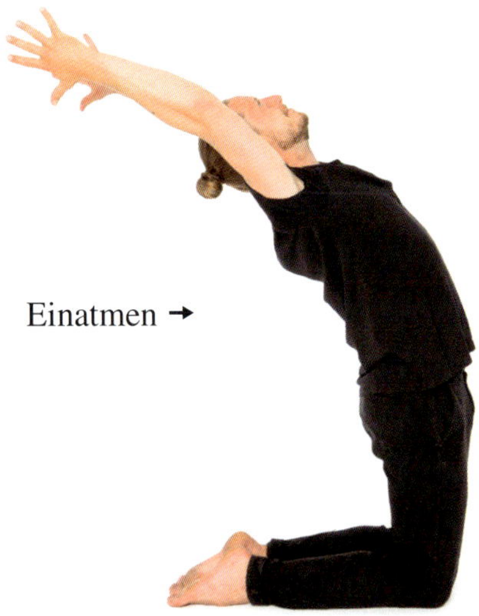

Einatmen →

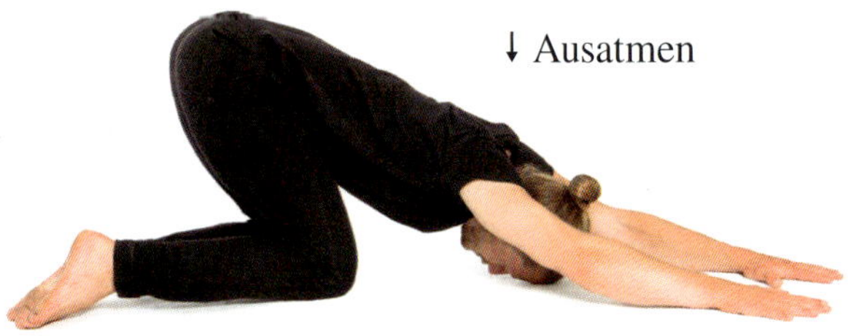

↓ Ausatmen

Wirkung und Fokus:
Streckung der Wirbelsäule und Mobilisation der Brustwirbelsäule. Dehnung der großen Rücken-, Brust-, Arm- und Schulterblattmuskulatur.

Ausführung:
Komme in den Kniestand und aktivere deine Mitte.

Beim Einatmen:
Strecke die Arme über den Kopf und bringe deinen Rumpf übers Brustbein und die tiefen Rückenstrecker nach oben und hinten.

Beim Ausatmen:
Beuge dich nach vorne und lege beide Hände auf der rechten Seite auf den Boden. Das Gesäß bleibt dabei in der Luft.

Wiederholung:
8-10x auf jeder Seite

3. HALTUNG: VASISTHASANA/SEITLICHE BRETTHALTUNG

Einatmen →

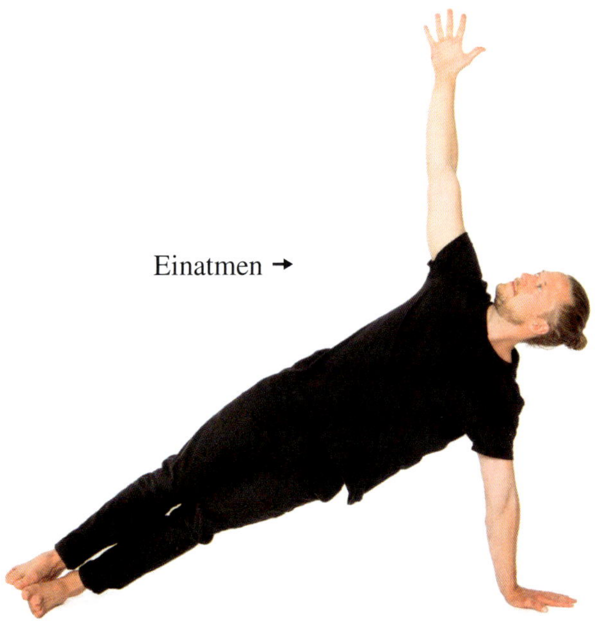

Wirkung und Fokus:
Kräftigung der Arm-, Säge- und Schultermuskeln und der Rückenstrecker -, Bauch- und Lendenmuskulatur. Dehnung der schrägen Bauch- und Zwischenrippenmuskulatur.

Ausführung:
Komme in die Vierfüßlerhaltung und platziere beide Hände senkrecht unter den Schultergelenken.

Beim Einatmen:
Hebe den rechten Arm nach rechts oben und drehe dabei die Brustwirbelsäule und den Kopf. Gleichzeitig hebst du die Knie und streckst beide Beine, während du die linke Fußaußenkante auf dem Boden aufstellst.

Ausatmen →

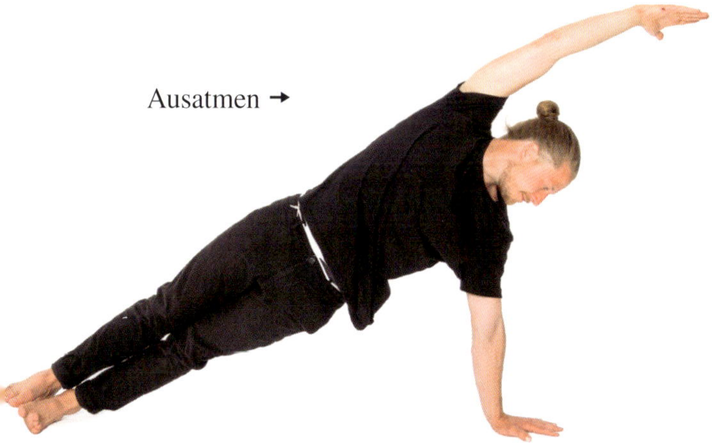

Beim Ausatmen:
Ziehe den rechten Arm seitlich über den Kopf und drehe dabei den Kopf nach unten.

Wiederholung:
8-10x jede Seite und dann 3 Atemzüge in der zweiten Haltung bleiben.

4. HALTUNG: VARIANTE PRASARITA PADOTTANSANA/ GRÄTSCHE

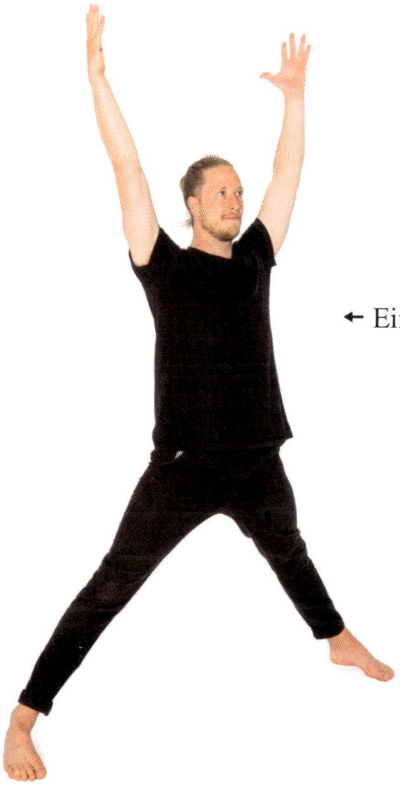

← Einatmen

Wirkung und Fokus:
Mobilität der Wirbelsäule und Dehnung der Flanken.

Ausführung:
Komme in eine Seitgrätsche. Die Füße stehen dabei weit auseinander.

Beim Einatmen:
Strecke beide Arme über den Kopf.

Beim Ausatmen:
Beuge dich seitlich nach links und ziehe den rechten Arm über den Kopf, während du den linken Arm aufs linke Bein sinken lässt.

Wiederholung:
8-10x jede Seite

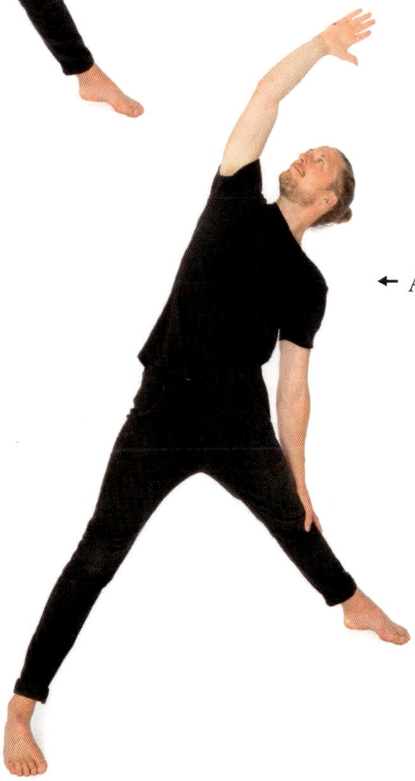

← Ausatmen

5. HALTUNG: UTTHITA PARSHVA KONASANA/ SEITLICH GEDREHTE WINKELHALTUNG

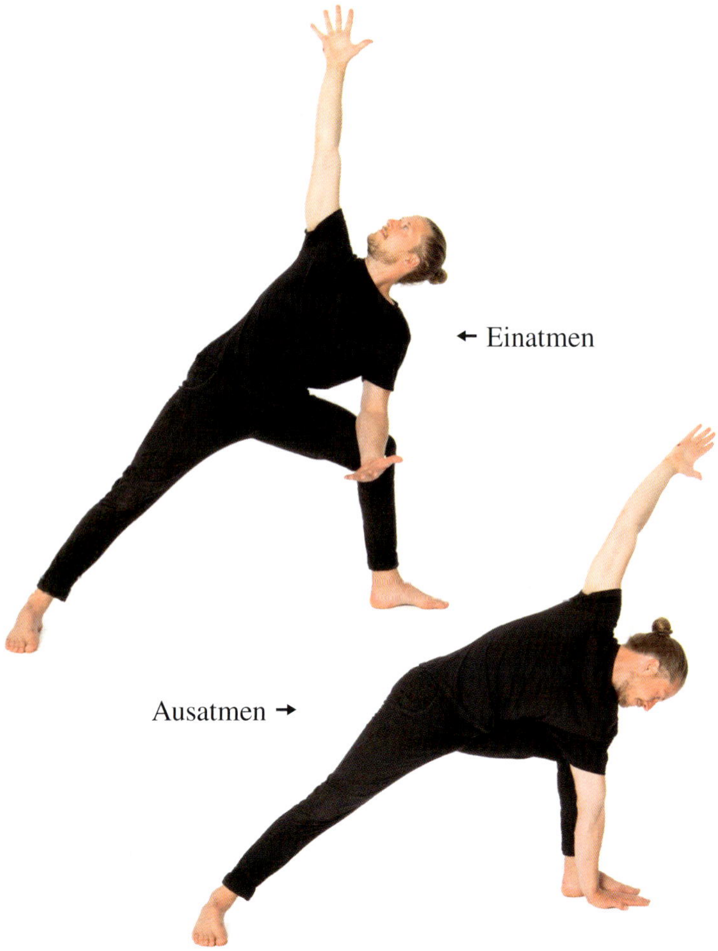

Wirkung und Fokus:
Intensive Flankendehnung und Mobilisation der Brustwirbelsäule, Schultern und Halswirbelsäule.

Ausführung:
Drehe aus der Grätsche den linken Fuß und das linke Bein nach außen und beuge das vordere Bein so, dass dein Knie senkrecht über deinem Fußgelenk steht.

Beim Einatmen:
Beuge dich seitlich nach links und drehe den rechten Arm, den Oberkörper und Kopf nach rechts oben, während du den linken Unterarm auf dem linken Oberschenkel abstützt.

Beim Ausatmen:
Beuge dich weiter seitlich nach unten und lege die linke Hand auf den Boden, während du den rechten Arm über den Kopf ziehst. Den Kopf drehst du nach unten, mit Blick zum linken Fuß.

Wiederholung:
8x jede Seite und dann 4 Atemzüge in der zweiten Haltung bleiben.

6. HALTUNG: VARIANTE ARDHA CHANDRASANA/ HALBMONDHALTUNG

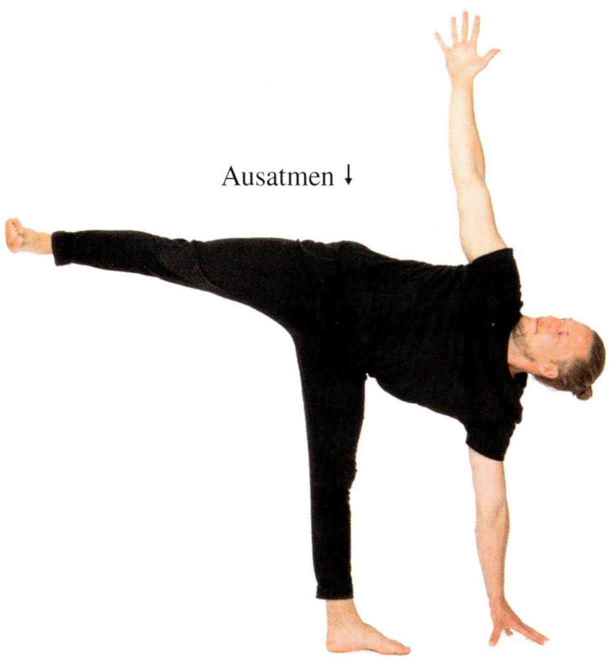

Wirkung und Fokus:
Kräftigung im Standbein und in der Hüft-, Gesäß-, Bauch- und Lendenmuskulatur Mobilisation der Hüfte, Schultern und im Nackenbereich.

Ausführung:
Drehe in der Seitgrätsche den linken Fuß und das linke Bein nach links außen.

Beim Ausatmen:
Beuge das linke Bein etwas ein, senke den Oberkörper seitlich in die Horizontale und stütze dich mit dem linken Arm auf dem Boden auf. Jetzt hebst du das rechte Bein seitlich an, schiebst die Ferse weit nach hinten und streckst dein Standbein. Die rechte Schulter, der rechte Arm und der Kopf drehen nach rechts oben.

Einatmen ↓

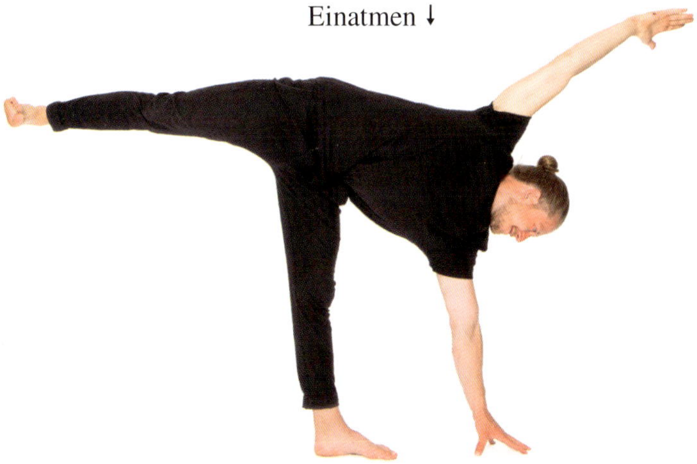

Beim Einatmen:
Ziehe den rechten Arm über den Kopf und drehe den Kopf nach unten. Der Blick ist auf den linken Fuß gerichtet.

Wiederholung:
8x jede Seite und 3 Atemzüge in der zweiten Haltung bleiben.

7. HALTUNG: VARIANTE HANUMANASANA/SPAGAT

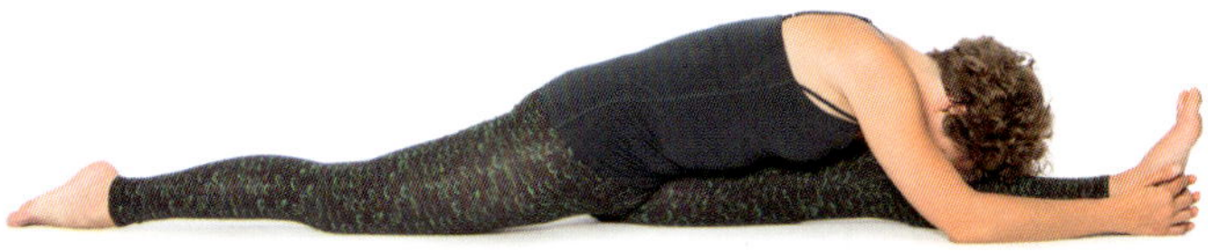

Wirkung und Fokus:
Dehnung der Beinrückseiten und Adduktoren.

Ausführung:
Drehe aus der Grätsche den Oberkörper und beide Füße nach links und komme in eine Vorbeuge mit möglichst gestreckten Beinen. Beuge dann den Oberkörper zum vorderen Bein und lege die Hände seitlich neben das vordere Schienbein. Die linke Ferse stellst du auf den Boden und flexst dabei den Fuß zum Schienbein

Beim Ausatmen:
Gehe achtsam tiefer in die Dehnung hinein und bringe den Oberkörper noch weiter nach vorne.

Beim Einatmen:
Aktiviere den Beckenboden und die vorderen Oberschenkelmuskeln, indem du die Ferse des vorderen Beins und den Fußrücken des hinteren Beins in den Boden presst.

Wiederholung:
8-10 Atemzüge in der Haltung bleiben.

8. HALTUNG: VARIANTE CHATURANGA DANDASANA/ VIERGLIEDRIGE STOCKHALTUNG

Einatmen →

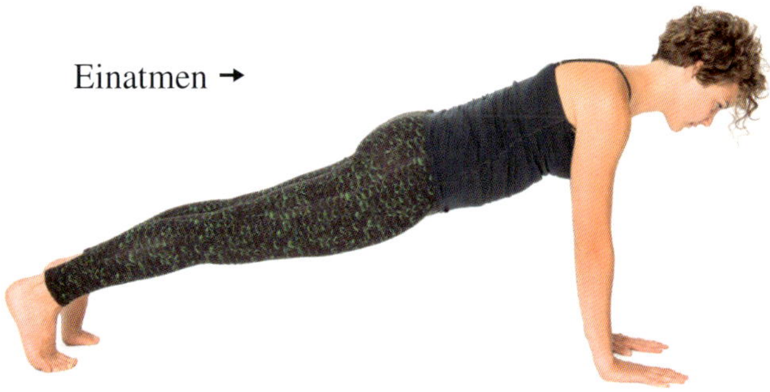

Ausatmen →

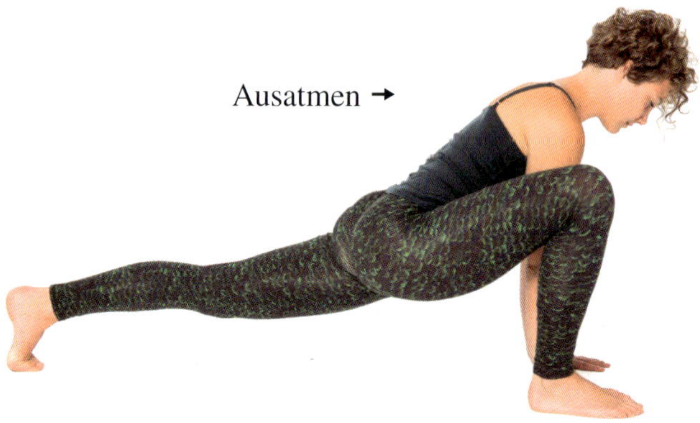

Wirkung und Fokus:
Kräftigung der Arm-, Brust-, Bein-, Gesäß-, Rücken- und Bauchmuskulatur.

Ausführung:
Komme in die Vierfüßlerhaltung.

Beim Einatmen:
Hebe die Knie vom Boden ab und strecke beide Beine kraftvoll mit den Fersen nach hinten. Die Handgelenke stehen dabei senkrecht unter den Schultergelenken. Schulterblatt- und Sägemuskeln sind aktiv in dieser Stützhaltung.

Beim Ausatmen:
Beuge das rechte Knie und bringe den rechten Fuß nach vorne und außen, seitlich neben der rechten Hand.

Wiederholung:
8-10x jede Seite

9. HALTUNG: TIRYANGMUKHA EKAPADA PASHCHIMOTTANASANA/RÜCKENDEHNUNGSHALTUNG ÜBER EIN BEIN MIT DEM GESICHT NACH HINTEN

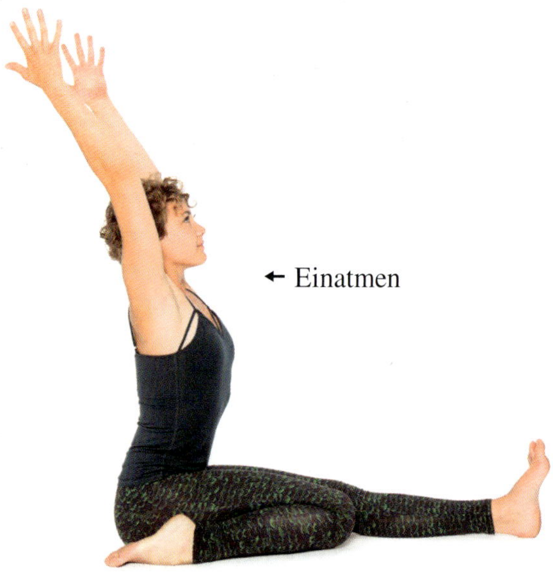

← Einatmen

Wirkung und Fokus:
Dehnung der Beinrückseiten, des Gesäßes, des unteren Rückens, der Oberschenkel und Flanken. Mobilisierung der Wirbelsäule.

Ausführung:
Komme in den Fersensitz und strecke das linke Bein nach vorne aus.

Beim Einatmen:
Strecke beide Arme über den Kopf.

Ausatmen ↓

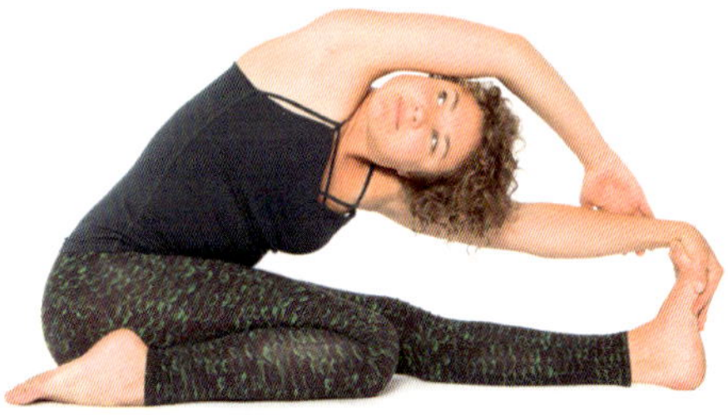

Beim Ausatmen:
Ziehe den Oberkörper aus der Hüfte beugend seitlich nach links vorne. Verlängere die Wirbelsäule und den Nacken und drehe den Oberkörper und den Kopf nach rechts oben. Die linke Hand fasst den linken geflexten Fuß, während der rechte Arm seitlich über den Kopf zieht und die rechte Hand das linke Handgelenk fasst.

Wiederholung:
8-10x jede Seite

10. HALTUNG: PARIGHASANA/TÜRBALKENHALTUNG

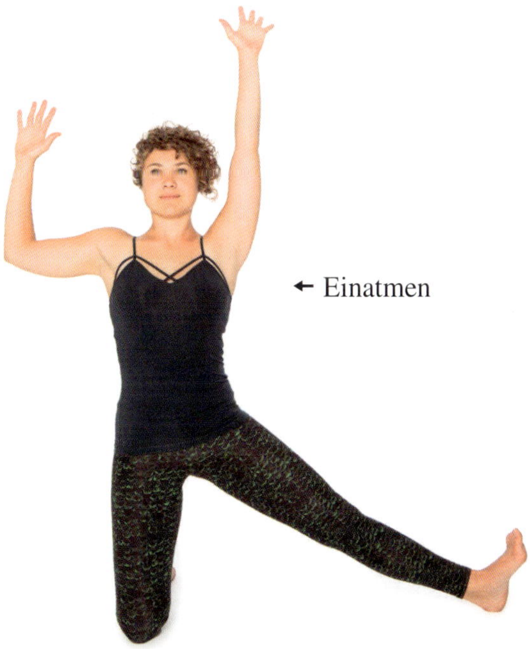

← Einatmen

Ausatmen →

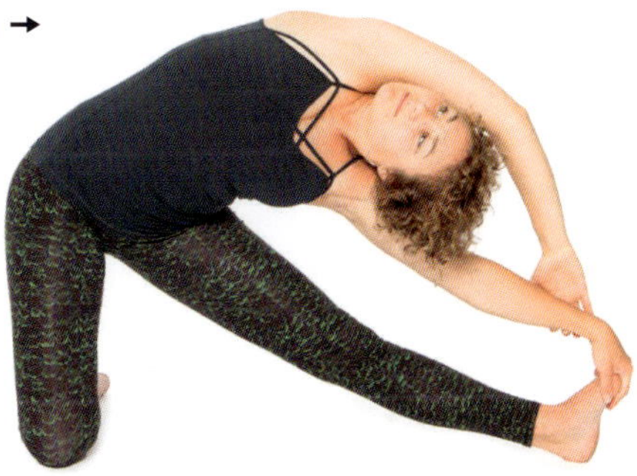

Wirkung und Fokus:
Intensive seitliche Dehnung des Rumpfes, der Adduktoren und Beinrückseiten. Mobilisierung der Wirbelsäule. Kräftigung der Lenden- und schrägen Bauchmuskulatur.

Ausführung:
Komme in den Kniestand und strecke das linke Bein nach links außen, beuge den Fuß und stelle die Ferse auf den Boden.

Beim Einatmen:
Hebe den rechten gebeugten Arm und strecke den linken Arm über den Kopf.

Beim Ausatmen:
Ziehe den Rumpf aus der Hüfte beugend in eine Seitbeuge und fasse mit der linken nach außen gedrehten Hand das linke Längsgewölbe des Fußes. Der Oberkörper und der Kopf drehen nach rechts oben, während der rechte Arm über den Kopf nach unten zieht und, wenn möglich, die Außenkante des linken Fußes fasst.

Wiederholung:
8-10x und dann 6 Atemzüge in der Haltung bleiben.

Hinweis: Achte darauf, dass die Schultern eine senkrechte Linie bilden. Falls du nicht so weit in die Seitbeuge kommst, passe die Übung einfach deiner Beweglichkeit an.

11. HALTUNG: PASHCHIMOTTANASANA/ RÜCKENDEHNUNGSHALTUNG

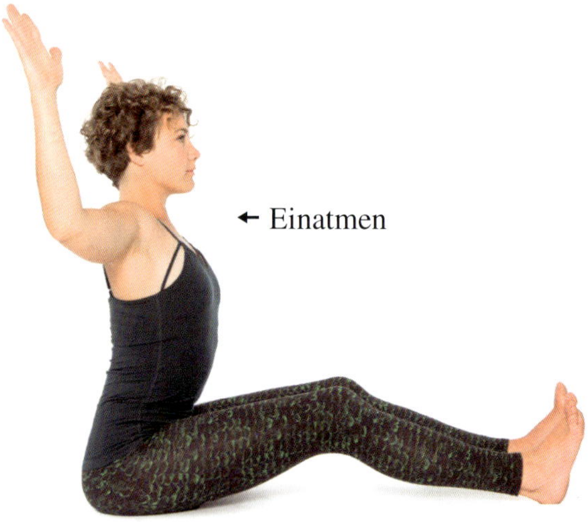

← Einatmen

↓ Ausatmen

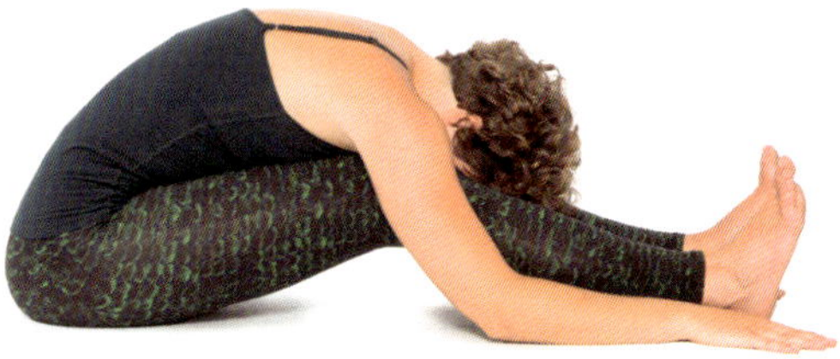

Wirkung und Fokus:
Ausgleich und Dehnung des untern Rückens. Lösen der Schultermuskeln.

Ausführung:
Komme in den Langsitz, beuge beide Knie an und richte das Becken auf.

Beim Einatmen:
Hebe die gebeugten Arme auf Schulterhöhe an.

Beim Ausatmen:
Beuge dich locker nach vorne und lege die Hände seitlich neben den Beinen auf.

Wiederholung:
8-10x

12. HALTUNG: SIDDHASANA/ SITZHALTUNG DER VOLLENDETEN

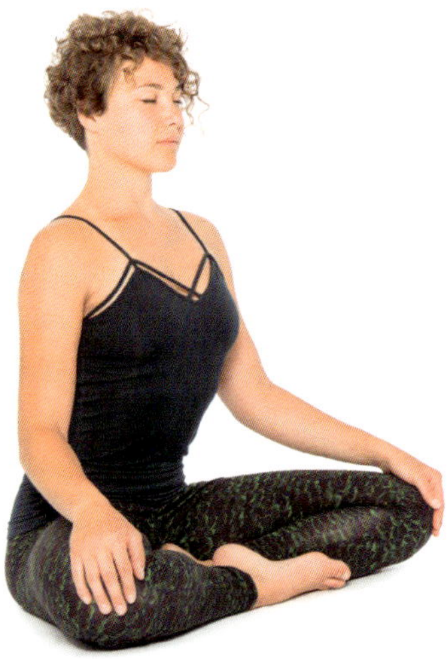

Wirkung und Fokus:
Vertiefung der Ein- und Ausatmung und Verbesserung der Lungenfunktion.
Entwicklung von Leichtigkeit.

Ausführung:
Komme in eine angenehme Sitzhaltung mit gekreuzten Beinen.

Beim Einatmen:
Lenke den Fokus in die seitlichen Rippen und verlängere die Atmung stufenweise. Nach der Einatmung hältst du den Atem zwischen 2-4 Sekunden an. (Wenn wegen gesundheitlichen Beschwerden diese Verlängerung der Atmung nicht möglich ist, dann bleibe einfach in deinem natürlichen Atemfluss.)

Beim Ausatmen:
Lenke den Fokus auf die Rippen und Schultern und lasse dort Anspannung los. Verlängere auch die Ausatmung stufenweise und halte den Atem ebenfalls 2-4 Sekunden in der Atemleere an.

Meditation mit Bhavana/geistiger Ausrichtung:
„Möge ich mit Leichtigkeit durchs Leben gehen."
7x im Geiste wiederholen und dann 5-10 Minuten in der Meditation verweilen.

13. HALTUNG: SHAVASANA/TOTENSTELLUNG

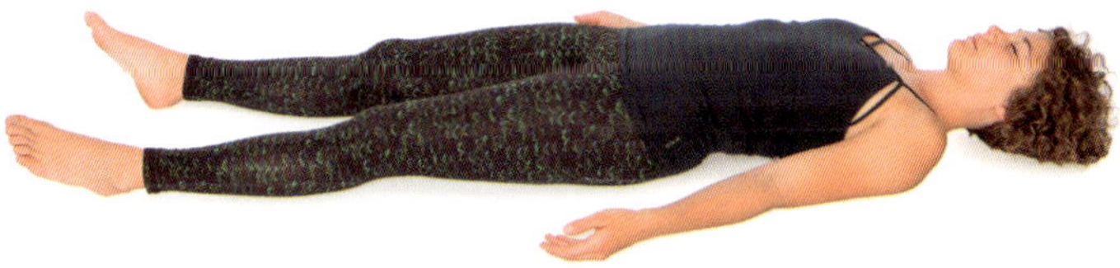

Wirkung und Fokus:
Tiefe Entspannung und Verinnerlichung von Leichtigkeit.

Ausführung:
Komme in die Rückenlage und strecke beide Beine aus.

Beim Aus- und Einatmen:
Öffne dich für die Leichtigkeit des Seins.

Wiederholung:
5-7 Minuten in der Haltung verweilen.

Gleichgewichtshaltungen auf den Händen

Zielsetzung und Wirkungen

Die Gleichgewichtshaltungen auf den Händen fördern die Kraft in den Händen, Armen, Schultern, in den Säge-, Bauch-, Hüftbeuger- und Rückenmuskeln. Dabei sind Achtsamkeit und eine exakte Ausrichtung der Hände und Schultern von großer Bedeutung, um die Haltungen effektiv und sicher ausführen zu können. Die Gleichgewichtshaltungen auf den Händen eignen sich, um die Schulterblätter optimal auszurichten. Dadurch wird das komplexe Zusammenspiel von Schultergelenken, Schulterblättern, Schlüsselbeinen und Armen positiv beeinflusst und eine optimale Kraftübertragung garantiert. Die richtige Schultergelenkzentrierung schafft Weite im Oberkörper. Bei Stützhaltungen ist es wichtig, das Schultergelenk zu stabilisieren, indem der Oberarmknochen nach außen gedreht wird und der Unterarm über das Zeigefingergrundgelenk nach innen rotiert. Dadurch entsteht eine stabile Verschraubung im Arm. Das Schulterblatt richtet sich so aus, dass sein innerer Rand vertikal ausgerichtet ist. Der Oberarmkopf wird im Schultergelenk zentriert. Viele Menschen haben nach vorne gezogene Schultern, was den Oberarmkopf zu weit nach vorne bringt und nicht optimal im Schultergelenk zentriert. Das kann bei Stützhaltungen Beschwerden geben, weil dadurch verschiedene Muskelsehnen, wie zum Beispiel die Bizepssehne, eingeengt und gereizt werden, was zu schmerzhaften Entzündungen führen kann. Um die stark beanspruchten Handgelenke zu entlasten und zu stabilisieren, ist es wichtig, ein Handgewölbe aufzubauen, das optimale Kraftübertragung bringt.

Stützhaltungen wirken sehr energetisierend und anregend, was sie vor allem bei Männern beliebt macht. Es ist wohl kein Zufall, dass in Yoga-Richtungen, in denen viele kraftvolle Stützhaltungen ausgeführt werden, der Männeranteil in den Yoga-Klassen höher ist als üblich. Für viele Menschen sind die Gleichgewichtshaltungen auf den Händen eine große Herausforderung, nicht zuletzt wegen der möglichen Sturzgefahr. Sie erfordern neben einem guten Gleichgewicht auch Mut und Selbstvertrauen. Diese Eigenschaften werden durch Stützhaltungen gefördert.

Die optimale Ausführung von Gleichgewichtshaltungen auf den Händen

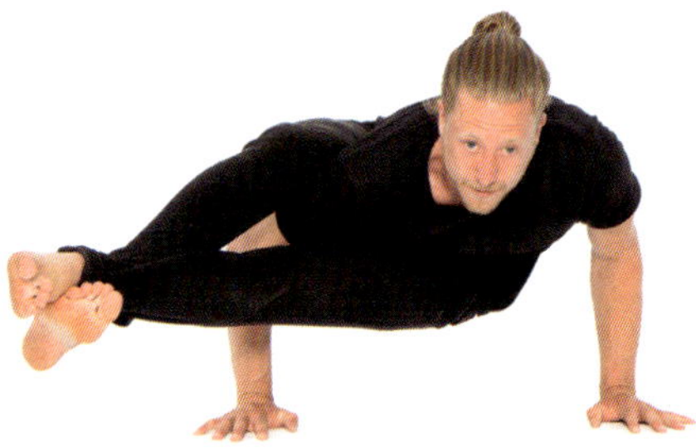

1. Handgewölbe aufbauen. Alle Finger werden aufgefächert und sind aktiv bis in die Fingerkuppen, ohne dabei zu krallen. Daumen- und Kleinfingergrundgelenk nähern sich einander. Der Mittelfinger zeigt gerade nach vorne.
2. Die Arme werden spiralig verschraubt, indem der Oberarmknochen nach außen rotiert und der Unterarm über das Zeigefingergrundgelenk die Innenrotation einleitet.
3. Die Schulterblätter aktiv an die Rippen ansaugen und zentrieren.
4. Die Bauchmuskeln kontrahieren, um den unteren Rücken zu entlasten.
5. Einen Punkt mit den Augen fixieren, um die Konzentration zu erhöhen.

Häufige Fehler und Risiken bei Gleichgewichtshaltungen auf den Händen

Fehler

- Die Hände werden plattgedrückt, was zu Überbelastung und Schmerzen in den Handgelenken führt.
- Die Ellbogen sind überstreckt und knicken dazu häufig nach innen, was deren Fehlbelastung verstärkt und die Bänder überdehnt und damit zu weiterer Instabilität führt.
- Die Schultergelenke werden zu weit nach vorne und zum Kopf gezogen und die Schulterblätter heben auf den Innenseiten ab wie Engelsflügel.

- Bei Rückbeugen wird der untere Rücken gestaucht.
- Der Nacken wird gestaucht.

Risiken

Sehr häufig führen nicht korrekt ausgeführte Gleichgewichtshaltungen auf den Händen zu Handgelenks- und Ellbogenschmerzen. Deshalb sollten Menschen mit akuten Handgelenksbeschwerden, wie zum Beispiel dem Karpaltunnelsyndrom, ganz auf diese Stützhaltungen verzichten. Als Alternative können sie die Übungen auf den Unterarmen ausführen, wenn dies für die jeweilige Übung möglich ist. Bei leichten Beschwerden besteht die Möglichkeit, mit Hilfsmitteln die Belastung für die Handgelenke zu reduzieren. Bei Ellbogen- und Schulterbeschwerden sollten die Übungen nur sehr sanft und angepasst an die eigenen Möglichkeiten ausgeführt werden. Varianten mit starken Rückbeugen sollten bei Rückenbeschwerden nicht ausgeführt werden. Eine optimale Vorbereitung und Hinführung ist wesentlich für das Gelingen von schwierigen Gleichgewichtshaltungen.

Wichtige Gleichgewichtshaltungen auf den Händen

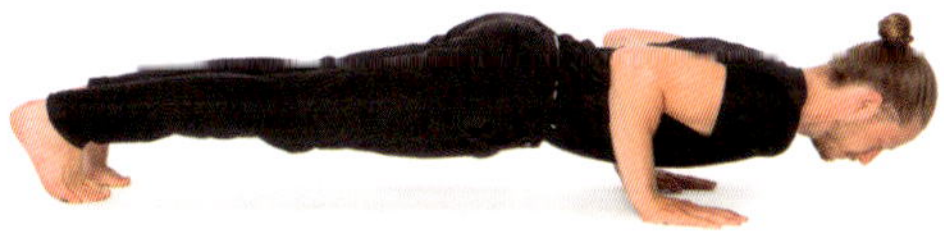

Chaturanga Dandasana

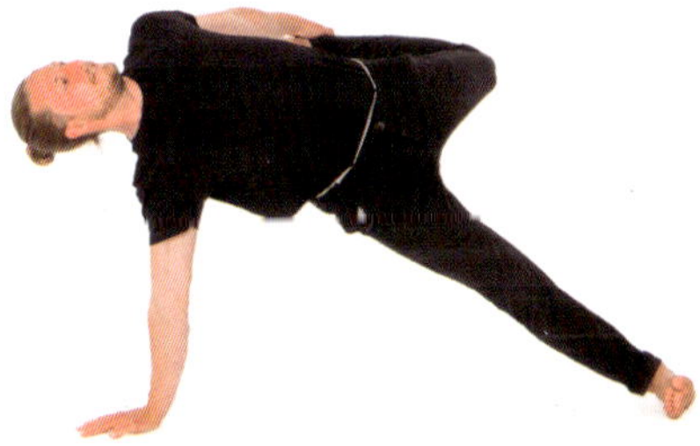

Virancyasana

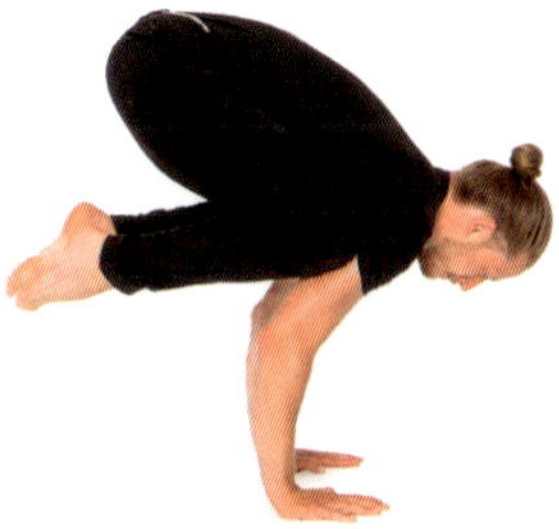

Bakasana

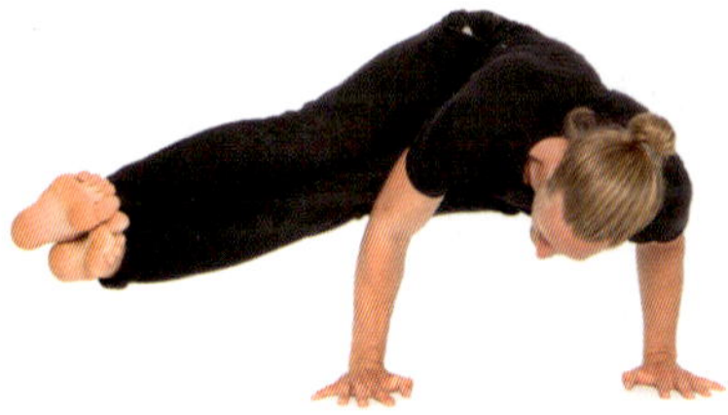

Dvipada Kaundinyasana

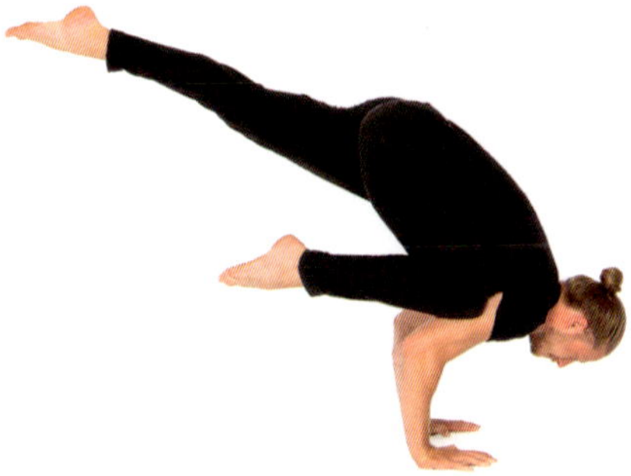

Ekapada Bakasana

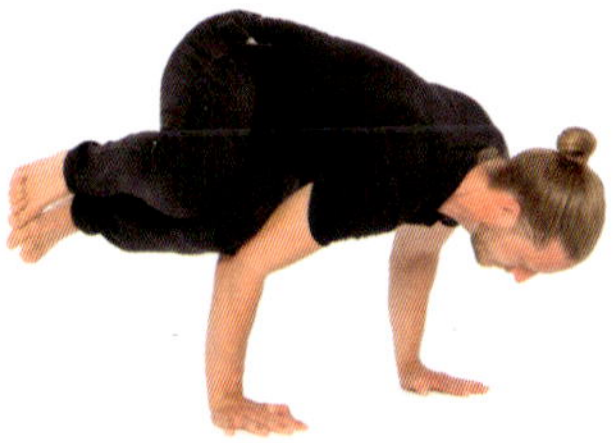

Parshva Konasana

10. HALTUNG: VARIANTE VAJRASASANA/DIAMANTSITZ

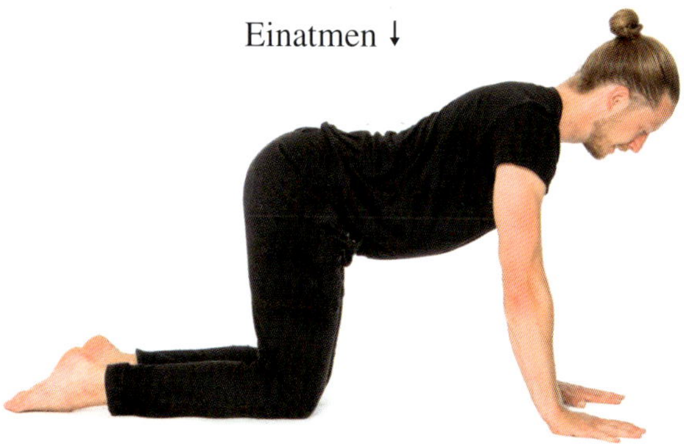

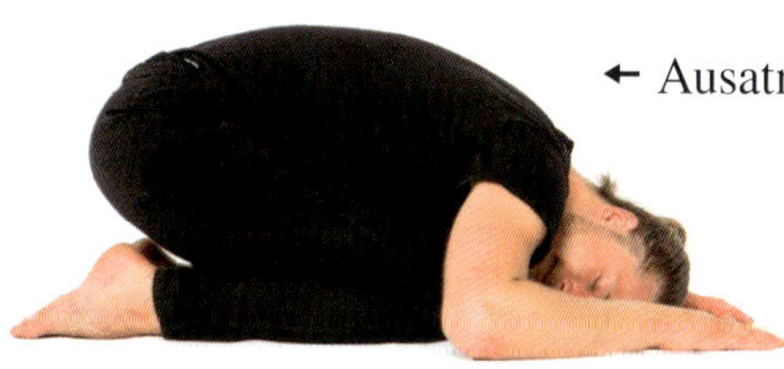

Wirkung und Fokus:
Ausgleich für den unteren Rücken und den Schulterbereich.

Ausführung:
Komme in die Vierfüßlerhaltung.

Beim Einatmen:
Weite den Brustkorb und verlängere die Wirbelsäule.

Beim Ausatmen:
Lege das Gesäß auf den Fersen auf und sauge den Nabel tief nach innen, während du beide Arme beugst und den Kopf nach rechts drehst.

Wiederholung:
8x jede Seite

11. HALTUNG: ADHO MUKHA VRIKSHASANA/HANDSTAND

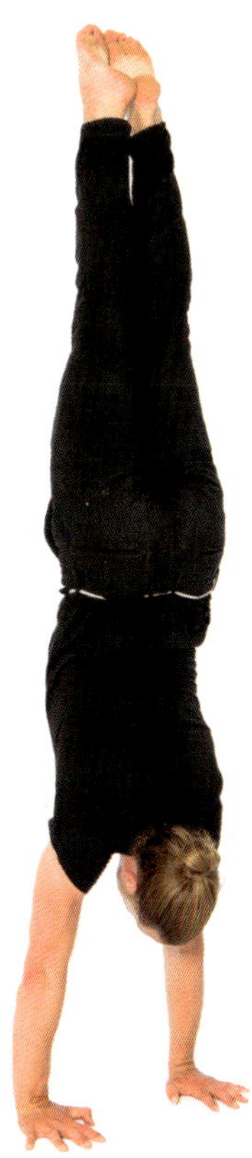

Wiederholung:
Bleibe einige Atemzüge im Handstand.

Wirkung und Fokus:
Kräftigung der Hände, Arme, der Schulter-, Bauch- und Rumpfmuskulatur. Energetisierend für Körper und Geist. Gleichgewicht, Konzentration und Mut, auch schwierige Herausforderungen zu meistern.

Ausführung:
Komme in die Hundehaltung und schiebe die Hände in den Boden. Springe dann einige Male locker vom Boden ab, indem du ein Sprungbein aktivierst.

Beim Ausatmen:
Schiebe deinen Rumpf und die Beine mit aktiven Händen und Armen weiter kraftvoll zum Himmel. Dabei schiebst du die Fersen Richtung Decke.

Beim Einatmen:
Verlängere die Wirbelsäule und aktiviere die Arm- und Schultermuskeln.

Hinweis: Falls du noch nicht so sicher bist, kannst du gerne an der Wand üben. Du bringst dabei die Füße an die Wand. Achte darauf, dass du nicht in den Schultergelenken hängst und den unteren Rücken stauchst.

12. HALTUNG: SIDDHASANA/ SITZHALTUNG DER VOLLENDETEN

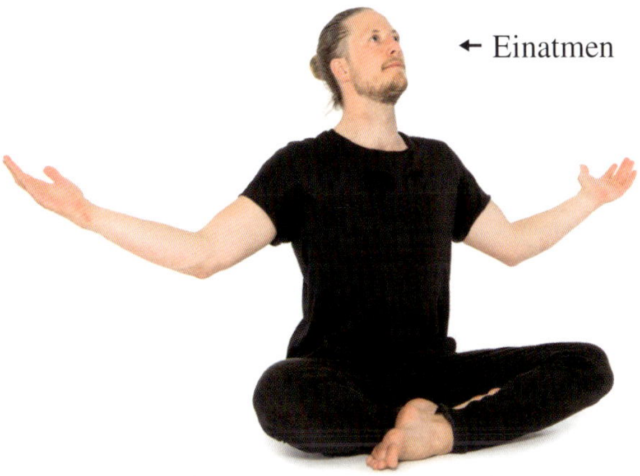

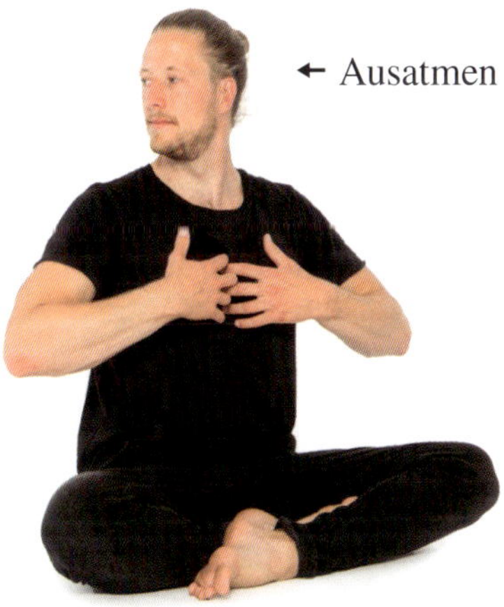

Wirkung und Fokus:
Ausgleich für Schultern und Nacken.

Ausführung:
Komme in eine angenehme Sitzhaltung mit überkreuzten Beinen.

Beim Einatmen:
Hebe die Arme seitlich mit den Handinnenflächen nach oben zeigend, gleichzeitig hebst du den Kopf ein wenig an.

Beim Ausatmen:
Beuge die Arme und bringe die Fingerkuppen auf das Brustbein, während du den Kopf nach rechts drehst.

Wiederholung:
8x jede Seite

13. HALTUNG: SIDDHASANA/ SITZHALTUNG DER VOLLENDETEN

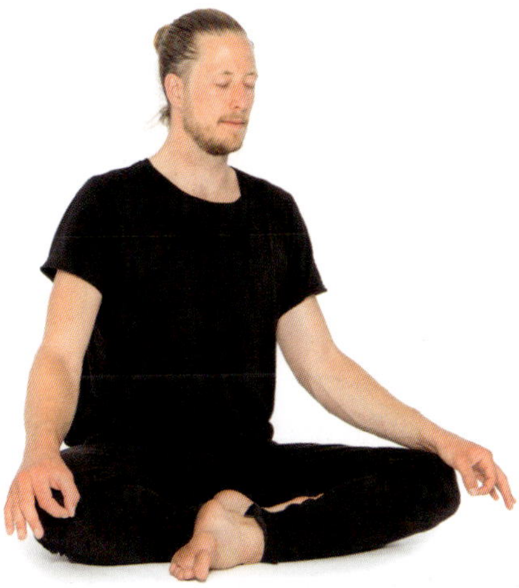

Wirkung und Fokus:
Entwicklung von Mut und Achtsamkeit.

Ausführung:
Lege in der Sitzhaltung die Unterarme auf den Oberschenkeln ab und führe die Zeigefinger zu den Daumen in das Jnana Mudra.

Meditation mit Bhavana/geistiger Ausrichtung:
„Möge ich mutig und achtsam sein."
7x im Geiste wiederholen und dann 10-15 Minuten in stillem Gewahrsein verweilen.

Umkehrhaltungen

Zielsetzung und Wirkungen

Der Kopfstand ist wohl eine der bekanntesten Yoga-Haltungen und er wird schon seit langer Zeit von den Yogis praktiziert. Die Umkehrhaltungen stellen die ganze Welt auf den Kopf und schenken uns eine neue, nämlich eine umgekehrte Sichtweise. Sie kräftigen all unsere Rücken-, Bauch-, Schulter- und Armmuskeln – je nach Art der Umkehrhaltung. Die Faszien, welche die inneren Organe umhüllen, werden in diesen Haltungen gekräftigt, was wichtig ist für die optimale Lage der Organe. Durch Umkehrhaltungen werden die Organe entlastet und der venöse Rückfluss in den Beinen und im Becken wird verbessert. Sogar der Kopf wird besser durchblutet, wobei das Gehirn nach neueren Berichten davon ausgenommen ist. Kopfstandhaltungen wirken energetisierend und dem Schulterstand wird eine beruhigende Wirkung nachgesagt. Nach einem Handstand spüren viele Menschen eine sehr anregende, manchmal sogar euphorische Wirkung. Das Zwerchfell wird gekräftigt, was zu einer guten Atmung beiträgt.

In der alten Yoga-Schrift *Hatha-Yoga Pradipika* werden der Umkehrhaltung Viparita Karani Mudra wunderbare Wirkungen zugeordnet, wie etwa das Verschwinden der grauen Haare und Falten. Bei dreistündiger Ausführung jeden Tag könne man den Tod besiegen, heißt es da (Kapitel 3, Vers 82), was man sicherlich nicht wörtlich nehmen sollte, wie so viele wundersame Wirkungen, die dem Yoga in dieser Schrift nachgesagt werden. Viele Menschen konnten durch die regelmäßige Ausführung des Schulterstands allerdings eine positive Auswirkung auf den Schlaf beobachten. Da die Umkehrhaltungen auch gewisse Risiken bergen und manchmal sogar schädlich sind, ist es wichtig, mit einem erfahrenen Yoga-Lehrer abzuklären, ob bestimmte Umkehrhaltungen ausgeführt werden können. Beim ganzen Schulterstand sollte unbedingt mit Decken unter den Schultern als Hilfsmittel geübt werden, um die Druckbelastung auf den Nacken zu verringern. Auf der geistigen Ebene wirken die Umkehrhaltungen inspirierend und regen dazu an, neue Standpunkte und Ansichten zu finden.

Die optimale Ausführung von Umkehrhaltungen

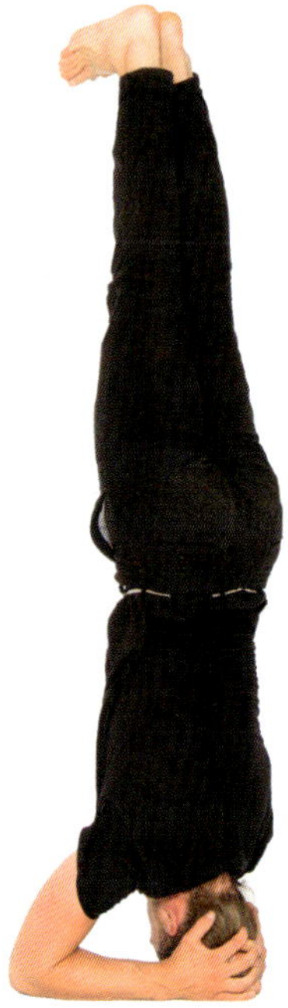

1. Die Umkehrhaltungen gut vorbereiten mit Vinyasa Krama; außerdem sehr langsam mit der Atmung in die Haltungen gehen und nur so lange darin bleiben, wie die Atmung gut fließen kann.
2. Beim ganzen Schulterstand und Pflug sollten gefaltete Wolldecken als Hilfsmittel verwendet werden, um die Druckbelastung im Nacken zu verringern.
3. Beim Schulterstand die Oberarme nach außen rotieren und die Schulterblattmuskeln aktivieren, um das Gewicht eher auf den Schultern und möglichst wenig auf den Nacken zu verteilen.
4. Beim Kopfstand die Arm- und Schultermuskeln aktivieren, um den Nacken zu entlasten, und die Bauchmuskeln anspannen, um den unteren Rücken nicht ins Hohlkreuz fallen zu lassen.

Häufige Fehler und Risiken bei Umkehrhaltungen

Fehler

- Der Schulterstand wird ohne Hilfsmittel ausgeführt, was wegen der Druckbelastung schädlich ist für den Nacken.
- Der Pflug wird ohne Hilfsmittel ausgeführt, was die Überstreckung in der Halswirbelsäule fördert.
- Beim Kopfstand wird das Gewicht nicht gut auf die Arme und Schultern verteilt, sodass eine ungesunde Druckbelastung in der HWS entsteht.
- Beim Kopfstand führt ein starkes Hohlkreuz im unteren Rücken zu einer starken Stauchung in der LWS.
- In Umkehrhaltungen fehlt die Wirbelsäulenstreckung, was zu einer erhöhten Belastung im Nacken und unteren Rücken führt und die Atmung erschwert.
- Die Haltungen werden zu lange mit Willenskraft und Ehrgeiz gehalten, was zu energetischen Blockaden und körperlichen Schäden führen kann. So ist es zum Beispiel nicht ratsam für einen Menschen mit starkem Rundrücken, täglich lange im Schulterstand zu verweilen, weil dies seine Fehlhaltung verstärken würde. Da die meisten Menschen im Nacken bereits verspannt sind, ist auch ein langes Verweilen im Kopfstand also oft kontraindiziert.

Risiken

Bei folgenden Beschwerden solltest du keine Umkehrhaltungen praktizieren (lassen):

- Akuten Beschwerden in der Halswirbelsäule, wie Arthrose und Bandscheibenvorfall
- Keinen Schulterstand bei abgeflachter Halswirbelsäule
- Bei erhöhtem Augeninnendruck, grünem Star
- Bei sehr hohem Blutdruck
- Bei akuten Beschwerden im Nacken
- Bei Entzündungen im Kopf
- Bei Migräne und starkem Tinnitus
- Bei starkem Asthma
- Bei akuten Rückenschmerzen
- Bei starker Skoliose
- Bei starkem Übergewicht
- In der Schwangerschaft

Ob Umkehrhaltungen während der Menstruation ausgeführt werden, sollte jede Frau für sich entscheiden. Die traditionellen Yoga-Texte raten davon ab, wobei es in der heutigen Zeit auch viele positive Erfahrungsberichte von Frauen gibt, die während der Menstruation Umkehrhaltungen üben. Bei Erkältungen und Kopfschmerzen sollte achtsam und angepasst geübt werden.

Wichtige Umkehrhaltungen

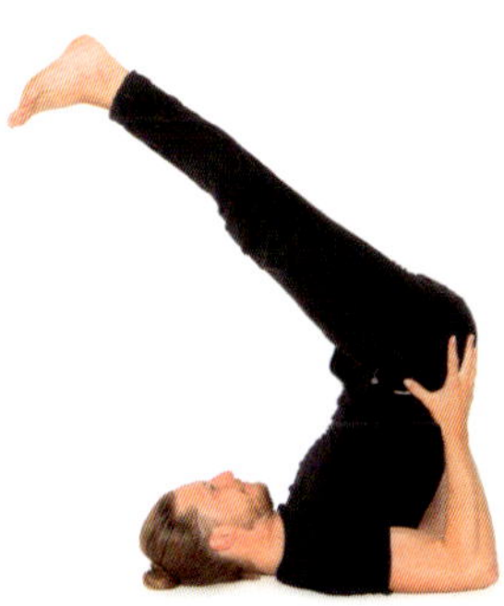

Viparita Karani

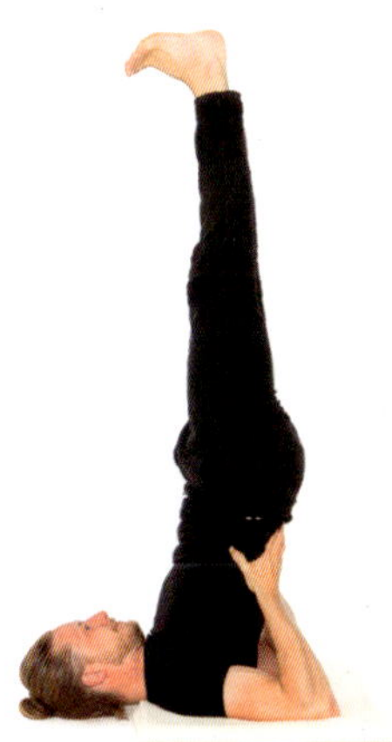

Sarvangasana

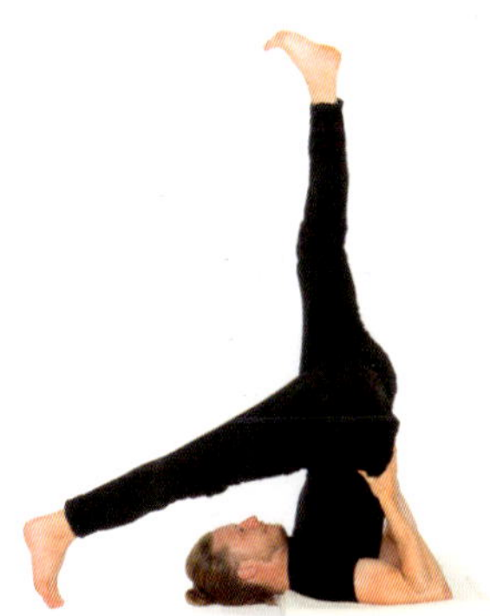

Ekapada Sarvangasana

8. HALTUNG: EKAPADA VIPARITA KARANI/ UMKEHRHALTUNG MIT EINEM BEIN AM BODEN

Ausatmen →

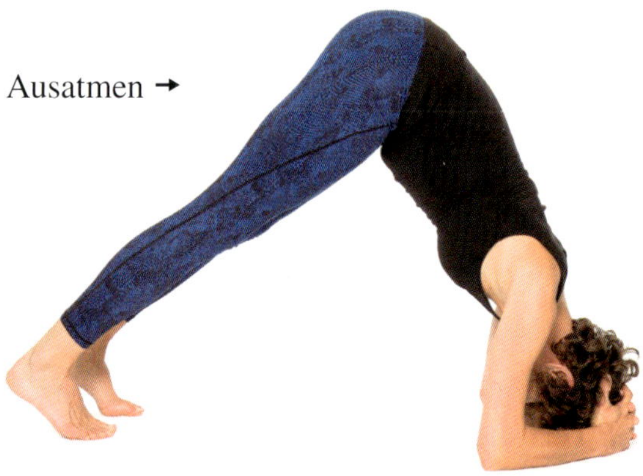

Einatmen ↓

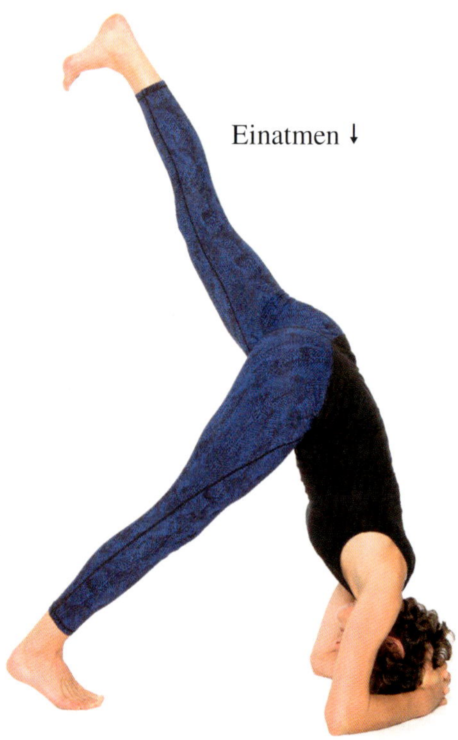

Wirkung und Fokus:
Kräftigung der Schultern, der Rücken- und Bauchmuskulatur. Ausrichtung der Organe und Anregung des Lymphabflusses in den Beinen.

Ausführung:
Komme in die Vierfüßlerhaltung. Lege die Ellbogen etwa eine Unterarmlänge auseinander auf dem Boden ab. Die Hände sind ineinander verschränkt. Lege den Kopf mit dem Scheitel in dieses „Dreieck", der Hinterkopf berührt dabei die verschränkten Hände.

Beim Ausatmen:
Hebe die Knie und das Becken und drücke dich über die Oberarme vom Boden weg. Gleichzeitig streckst du beide Beine.

Beim Einatmen:
Hebe das linke Bein und strecke es senkrecht nach oben.

Wiederholung:
8-10x jede Seite und 4 Atemzüge in der zweiten Stellung bleiben.

Hinweis: Bei Nackenbeschwerden kann diese Übung kontraindiziert sein. Bei leichten Nackenverspannungen sollte es möglich sein, die Übung auszuführen.

9. HALTUNG: VIPARITA KARANI/UMKEHRHALTUNG

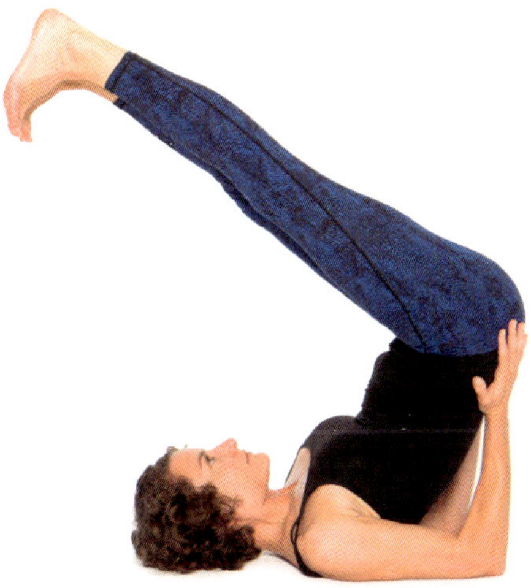

Wirkung und Fokus:
Beruhigung des Geistes. Tonisierung der Faszien der inneren Organe. Verbesserter Lymphfluss und guter venöser Rücklauf in den Beinen. Kräftigung der Bauch-, Schulter-, Arm-, Zwerchfell- und Rückenmuskulatur.

Ausführung:
Komme in die Rückenlage. Die Füße sind nahe beim Gesäß aufgestellt.

Beim Ausatmen:
Hebe die Füße vom Boden und bringe das Gesäß nach oben, während du gleichzeitig beide Handinnenflächen auf den unteren Rücken- und Gesäßbereich legst. Die gestreckten Beine senkst du etwas in Richtung Kopf, um die Nackenbelastung zu reduzieren.

Beim Einatmen:
Weite den Brustraum.

Wiederholung:
8-10 Atemzüge in der Haltung bleiben.

Hinweis: Das Gewicht auf die Arme und Schulter bringen, um den Nacken zu entlasten. Bitte beachte weiter oben im Text zu Fehlern und Risiken die Hinweise dazu, bei welchen Beschwerden Umkehrhaltungen nicht geeignet sind, wobei diese Variante eine sanfte ist.

6. HALTUNG: VARIANTE VAJRASANA/DIAMANTHALTUNG

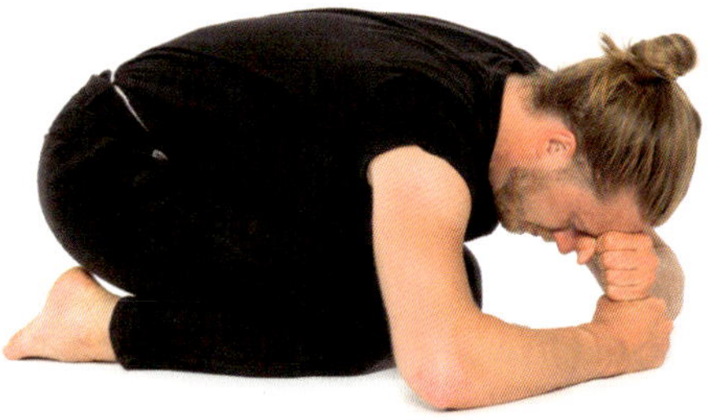

Wirkung und Fokus:
Ausgleich für Nacken und Rücken.

Ausführung:
Setze dich auf die Fersen und lege die Stirn auf deinen Fäuste ab.

Beim Ausatmen:
Spüre in den Bauchraum.

Beim Einatmen:
Weite den Brustraum.

Wiederholung:
Einige Atemzüge in dieser Stellung bleiben.

7. HALTUNG: NIRALAMABA SHIRSHASANA/ KOPFSTAND OHNE STÜTZE

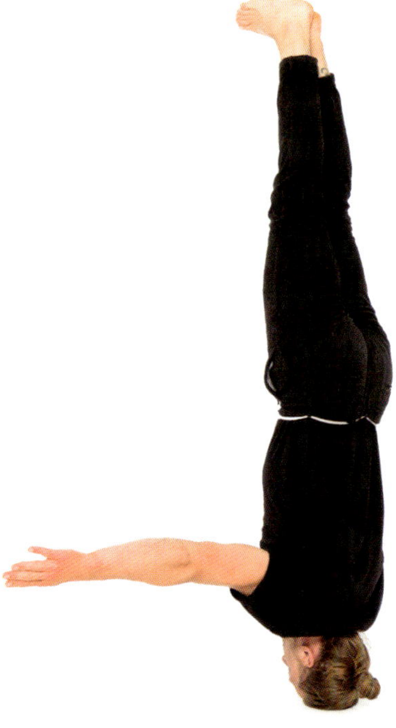

Hinweis: Falls diese Übung zu schwierig ist, lässt du sie aus und gehst keine Risiken ein mit der Ausführung dieser schwierigen Haltung!

Wirkung und Fokus:
Kräftigung der Rumpf-, Bauch-, Schulter- und Nackenmuskulatur. Förderung des Gleichgewichts, der Körperbeherrschung und des geistigen Fokus.

Ausführung:
Komme in die Vierfüßlerhaltung mit gebeugten Armen und bringe den Kopf Richtung Boden. Der Kopf liegt etwa 30 cm vor den Händen auf. Dann streckst du die Beine und läufst mit den Füßen nach vorne Richtung Kopf.

Beim Ausatmen:
Strecke die Beine nach oben. Wenn du dich sicher genug fühlst im Kopfstand, führst du die Arme seitlich nach vorne.

Beim Einatmen:
Verlängere die Wirbelsäule und schiebe die Fersen nach oben.

Wiederholung:
Einige Atemzüge in der Haltung bleiben und auf eine harmonische Atmung achten.

8. HALTUNG: EKAPADA SARVANGASANA/ SCHULTERSTAND MIT EINEM BEIN

Einatmen →

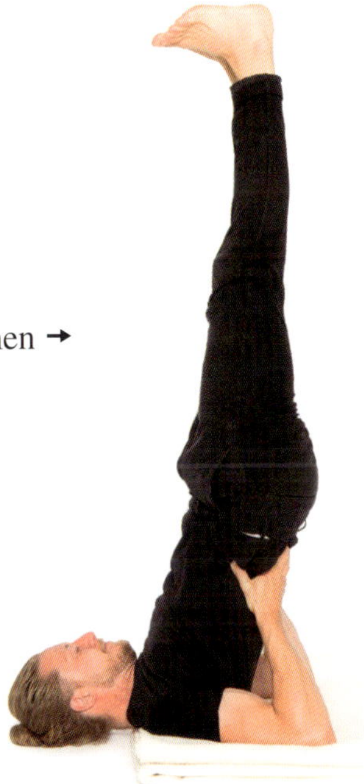

Ausatmen →

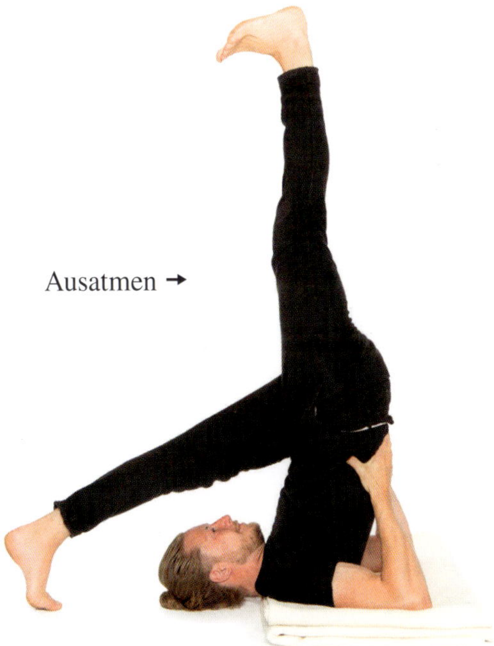

Wirkung und Fokus:
Dehnung im oberen Rücken und Nacken. Klassische Ausgleichshaltung nach dem Kopfstand.

Ausführung:
Komme in die Rückenlage. Die Füße sind dabei nahe beim Gesäß aufgestellt. Lege dir zwei gefaltete Wolldecken unter die Schultern. Ohne diese Anpassung wird der Nacken sonst zu stark belastet, was die HWS kurz- oder langfristig schaden kann.

Beim Einatmen:
Hebe dann langsam die Füße und das Gesäß vom Boden ab und strecke beide Beine nach oben, während du die Handinnenflächen im Bereich des mittleren Rückens auflegst. Schiebe dich über die Kraft aus den Armen, Schultern und den Rückenstreckern in eine senkrechte Rumpfhaltung. Die Mitte ist aktiv und der Nacken entlastet.

Beim Ausatmen:
Senke das linke Bein nach unten ab und stelle den linken Vorderfuß auf dem Boden auf.

Wiederholung:
8-10 x jede Seite und dann 6 Atemzüge in der zweiten Haltung bleiben.

Hinweis: Ohne die Decken als Hilfsmittel ist die Belastung für den Nacken sehr hoch.

9. HALTUNG: JATHARA PARIVRITTI/ LIEGENDE DREHHALTUNG

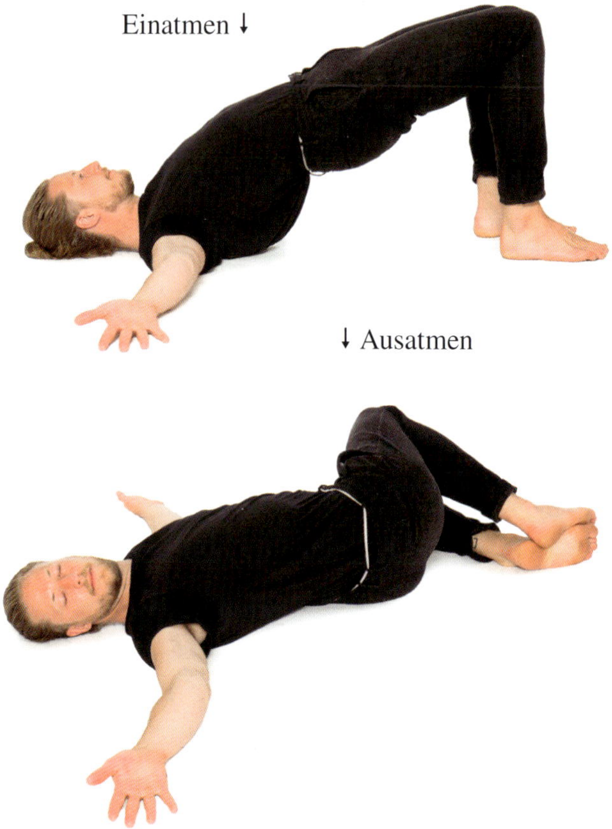

Wirkung und Fokus:
Ausgleich für die Schultern und den Nacken. Mobilisation des Nackens und Dehnung des Brustraums.

Ausführung:
Stelle in der Rückenlage die Füße nahe beim Gesäß auf.

Beim Einatmen:
Hebe das Gesäß vom Boden und bringe beide Arme seitlich auf Schulterhöhe.

Beim Ausatmen:
Lege den Rücken und das Gesäß wieder zum Boden und bewege die Knie zur linken Seite, während der Kopf nach rechts dreht.

Wiederholung:
8-10x jede Seite

10. HALTUNG: ARDHA MATSYENDRASANA/ HALBER DREHSITZ

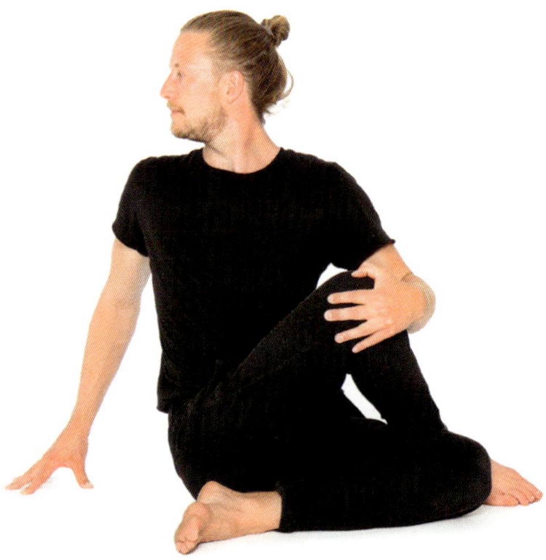

Wirkung und Fokus:
Mobilisation der Brustwirbelsäule und der Schultern. Kräftigung der tiefliegenden Rücken- und der schrägen Bauchmuskeln.

Ausführung:
Komme in den Langsitz und lege das linke gebeugte Knie nach links außen, während du das rechte Bein beugst und den rechten Fuß außerhalb des linken Knie aufstellst. Mit der linken Hand stützt du dich auf dem rechten Knie ab.

Beim Ausatmen:
Stabilisiere das Becken und deine Mitte. Drehe dich aus der Brustwirbelsäule nach rechts und setze die Fingerspitzen des leicht gebeugten rechten Arms hinter deinem Becken auf dem Boden auf.

Beim Einatmen:
Verlängere die Wirbelsäule und weite den Brustkorb und die Rippen.

Wiederholung:
8-12 Atemzüge auf jeder Seite bleiben.

11. HALTUNG: ARDHA PADMASANA/ HALBE LOTUSSITZHALTUNG

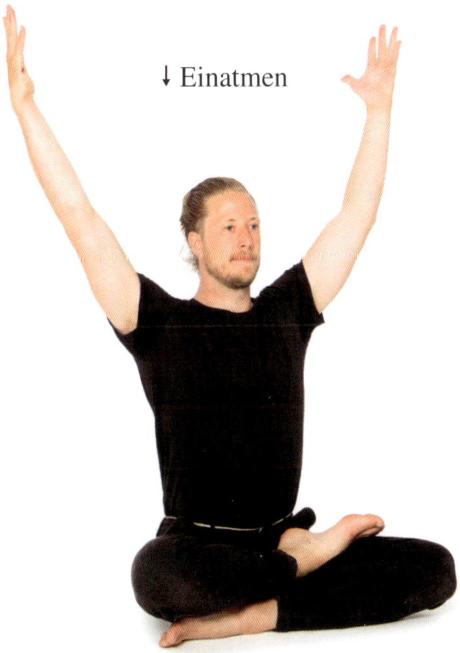

↓ Ausatmen

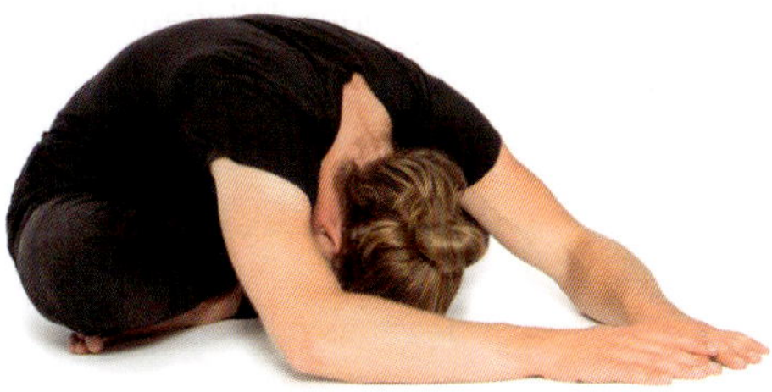

Wirkung und Fokus:
Optimierung der Außenrotation in der Hüfte und im Becken. Dehnung der Adduktoren und des Rückens. Vorbereitung für die Meditationshaltung.

Ausführung:
Komme in eine Sitzhaltung mit gekreuzten Beinen, fasse mit den Händen die Außenkante des rechten Fußes und lege den Fuß achtsam auf dem linken Oberschenkel ab.

Beim Einatmen:
Strecke die Arme v-förmig nach oben aus.

Beim Ausatmen:
Beuge dich aus der Hüfte nach vorne und lege die Handflächen auf dem Boden ab.

Wiederholung:
8-10x jede Seite und dann 6 Atemzüge in der zweiten Haltung bleiben.

Hinweis: Bei Kniebeschwerden ist der halbe Lotussitz kontraindiziert!

12. HALTUNG: PADMASANA/LOTUSSITZ

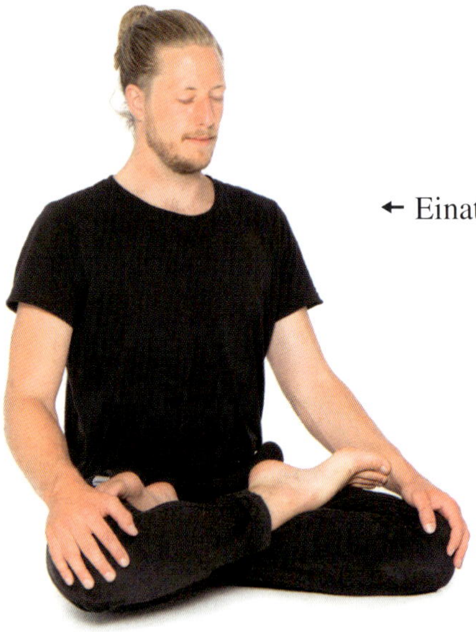
← Einatmen

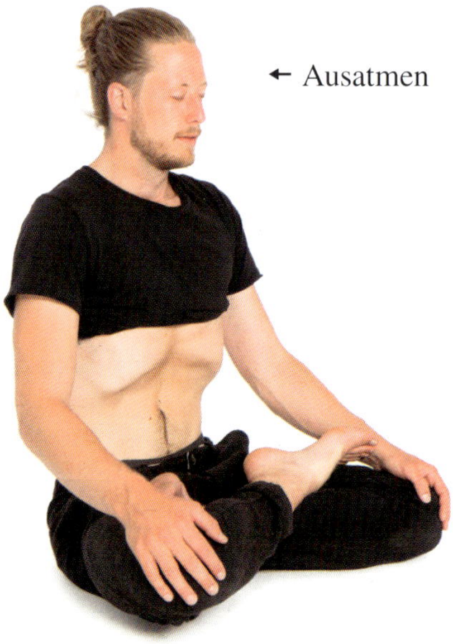
← Ausatmen

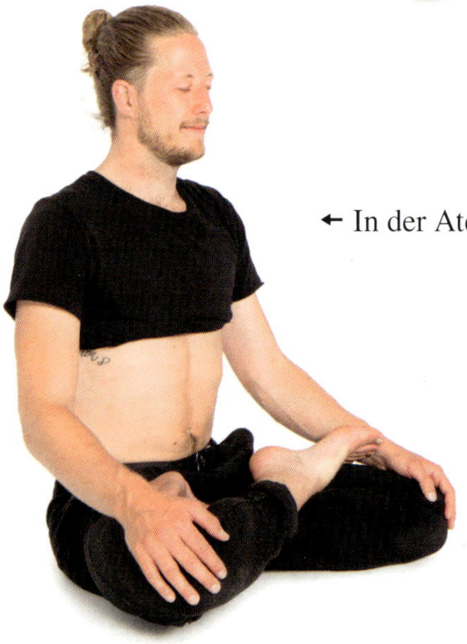
← In der Atemleere

Wirkung und Fokus:
Zentrierung der Energie durch die Bandhas und geistige Fokussierung. Entwicklung von Mut und Entschlossenheit.

Ausführung:
Lege in der Sitzhaltung die Fußrücken auf dem Oberschenkel der jeweils gegenüberliegenden Seite auf. Falls das nicht möglich ist, bleibe einfach bei der halben Lotussitzvariante.

Beim Einatmen:
Verlängere die Atmung und hebe die Rippen an, während du das Kinn und den Kopf leicht senkst und Jalandhara Bandha setzt. Verweile einige Sekunden in der Atemfülle.

Beim Ausatmen:
Verlängere die Ausatmung und ziehe den Bauch langsam nach innen, um Mula Bandha zu setzen. In der Atemleere ziehst du den Bauch weiter nach innen und oben und setzt dabei Uddiyana Bandha. Wenn es dir möglich ist, bleibe auch einige Sekunden in der Atemleere, bevor du mit der nächsten Einatmung den Zyklus wieder von vorne beginnst und die Bandhas von Neuem setzt.

Wiederholung:
5-10 Minuten

Meditation mit Bhavana/geistiger Ausrichtung:
„Möge ich mutig und entschlossen sein."
7x im Geiste wiederholen und dann 10-15 Minuten in der Meditation verweilen.

Sitzhaltungen für die Meditation

Zielsetzung und Wirkungen

Die vielen Sitzhaltungen im Yoga bieten wunderbare Möglichkeiten, um im Becken, in den Hüften und im Rücken beweglicher und kräftiger zu werden und uns optimal aufzurichten in eine kraftvolle, entspannte Haltung hinein. So können wir länger entspannt in der Meditation verweilen. Die Aufrichtung in diesen Haltungen wird möglich durch die Aktivierung der Beckenboden-, Lenden-, Rückenstrecker- und tiefliegenden Bauch- und Gesäßmuskeln, die alle an der Aufrichtung beteiligt sind. Mittels einer gezielten Kontraktion des tiefliegenden Gesäßmuskels, des Piriformis, können wir die Oberschenkel mehr nach außen drehen, was die Aufrichtung des Beckens und damit unsere Sitzhaltung verbessert.

Die verschiedenen Atemhilfsmuskeln, wie die rautenförmigen Muskeln zwischen den Schulterblättern, können bei der Einatmung helfen, die Aufrichtung der BWS zu optimieren. Bei der Ausatmung können die Bauchmuskeln durch Aktivierung den unteren Rücken aufrichten. In den Sitzhaltungen können wir mit Achtsamkeit ungesunde Muster, wie ein starkes Hohlkreuz, Kyphose oder Skoliose, verbessern. Dabei aktivieren wir den Beckenboden und richten das Becken auf, indem wir das Schambein nach oben und das Kreuzbein nach unten fließen lassen. Dann halten wir die aktive Mitte und heben das Brustbein leicht an, der Scheitel fließt Richtung Himmel und das Kinn fließt sanft Richtung Hals. Dadurch wird der untere Rücken lang und die ganze Wirbelsäule bereit für eine Streckung und Aufrichtung. In Sitzhaltungen ist es möglich, die natürliche, würdevolle Kopfaufrichtung wieder zu erlangen, indem wir den Hinterkopf nach hinten oben und den Scheitelpunkt zum Himmel streben lassen. Mittels einer optimalen Sitzhaltung können wir leicht und frei atmen, was hilfreich ist, um in einen Zustand der Ruhe und Gelassenheit zu kommen.

Auf der energetischen Ebene wirken die Sitzhaltungen erdend, beruhigend und zentrierend, weshalb sie uns zur geistigen Versenkung in der Meditation hinführen können. In den Sitzhaltungen entwickeln wir geistige Qualitäten, wie Achtsamkeit, Geduld und Gelassenheit, die unsere geistige Entwicklung und die Fähigkeit zum reinen Gewahrsein fördern.

Die optimale Ausführung von Sitzhaltungen

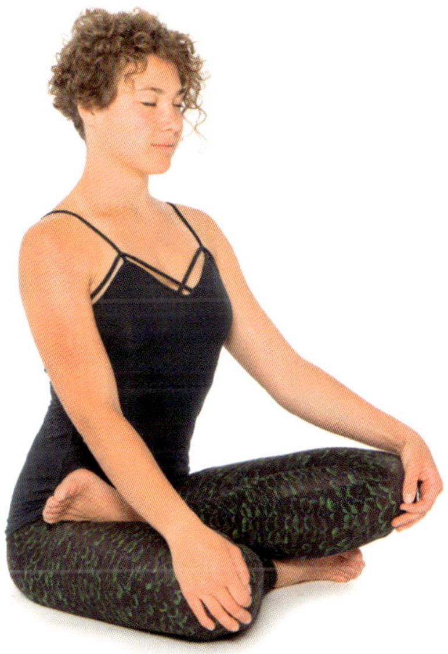

1. Das Becken durch die Aktivierung der Beckenbodenmuskeln aufrichten.
2. Bei Sitzhaltungen mit gekreuzten Beinen die Oberschenkelknochen mithilfe der tiefliegenden Gesäßmuskeln nach außen rotieren, was die Hüftaußenrotation fördert.
3. Die Wirbelsäule mit der Einatmung strecken, dabei das Sitzbein nach unten und das Schambein nach oben ziehen.
4. Sanft die Mitte aktivieren und die Wirbelsäule weiter über das Anheben des Brustbeins aufrichten.
5. Die Schulterblätter fließen nach außen und unten, um den Schultergürtel zu entspannen und eine optimale Haltung zu fördern.
6. Der Hinterkopf zieht nach hinten und oben, während der Scheitelpunkt nach oben wächst, bis der Kopf im Lot ausgerichtet ist und sich leicht anfühlt.
7. Mit Achtsamkeit die Balance zwischen Kraft in der Aufrichtung und Leichtigkeit in der Haltung finden. Nur mit einer glücklichen Anstrengung kann man länger in einer Sitzhaltung und in der Meditation verweilen, ohne sich dabei in der Bemühung um eine optimale Haltung zu verkrampfen.

Programm für Sitzhaltungen und Prana-Meditation

Wirkungen und Ziele:

- Beckenaufrichtung und Aktivierung des Beckenbodens.
- Beweglichkeit in der Hüftaußenrotation
- Dehnung der Innenseite der Beine
- Dehnung und Kräftigung der Gesäß- und Hüftbeugermuskeln
- Kräftigung der tiefen Bauchmuskulatur
- Streckung der Wirbelsäulen und Kräftigung der Rückenstreckermuskeln
- Zentrierung des Schultergelenks und der Schulterblätter
- Kopfausrichtung und Verinnerlichung einer aufrechten Haltung
- Mehr Lebensenergie und Loslassen von körperlicher und geistiger Anspannung
- Gewahrsein der Stille und inneren Freiheit

1. HALTUNG: SIDDHASANA/ SITZHALTUNG DER VOLLENDETEN

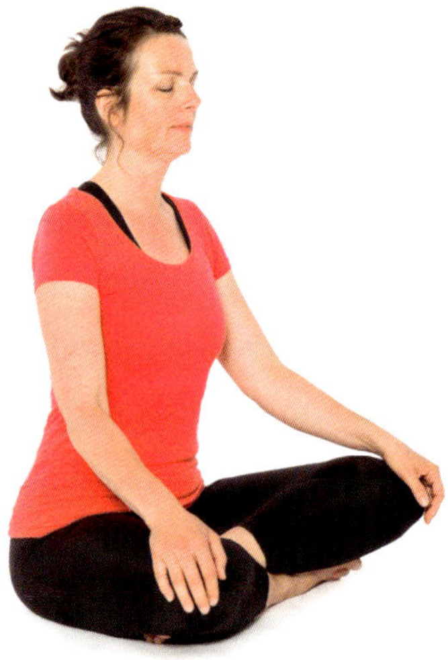

Wirkung und Fokus:
Geistige Zentrierung und Aufrichtung der Wirbelsäule. Aktivierung des Beckenbodens.

Ausführung:
Komme in eine angenehme Sitzhaltung mit gekreuzten Beinen.

Beim Einatmen:
Lenke den Fokus auf den Scheitelpunkt und verlängere ihn nach oben Richtung Himmel.

Beim Ausatmen:
Lenke den Fokus in den Beckenboden und verankere beide Sitzbeinhöcker fester im Boden.

Wiederholung:
3-5 Minuten

2. HALTUNG: VARIANTE URDHVA PRASARITA PADASANA/ AUFWÄRTS GESTRECKTE BEINHALTUNG

Wirkung und Fokus:
Außen- und Innenrotation in den Hüftgelenken. Dehnung der Innenseiten der Beine und der Gesäßmuskeln.

Ausführung:
Komme in die Rückenlage. Die Füße sind nahe beim Gesäß aufgestellt.

Beim Einatmen:
Strecke beide Arme über den Kopf, während du gleichzeitig das rechte Bein senkrecht nach oben streckst.

Beim Ausatmen:
Ziehe das rechte gebeugte Bein mit der rechten Hand an der Knieinnenseite nach rechts außen.

Beim Einatmen:
Strecke beide Arme wieder über den Kopf und das rechte Bein senkrecht nach oben.

Beim Ausatmen:
Ziehe das rechte gebeugte Bein mit der linken Hand zur linken Seite, während du den rechten Arm im rechten Winkel nach außen streckst und den Kopf nach rechts drehst.

Wiederholung:
8x jede Seite

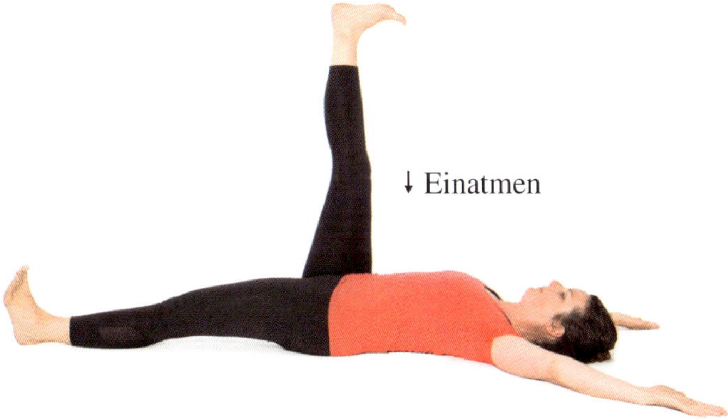

↓ Einatmen

↓ Ausatmen

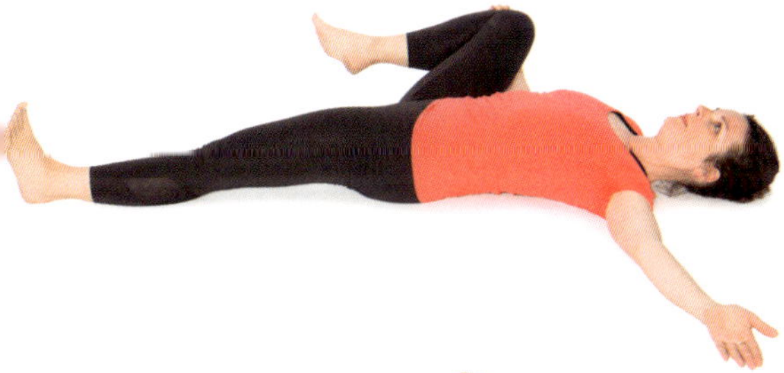

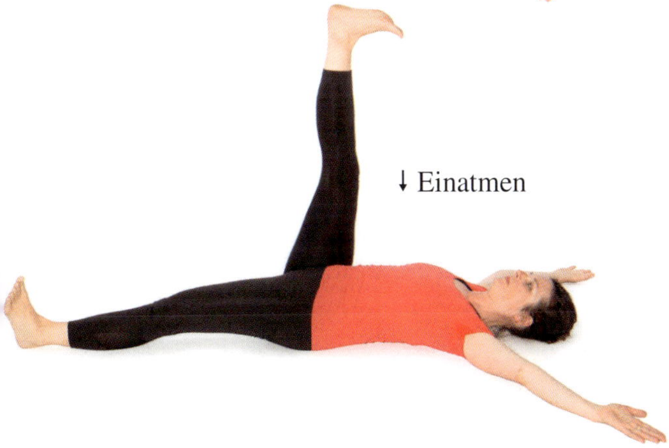

↓ Einatmen

Ausatmen ↓

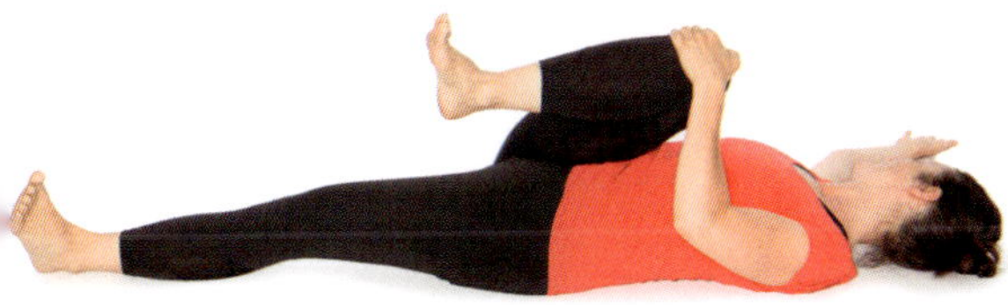

3. HALTUNG: VARIANTE APANASANA/ HALTUNG DES APANA-WINDES

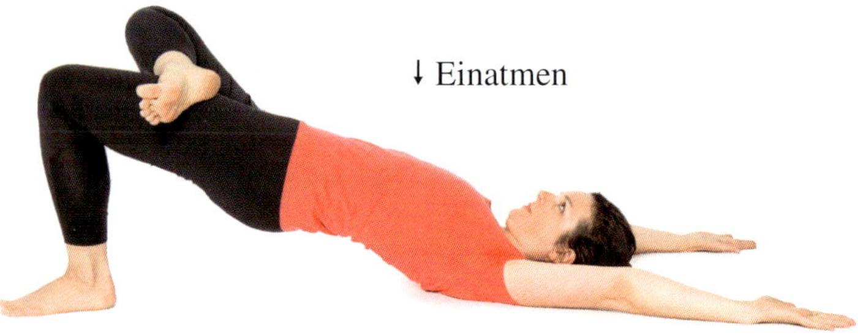

↓ Einatmen

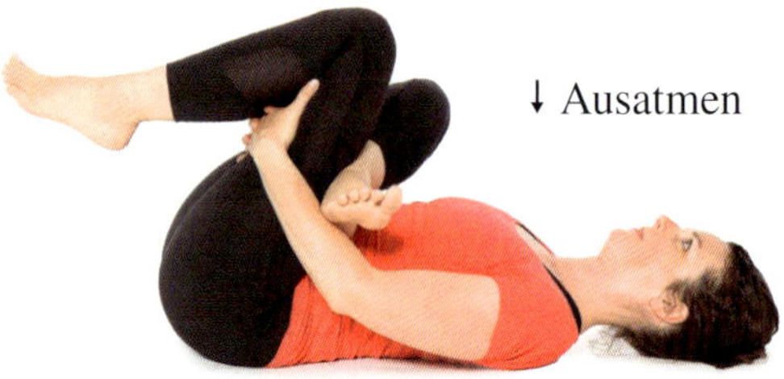

↓ Ausatmen

Wirkung und Fokus:
Beweglichkeit in der Hüftaußenrotation und Dehnung der tiefliegenden Gesäßmuskulatur.

Ausführung:
Stelle in der Rückenlage die Füße wieder nahe beim Gesäß auf und lege die Außenkante des rechten Fußes auf den linken Oberschenkel.

Beim Einatmen:
Strecke beide Arme über den Kopf und hebe gleichzeitig das Gesäß und den Rücken vom Boden ab.

Beim Ausatmen:
Lege den Rücken wieder auf den Boden und ziehe mit beiden Händen an der Rückseite des linken Oberschenkels das Knie Richtung Brust.

Wiederholung:
8-10x jede Seite

4. HALTUNG: EKAPADA USHTHRASANA/ EINBEINIGE KAMELHALTUNG

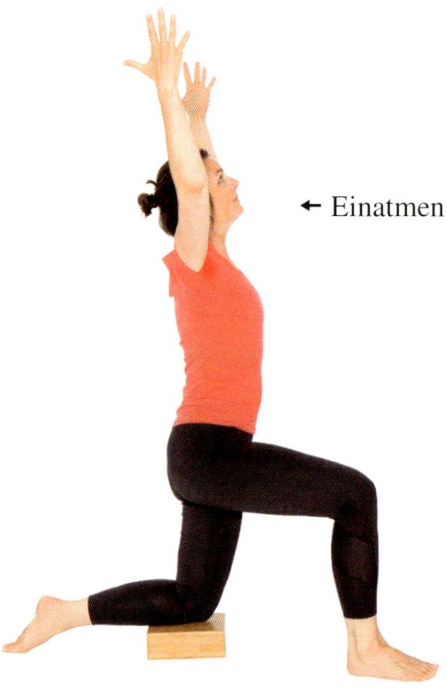

← Einatmen

Wirkung und Fokus:
Dehnung der Hüftbeuger- und vorderen Oberschenkelmuskeln. Mobilisation der Hüfte und Brustwirbelsäule.

Ausführung:
Komme in den Kniestand und stelle den rechten Fuß mit einem Schritt nach vorne auf.

Beim Einatmen:
Strecke beide Arme über den Kopf.

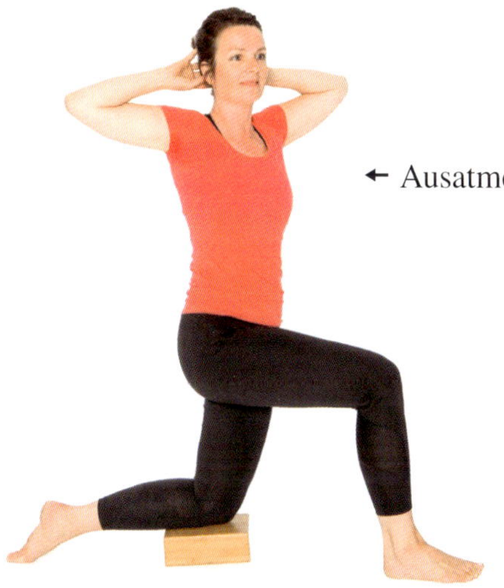

Beim Ausatmen:
Senke die Arme und bringe die Hände an den Hinterkopf, während du den Oberkörper oberhalb des Nabels aus der Kraft der Brustwirbelsäule nach rechts drehst.

Wiederholung:
8x jede Seite und 4 Atemzüge in der zweiten Haltung bleiben.

5. HALTUNG: VINYASA EKAPADA RAJAKOPATASANA/ EINBEINIGE TAUBENHALTUNG

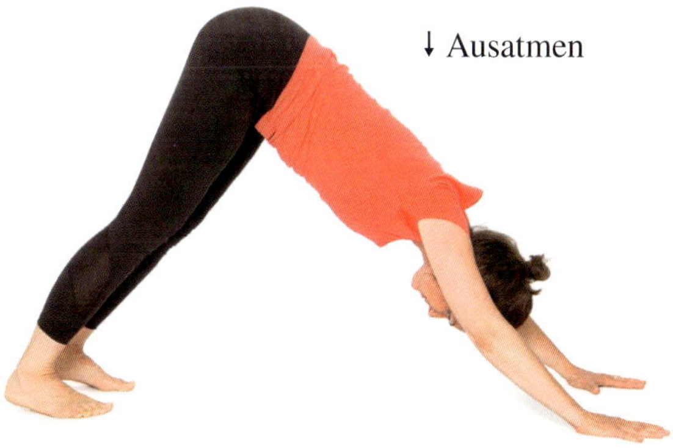

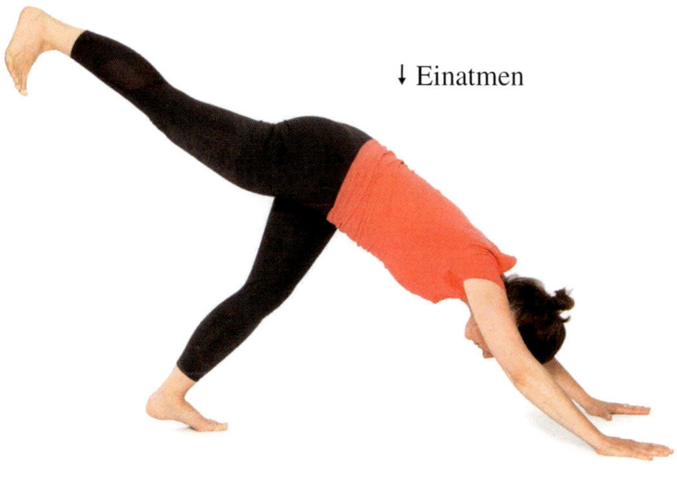

Wirkung und Fokus:
Kräftigung der Arm-, Rücken-, Beckenboden- und Bauchmuskulatur. Dehnung der Oberschenkel- und der großen und tiefen Gesäßmuskulatur.

Ausführung:
Komme in die Vierfüßlerhaltung.

Beim Ausatmen:
Hebe beide Knie vom Boden und schiebe dein Becken weit nach oben Richtung Himmel.

Beim Einatmen:
Schiebe das rechte gestreckte Bein mit der Ferse nach hinten oben.

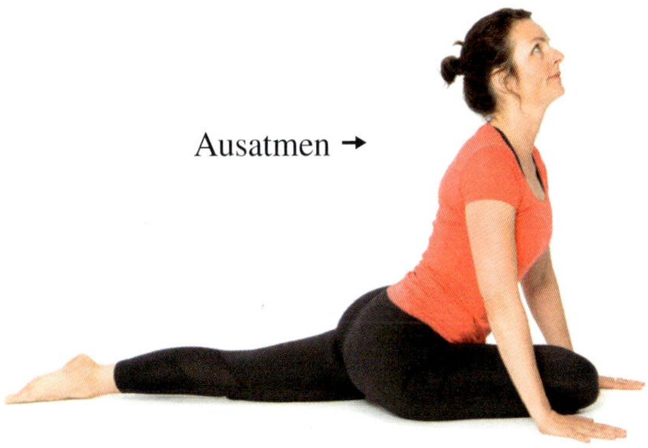

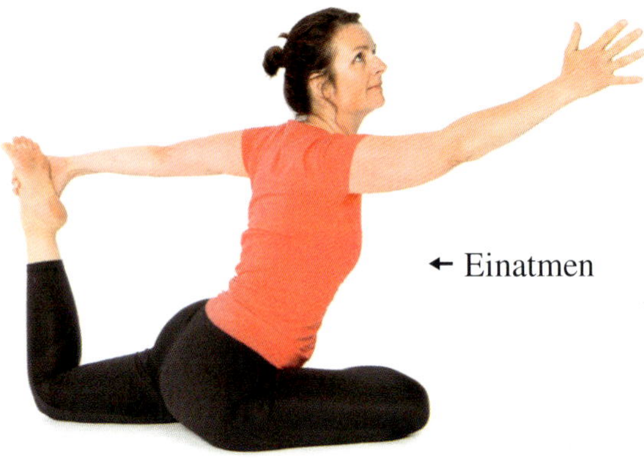

Beim Ausatmen:
Ziehe das gebeugte rechte Bein mit dem Knie nach vorne zwischen die Hände. Der vordere Oberschenkel liegt jetzt parallel zum Mattenrand. Falls die Dehnung zu stark ist, kannst du die rechte Gesäßhälfte mit einer Unterlage etwas anheben. Richte den Oberkörper auf.

Beim Einatmen:
Richte deinen Oberkörper auf, beuge den linken Unterschenkel und fasse mit der linken Hand den linken Fuß, während du den rechten Arm nach vorne ausstreckst.

Wiederholung:
8x jede Seite und 4 Atemzüge in der letzten Haltung bleiben.

6. HALTUNG: ARDHA UTKATASANA/HALBE STUHLHALTUNG

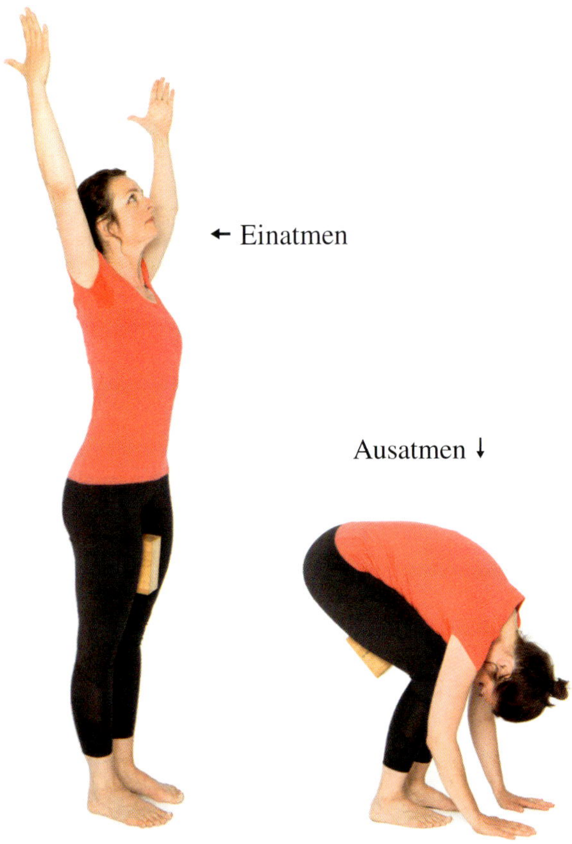

Wirkung und Fokus:
Streckung der Wirbelsäule und Kräftigung der Adduktoren, der Oberschenkel-, Bauch- und Beckenbodenmuskeln.

Ausführung:
Komme in die aufrechte Standhaltung. Die Füße sind hüftbreit auseinander aufgestellt. Klemme einen Yoga-Block zwischen die Beine.

Beim Einatmen:
Strecke beide Arme über den Kopf.

Beim Ausatmen:
Komme in die halbe Hocke und lege die Hände auf den Boden, während du den Block mit den Adduktoren zusammenpresst. Schiebe dabei deine Knie nicht über die Zehenspitzen hinaus nach vorne.

Wiederholung:
8-10x

7. HALTUNG: VARIANTE PRASARITA PADOTTANASANA/ GRÄTSCHE

Ausatmen →

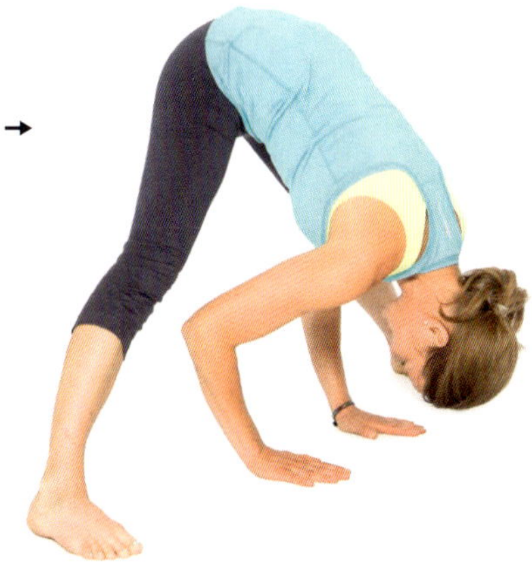

Einatmen ↓

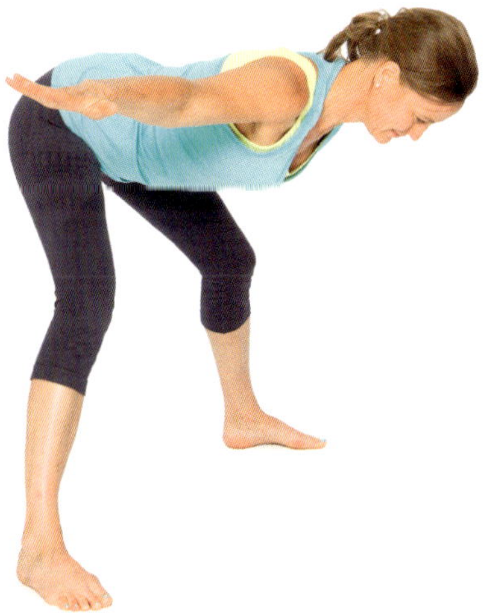

Wirkung und Fokus:
Kräftigung der Oberschenkel-, der Gesäß- und Rückenmuskulatur. Dehnung der Adduktoren, der rückwärtigen Oberschenkel- und Gesäßmuskulatur.

Ausführung:
Komme in eine Seitgrätsche. Die Füße stehen dabei weit auseinander.

Beim Ausatmen:
Komme in die Vorbeuge und lege die Hände auf dem Boden auf.

Beim Einatmen:
Komme mit gebeugten Beinen bis zur Hälfte hoch und strecke beide Arme zur Seite aus.

Wiederholung:
8-10x und dann 6 Atemzüge in der zweiten Haltung bleiben.

8. HALTUNG: ARDHA PADMA UTTANASANA/ VORWÄRTSBEUGE IM HALBEN LOTUS

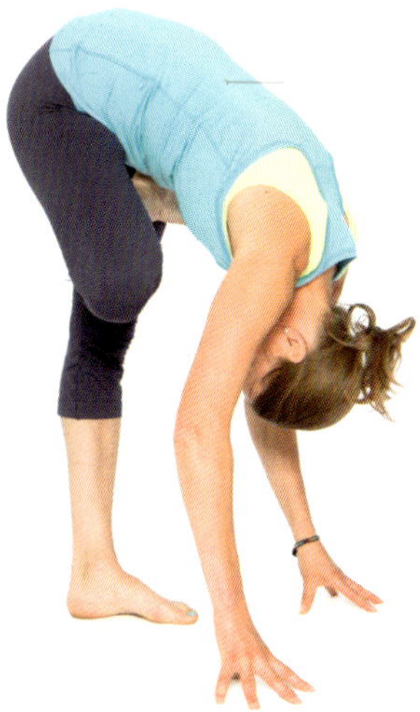

Wirkung und Fokus:
Außenrotation in der Hüfte und Dehnung im unteren Rücken.

Ausführung:
Lege in der Standhaltung die Außenkante des rechten Fußes auf den linken Oberschenkel. Bringe den Oberschenkel des gebeugten Beines in eine Außenrotation.

Beim Ausatmen:
Komme aus der Hüfte in eine Vorbeuge und lege die Hände auf dem Boden auf.

Beim Einatmen:
Weite den Brustkorb.

Wiederholung:
6-8 Atemzüge auf jeder Seite bleiben.

Hinweis: Bei Kniebeschwerden kannst du die rechte Fußaußenkante außerhalb des linken Oberschenkels platzieren, um die Kniebelastung zu verringern.

9. HALTUNG: VARIANTE BHUJANGASANA/KOBRA

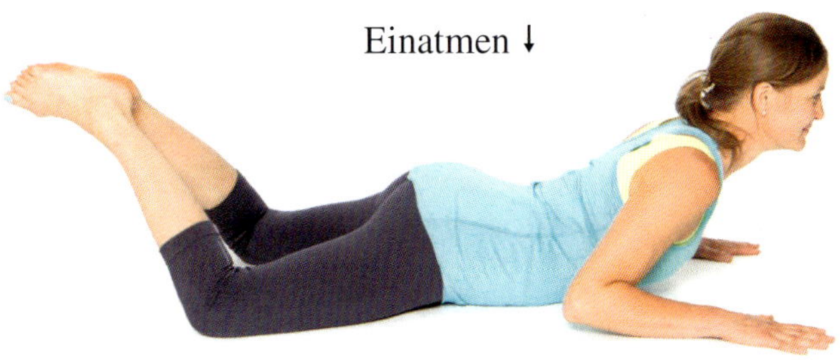

Wirkung und Fokus:
Mobilisierung im Becken- und Hüftbereich. Kräftigung des Rückens und des Gesäßbereichs. Dehnung der Adduktoren.

Ausführung:
Komme in die Bauchlage und beuge beide Beine, sodass die Knie nach außen zeigen und die Fußsohlen sich berühren. Die Hände sind seitlich neben den Schultergelenken platziert.

Beim Einatmen:
Hebe den Oberkörper aus der Kraft der Rückenstrecker und komme in eine Rückbeuge, während du die Fußsohlen aufeinander presst.

↓ Ausatmen

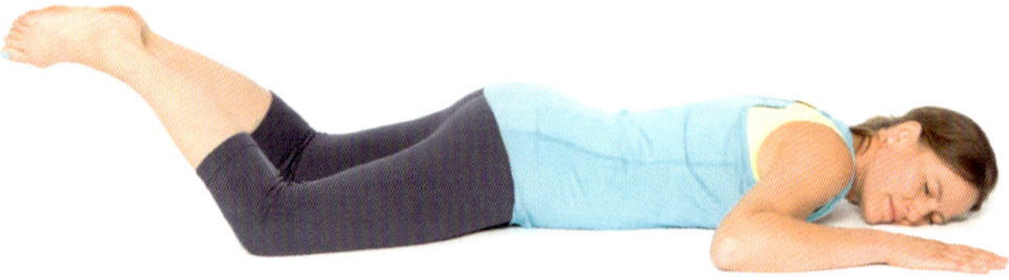

Beim Ausatmen:
Senke den Oberkörper wieder auf den Boden ab und drehe den Kopf zur rechten Seite.

Wiederholung:
10x

10. HALTUNG: VARIANTE DANDASANA/STOCKHALTUNG

← Einatmen

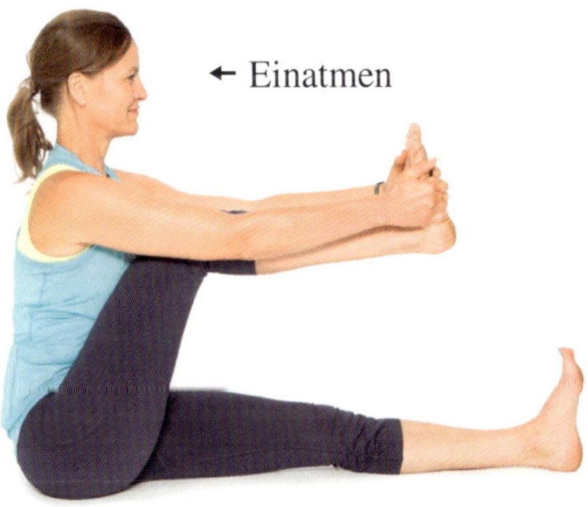

← Ausatmen

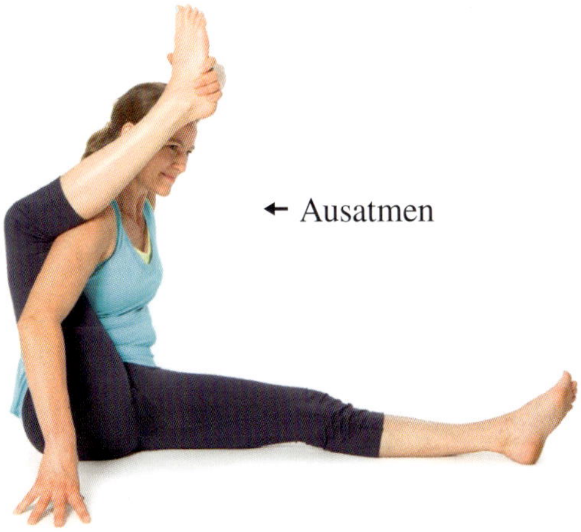

Wirkung und Fokus:
Mobilisierung der Hüfte und des Beckens zur Meditationsvorbereitung. Intensive Dehnung der Gesäßmuskeln, der rückwärtigen Oberschenkelmuskulatur und der Adduktoren.

Ausführung:
Komme in den Langsitz mit den Beinen nach vorne ausgestreckt. Richte das Becken auf.

Beim Einatmen:
Beuge das rechte Bein und fasse die Außenkante des rechten Fußes mit beiden Händen, während du die Wirbelsäule streckst.

Beim Ausatmen:
Ziehe den rechten Fuß nach oben, komme gleichzeitig in eine Vorbeuge und runde deine Wirbelsäule. Dabei rollst du den Kopf ein und bringst den rechten Fuß vor die Stirn oder sogar hinter den Kopf.

Wiederholung:
8x jede Seite und dann 6 Atemzüge in der zweiten Haltung bleiben.

11. HALTUNG: SIDDHASANA/PRANA MEDITATION/ SITZHALTUNG DER VOLLENDETEN

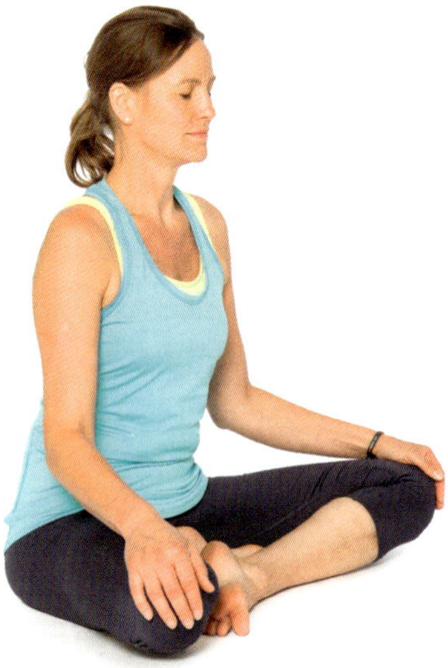

Wirkung und Fokus:
Steigerung der Lebensenergie und Loslassen von Spannungen im Körper und Geist.

Ausführung:
Komme in eine angenehme Sitzhaltung, in der du länger verweilen kannst. Scanne nun den ganzen Körper durch vom Kopf bis in die Füße und bleibe immer drei Atemzüge an einer Stelle.
Gehe den Body-Scan immer in der folgenden Reihenfolge durch:
Scheitel, Stirn, Augen, Ohren, Nasenöffnungen, Kiefer, Mund, Hals, Hinterkopf, Nacken, rechtes Schulterblatt, rechter Arm bis in die Hand, linkes Schulterblatt, linker Arm bis in die Hand, linke Brust, rechte Brust, Leber, Magen, Milz, absteigender Dickdarm links und aufsteigender Dickdarm rechts, Blase, Unterleib, Wirbelsäule, linke und rechte Niere, rechte Gesäßhälfte und rechtes Bein, rechter Fuß, linke Gesäßhälfte, linkes Bein und linker Fuß.
Während der Übung führst du die Kehlatmung durch, um den Atem zu verlängern und zu verfeinern. Durch diese Technik kannst du mehr neues Prana aufnehmen und Spannungen auf allen Ebenen bewusst auflösen.

Beim Einatmen:
Lenke die Achtsamkeit in den bestimmten Bereich und nimm bewusst neue und frische Energie auf.

Beim Ausatmen:
Lasse die Energie in diesem Bereich verströmen und löse so die Spannung auf.

Wiederholung:
Immer drei Atemzüge in einem Bereich verweilen und so den ganzen Körper durchscannen.

Nach dem Body-Scan verweilst du 10-15 Minuten mit natürlichem Atem im reinen Gewahrsein der Stille. Löse dich von jeder Form der Technik und der Beobachtung. Sei einfach da.

1. IN DER SITZHALTUNG 7X OM SURYAYA NAMAHA WIEDERHOLEN

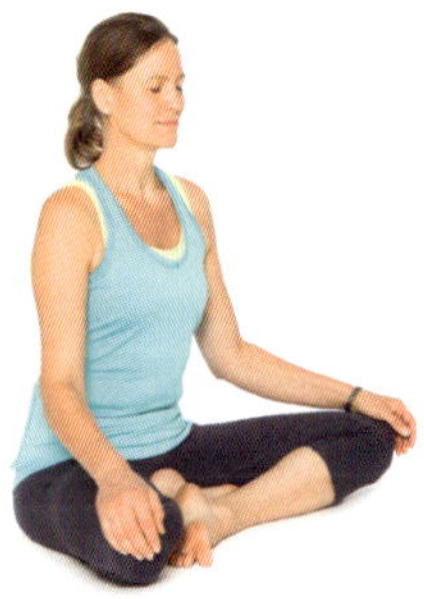

2. KLEINER SONNENGRUSS

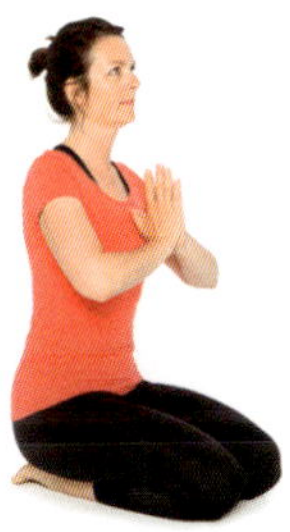

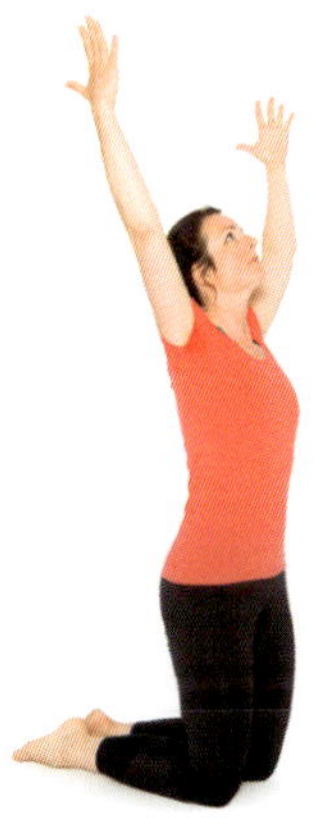

Einatmen

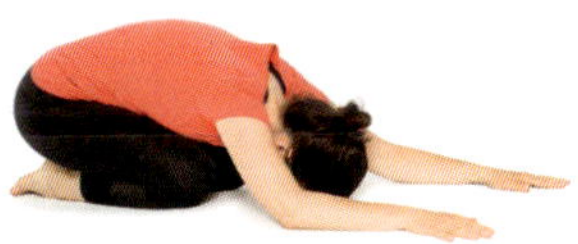

Ausatmen

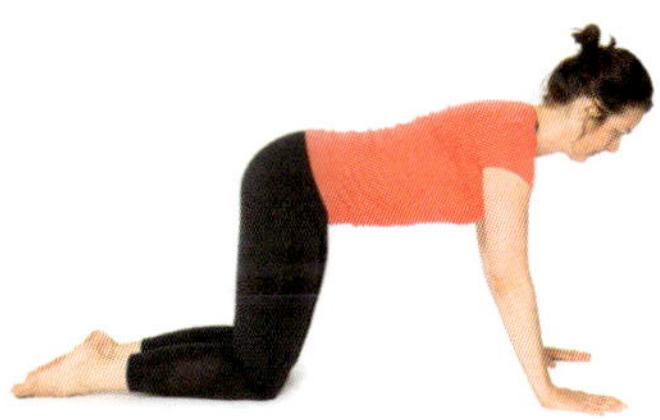

Einatmen

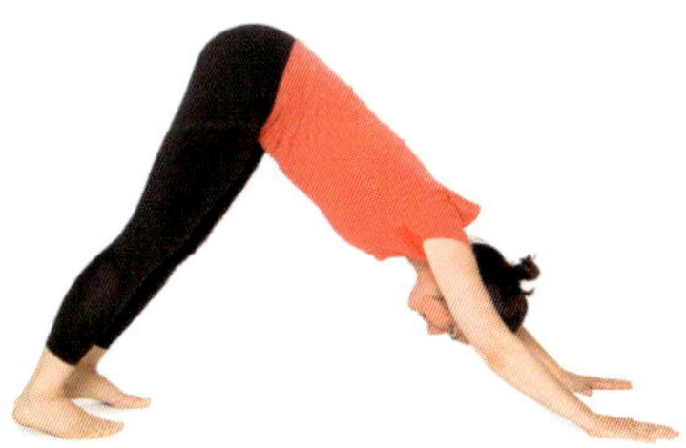

Ausatmen

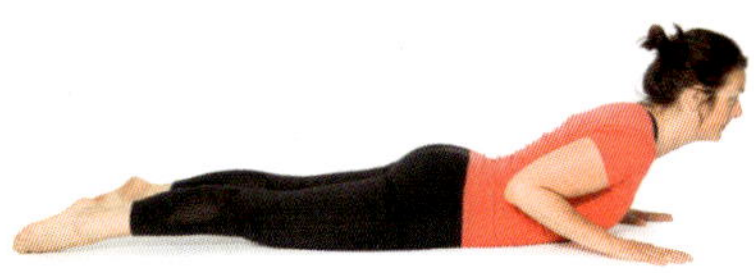

Einatmen

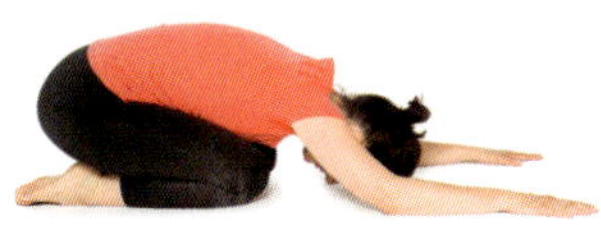

Ausatmen

3. LEICHTE VARIANTE DES SONNENGRUSSES

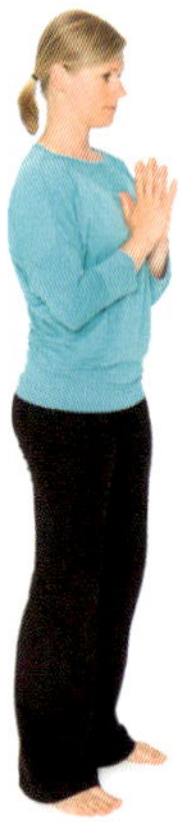

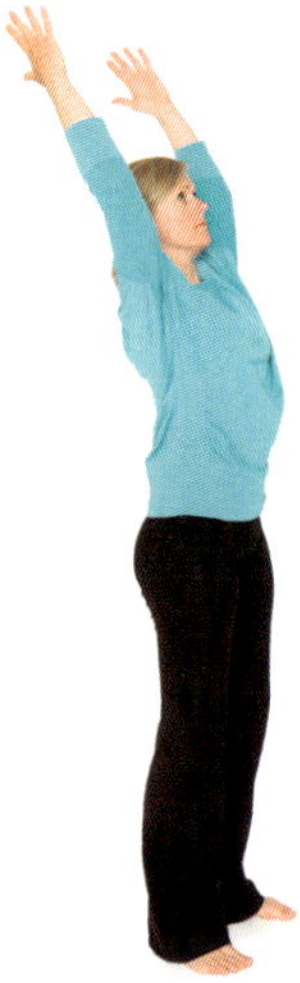

Einatmen

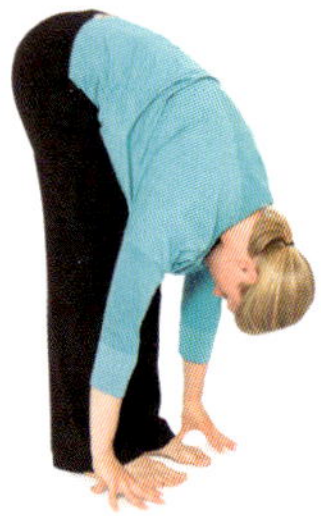

Ausatmen

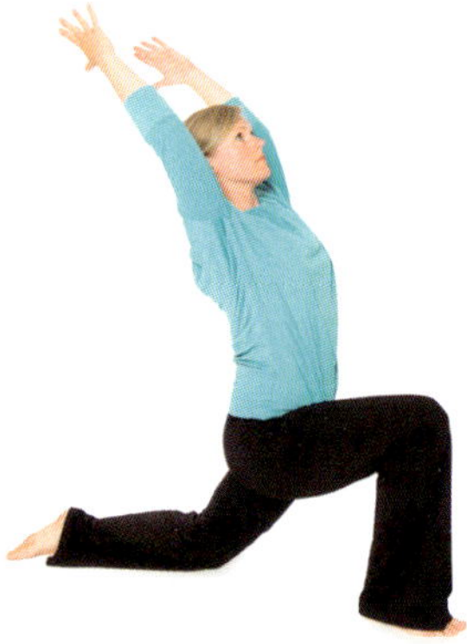

Einatmen

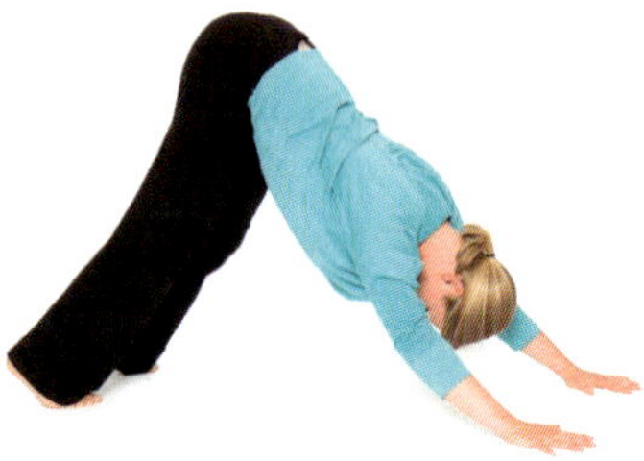

Ausatmen

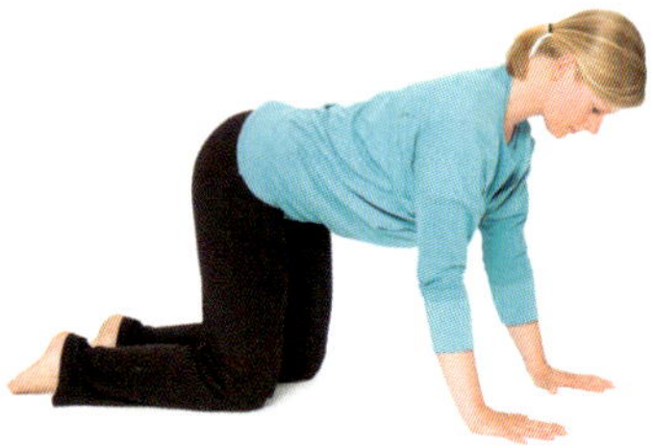

Einatmen

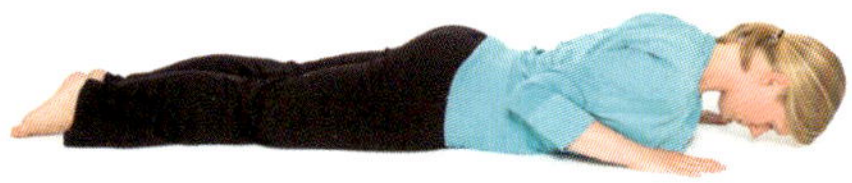

Ausatmen

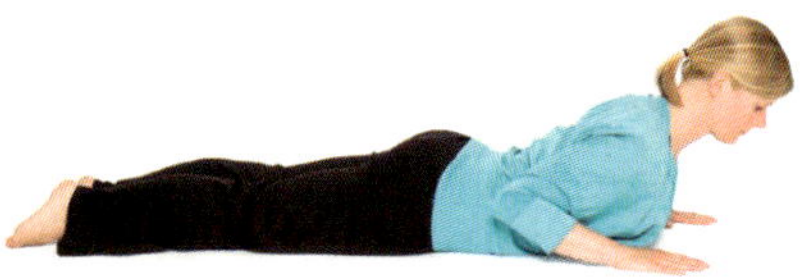

Einatmen

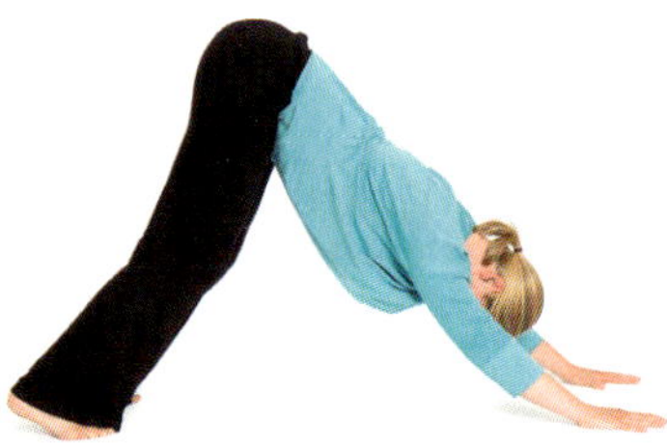

Ausatmen

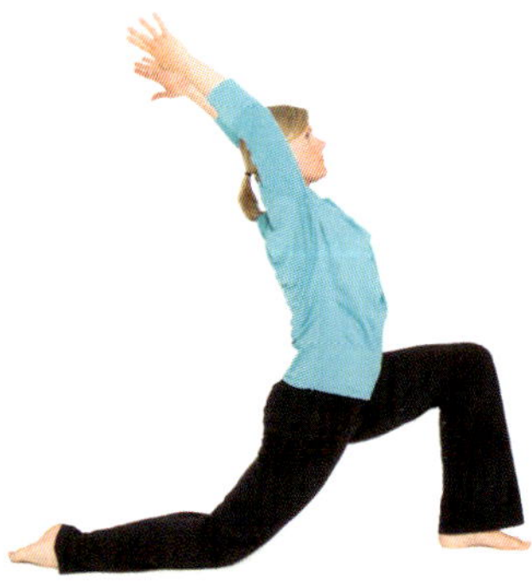

Einatmen

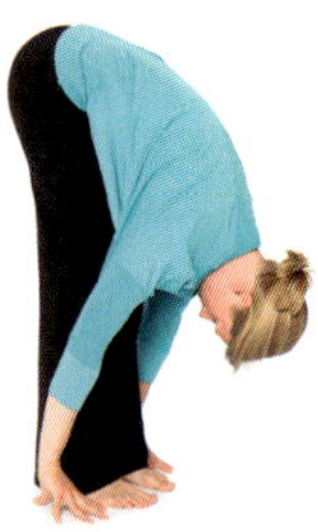

Ausatmen

4. FORTGESCHRITTENE VARIANTE DES SONNENGRUSSES

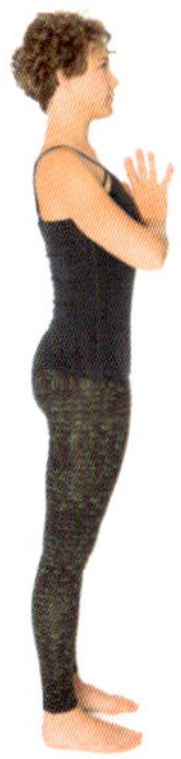

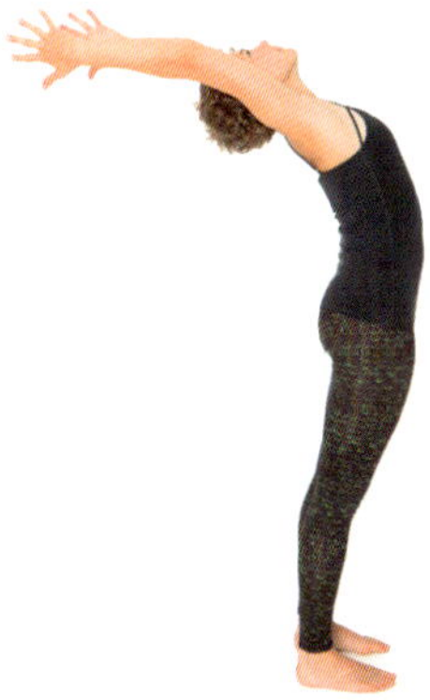

Einatmen

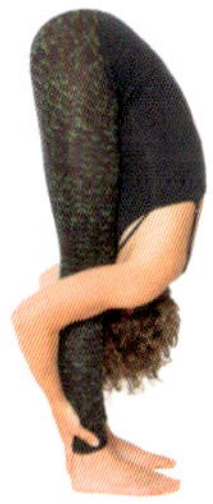

Ausatmen

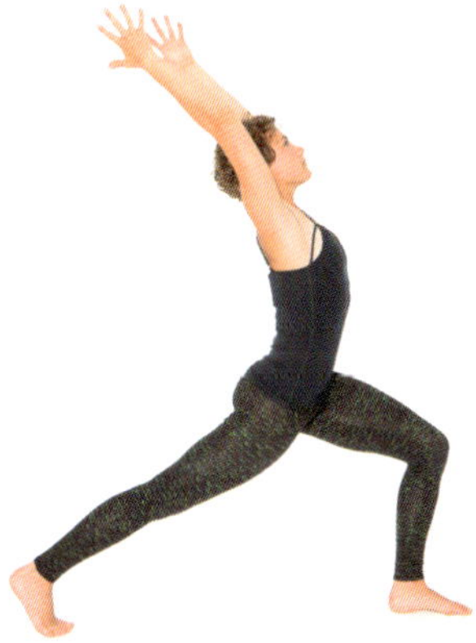

Einatmen

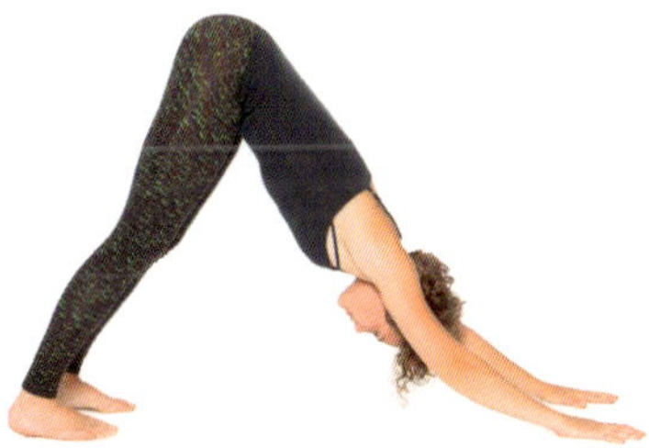

Ausatmen

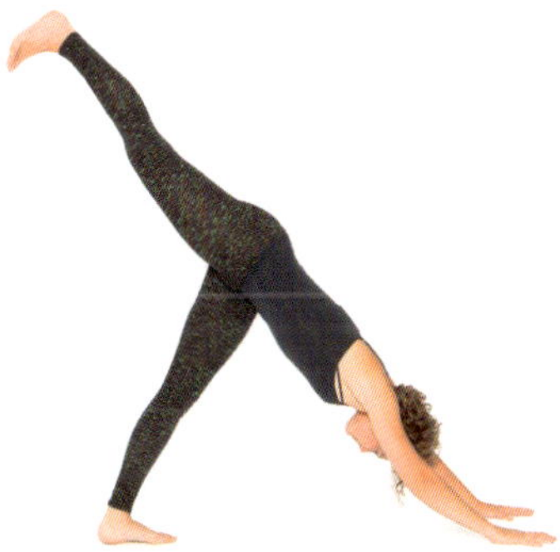

Einatmen – Ausatmen

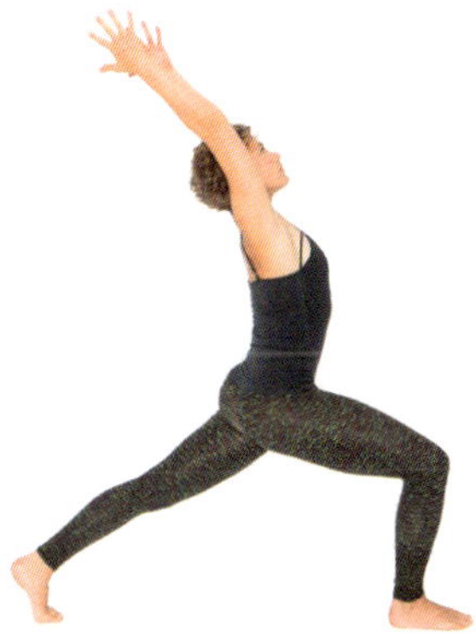

Einatmen

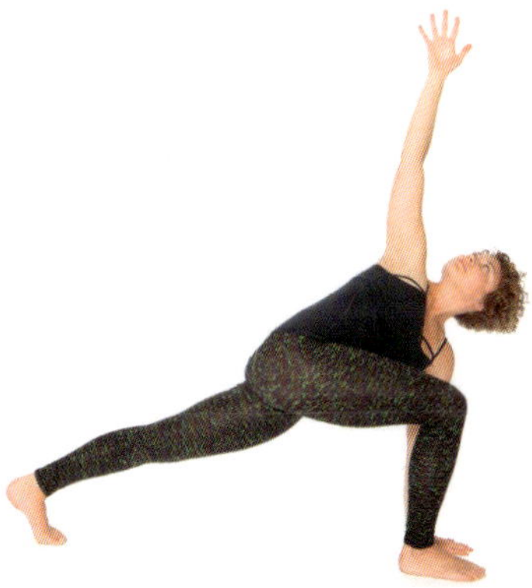

Ausatmen

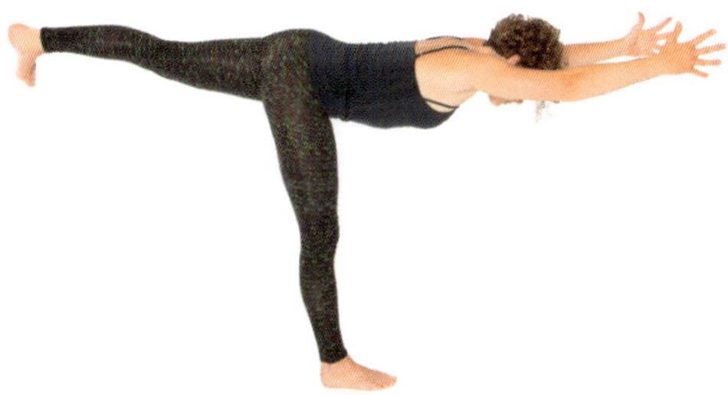

Einatmen

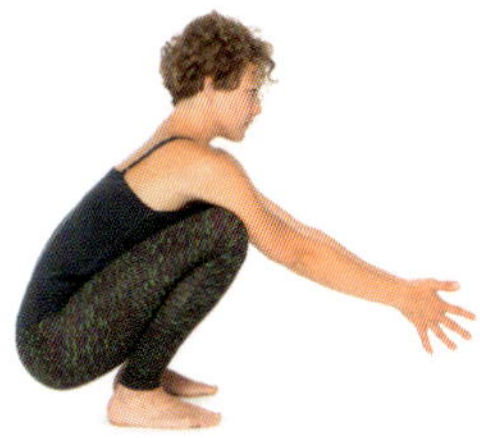

Ausatmen

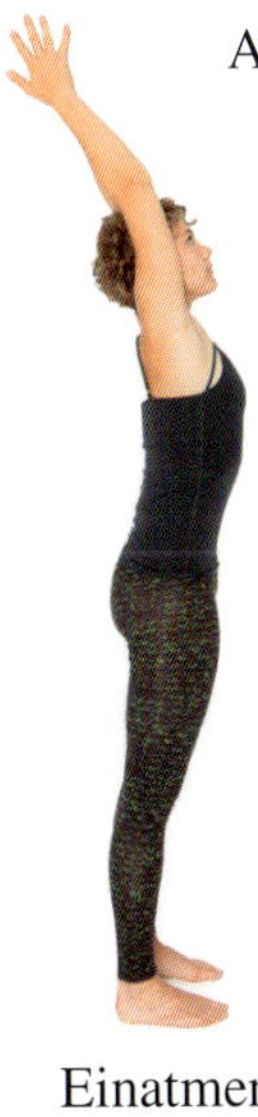

Einatmen

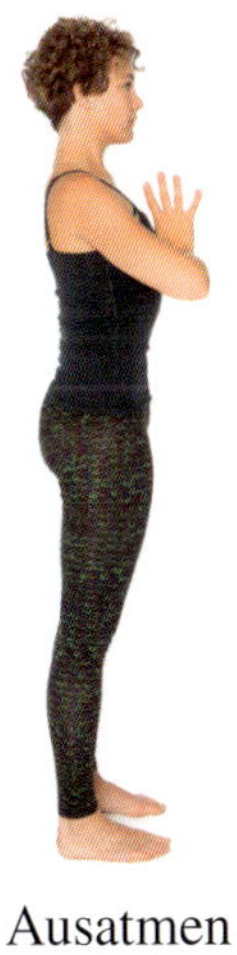

Ausatmen

5. DYNAMISCHE VARIANTE DES SONNENGRUSSES

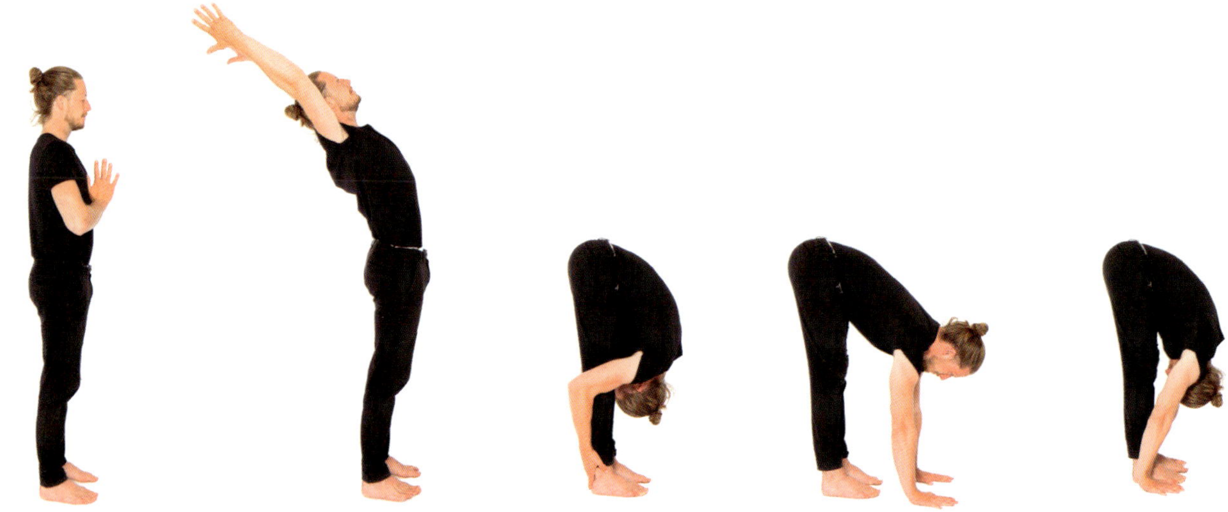

Einatmen Ausatmen Einatmen Ausatmen

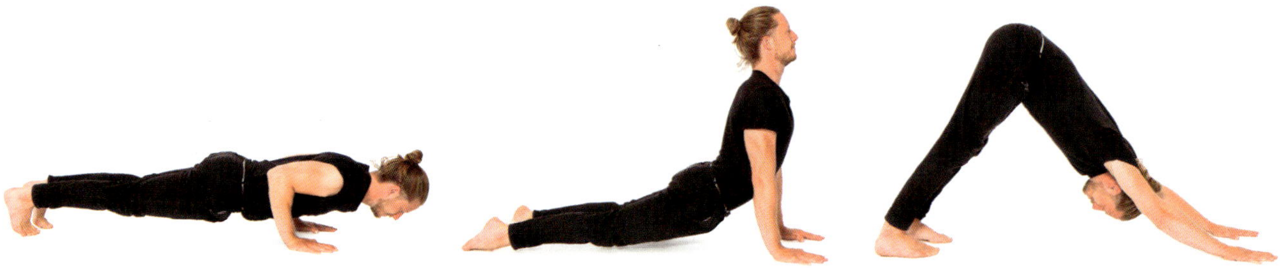

Sprung in der Atemleere Einatmen Ausatmen

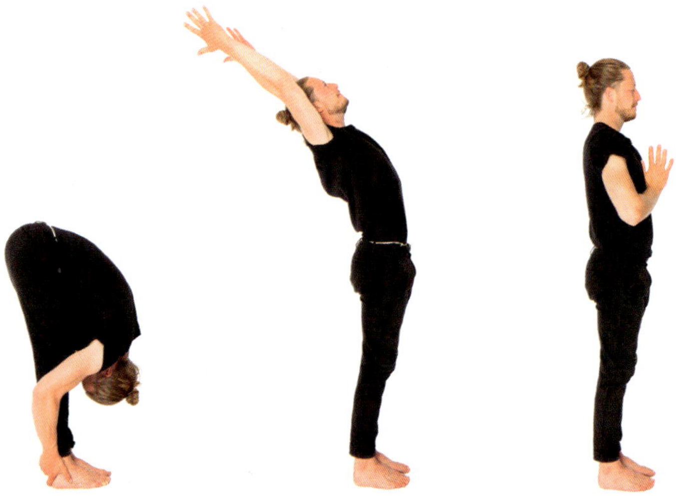

Sprung in der Atemleere Einatmen Ausatmen

Kapitel 5 · Die neun Erfolgsprinzipien für Yoga-Lehrende und Yoga-Übende

1. Finde eine große Vision

„Eine Vision wird dann zur Realität,
wenn ich den Mut habe, meine Grenzen zu überschreiten."
LENA MEICHSNER

Dieses letzte Kapitel schreibe ich für alle Yoga-Lehrende und -Praktizierende, um ihnen jene wichtigen Erfolgsprinzipien zu vermitteln, die sich auch für mich selbst auf dem Yoga-Weg bewährt haben. Am Anfang jeder längerfristigen Tätigkeit ist es von großer Bedeutung, eine Vision zu haben, die deinen Geist öffnet und dir die klare Absicht schenkt, mit Begeisterung etwas Großartiges zu beginnen.

Schon bevor ich nach Indien reiste, um Yoga zu studieren, hatte ich die klare Vision, dass ich in Zukunft eine Yoga-Schule aufbauen würde, und habe meine Berufung ganz im Yoga gesehen. Diese klare Vision verlieh mir den Mut, meine Sicherheit in der Schweiz, meinen Job, meine Partnerschaft und andere Dinge loszulassen und mich aus der Komfortzone in ein neues Leben zu wagen, in dem die geistige Entwicklung im Mittelpunkt stehen würde. Obwohl ich damals von vielen belächelt und als Träumer bezeichnet wurde, vertraute ich ganz dieser großen Vision und dem sanften Ruf meines Herzens. Im Laufe meiner langjährigen Arbeit als Yoga-Lehrer, -Therapeut und -Ausbilder offenbarten sich mir immer größere Visionen, die ich früher nicht für möglich gehalten habe. Wenn mir jemand vor 20 Jahren gesagt hätte, ich werde später in fünf Ländern Yoga-Ausbildungen leiten und mehrere Bücher schreiben, wäre es mir schwergefallen, dies zu glauben. Heute habe ich die große Vision, mein Wissen und meine Erfahrungen als Yoga-Ausbilder an meine Schüler so weiterzuvermitteln, dass es ihnen selber möglich wird, Ayur-Yoga-Ausbildungen zu leiten. Durch die langjährige Yoga-Praxis bin ich immer wieder Visionär und sehe Fähigkeiten in mir und auch in anderen Menschen. Die eigene Berufung zu finden ist eine der wichtigsten Aufgaben im Leben und verleiht uns unglaubliche Freude und Begeisterung. Wenn wir herausfinden, was uns am meisten Sinn gibt und Freude macht, offenbaren sich genau die Kräfte und Fähigkeiten, mit denen wir große Visionen Wirklichkeit werden lassen. So bereitet es mir zurzeit riesige Freude, die Fähigkeiten und Talente in anderen zu sehen und diese Menschen in ihrer Entwicklung zu begleiten.

Nimm dir Zeit, um deine Vision zu finden, schreibe sie auf oder zeichne sie als ein Bild. Wage es, Dinge zu sehen, die du augenblicklich nicht für möglich hältst, und sei bewusst grenzenlos. Tauche ein in diese Vision und spüre, wie sie sich anfühlt. Wenn dein Herz sich dabei weitet und du große Freude spürst, weißt du, dass diese Vision zu dir passt. Wenn dein rationaler Geist sich mit Zweifeln, Ängsten und Fragen einmischt, lasse diese Gedanken dahinfließen und fühle dich stattdessen weiter in deine Vision ein. Je mehr du in diesen offenen, grenzenlosen Raum deiner Vision eintauchst, desto mehr beginnt dein Unterbewusstsein, sich für sie zu öffnen. Sich dafür zu öffnen, ist das Wichtigste bei jeder Vision.

Am besten beginnst du gleich jetzt. Schließe deine Augen und beobachte, welche Vision du im Yoga und in deinem Leben siehst. Wiederhole diese Übung immer wieder bewusst und fokussiere dich auf die Vision, die sich vor deinem inneren Auge und in deinem Herzen durchsetzt. Im Laufe der Zeit erlebst du, wie deine Visionen sich entsprechend deiner geistigen Entwicklung wandeln. Wenn es dir schwerfällt, eine Vision zu sehen, empfehle ich dir, einen Menschen zu finden, der dich dabei unterstützt und dem du vertraust. Auch hier gilt: Wer sucht, wird bestimmt finden.

Affirmation: „Möge ich meine große Vision sehen und mich dafür öffnen."

2. Formuliere klar deine Ziele

„Wenn du glücklich sein willst, dann setze dir ein Ziel, das deine Gedanken ausrichtet, deine Energie freisetzt und dich inspiriert."
ANDREW CARNEGIE

Wenn du deine Berufung als Yoga-Lehrer gefunden hast und dir dabei auch über deine Bedürfnisse und Visionen klar geworden bist, ist es notwendig, klare, herausfordernde Ziele zu formulieren, die aussagen, was du genau erreichen möchtest. Vielen Yoga-Lehrern und -Therapeuten fehlt es an klaren Vorstellungen über ihre Zielsetzungen, um dann fokussiert und erfolgreich zu sein. Tiefsitzende, oft unbewusste, negative Gedankenmuster, wie zum Beispiel „Das kann ich nicht", verhindern, dass du Ziele für dich bestimmst. Gerade für das Unterbewusstsein ist es aber wichtig, ein klares Ziel zu haben, auf das es hinarbeiten kann. Je klarer und präziser Ziele formuliert werden, desto kraftvoller wird das Unterbewusstsein aktiviert. Es ist von Vorteil, mehrere Ziele aufzuschreiben und sie ständig ins Bewusstsein zu bringen, was zum Beispiel dadurch gefördert wird, dass du sie auf einen Zettel schreibst und diesen bei dir trägst. Ziele helfen, den unruhigen Geist zu zentrieren, und schaffen Klarheit. Ziele, die du großartig findest, schenken dir Motivation, dich weiterzuentwickeln, und machen Mut, deine bisherigen Erfolge zu übertreffen. Sie bringen dich in die Selbstverantwortung und ziehen Menschen an, die dich auf diesem Weg begleiten und unterstützen können. Diese Ziele zu erreichen schafft Zufriedenheit, Freude und Erfüllung, die du mit anderen Menschen teilen kannst. Gemeinsam mit anderen Menschen Ziele zu erreichen ist etwas tief Verbindendes, das das Vertrauen in dich selbst, in andere und in eine höhere Kraft in den Himmel wachsen lässt.

Kommen wir zur Übung für dich: Schreibe dir eine Liste mit konkreten Zielen für dich als Yoga-Lehrer oder für das, was du sonst gerade beruflich machst, und wo es für dich hingehen soll. Wichtig ist es, die Ziele präzise und konkret zu formulieren, wie zum Beispiel: „In den nächsten drei Monaten werde ich zwei neue Yoga-Kurse beginnen mit je zwölf Teilnehmern." Indem du dir verschiedene Ziele notierst, kannst du dir darüber klar werden, welches dieser Ziele gerade Priorität hat in deinem Leben. Sinnvoll ist es, zu unterscheiden zwischen kurzfristigen und langfristigen Zielen, die du erreichen möchtest. Dies hilft dir, klar zu sehen, was du wirklich willst und worauf du dich fokussieren solltest. Nachdem du deine Ziele aufgeschrieben hast, kannst du notieren, was dafür erforderlich ist, um diese Ziele zu erreichen. Notiere dir, welche Mittel und Menschen du brauchst, um diese Ziele zu erreichen.

Viele Erfolgsexperten raten, einen Zettel mit den Zielen bei sich zu tragen und die Ziele täglich zu lesen und auszusprechen, was bei mir wunderbar funktioniert hat. Als ich nach sechs Monaten feststellen konnte, dass ich alle Ziele erreicht hatte, die ich auf meine Zettel geschrieben hatte, war ich sehr positiv überrascht. Durch diese positive Erfahrung integriere ich heute Mindmaps in meine Yoga-Ausbildungen, wobei ich die Teilnehmer in so wichtigen Lebensbereichen wie Berufung, Gesundheit und Spiritualität konkrete Ziele formulieren lasse. Dies hilft ihnen, Klarheit zu bekommen. Und das kannst auch du gern ausprobieren.

Natürlich gibt es Gründe dafür, weshalb sich viele Menschen damit schwertun, Ziele auszusprechen und schriftlich zu formulieren. Unbewusste, negative Glaubensätze oder tiefsitzende Ängste können blockierend wirken und hindern viele Menschen daran, sich über ihre Ziele klar zu werden. Indem du dich darin übst, in einen meditativen Zustand zu gelangen und dabei reflektierende Fragen zu stellen, kannst du solche unbewussten Glaubensätze aufspüren und sie dir bewusstmachen. In meinem Buch „Vertraue dem Meister in Dir" gibt es viele Übungen und Reflexionsfragen, die dir helfen, alte, negative Überzeugungen loszulassen und dich so neu auszurichten, wie du es dir wünschst.

Als ich vor 16 Jahren in der Casa Morisco, einem Seminarhaus in Spanien, zum ersten Mal einen vierwöchigen Yoga-Lehrer-Ausbildungskurs ausschrieb, wurde ich von vielen Menschen aus der Yoga-Szene massiv und nicht gerade respektvoll kritisiert. Ich würde dem Yoga schaden, hieß es.

Mein Ziel war es, den Menschen eine Möglichkeit zu geben, in Yoga einzutauchen und im Zeitraum der vier Wochen tiefe Erfahrungen zu machen. Natürlich war und ist mir klar, dass es länger braucht, um eine fundierte Ausbildung als Yoga-Lehrer zu absolvieren. Selbst nach einer mehrjährigen Ausbildung als Yoga-Lehrer gibt es noch vieles zu lernen, um wirklich fundiert und kompetent Yoga vermitteln zu können. Durch die vielen vierwöchigen Ausbildungen mit zahlreichen Menschen konnte ich aber sehr viel darüber erfahren, was die Vermittlung des Yoga und die Wirkungen von mehrwöchiger, intensiver Yoga-Praxis in einem geschützten Rahmen betrifft. Die tiefen Heilungen, Durchbrüche und Transformationen konnte ich in meinen mehrjährigen Ausbildungen für Yoga-Lehrer und Yoga-Therapeuten nie in einem solchen Ausmaß erleben. Es braucht Mut, Neues zu wagen und sich herausfordernde Ziele zu setzen, weil man dadurch in die eigene Verantwortung geht und kein Raum für Ausreden bleibt. Hindernisse wie Trägheit, Ängste, eigene Unsicherheiten, negative Meinungen von anderen und fehlende Ausdauer hindern uns oft daran, neue Ziele zu formulieren und sie auch im Leben zu verwirklichen. Gerade deshalb ist es notwendig, sich Ziele zu setzen, um diese Hindernisse zu überwinden und gute Voraussetzungen für Erfolg zu schaffen.

Affirmation: „Möge ich klare und große Ziele formulieren."

3. Mache einen Plan

„Ziele sind Träume, die wir in Pläne umsetzen;
dann schreiten wir zur Tat, um sie zu erfüllen."
Zig Ziglar

Viele Ziele bleiben nur schöne Träume, weil wir keinen Plan machen, wie wir unser Ziel durch Handlungen konkret erreichen können. Es ist kein Zufall, dass der indische Yoga-Meister T. Krishnamacharya dem Vinyasa Krama, dem schrittweisen Aufbau der Yoga-Praxis, so viel Bedeutung beimaß. Von den Körperhaltungen über die Atemtechniken bis hin zur Meditation vermittelte er ein individuelles, stufenweises Vorgehen, um Ziele zu erreichen. Im Gruppenunterricht des Ayur-Yoga und in der Yoga-Therapie legen wir Wert auf einen fundierten Plan, der stetig und flexibel an die aktuellen Bedingungen angepasst werden kann und somit auch Raum für Spontaneität und Intuition bereithält. Wenn wir einen Plan machen, ist es wichtig, Prioritäten zu setzen und klare Zeitangaben zu bestimmen, bis wann ein Ziel erreicht werden soll. Dieses Vorgehen hilft mir auch beim Bücherschreiben, weil ich so immer ganz genau weiß, bis wann ich alles erledigen darf. Bei jedem Buchprojekt schreibe ich mir am Anfang alle Ziele auf, die ich mit dem Buch verfolge, und kann so innerhalb kurzer Zeit den Inhalt eines Buches bestimmen. Dann mache ich mir einen Zeitplan und kontaktiere die Leute aus dem Verlag, die Fotografen und Modelle. Bis hin zur Buchvernissage plane ich von Anfang an alles durch. Dies gibt mir Power, Ausrichtung, Struktur und aktiviert mein Unterbewusstsein, alles dafür zu tun, dieses Ziel zu erreichen. Intuition, Spontaneität und neue Ideen fließen im Laufe des Projekts natürlich ein und werden in den Plan integriert. Planen widerspricht also keineswegs der Intuition, wie ich es immer wieder höre von Menschen, die sich weigern zu planen. Ganz im Gegenteil können beide sich gegenseitig sogar befruchten. Der Plan gibt Kraft und die Spontaneität Leichtigkeit – wie in der idealen Yoga-Haltung ist es die Verbindung, welche die Balance schafft.

Was sich bei meinen Plänen sehr bewährt hat, ist, eine Liste zu schreiben mit allem, was ich tun kann, um mein Ziel zu erreichen. Dazu nutze ich gerne eine Mindmap, wie ich sie auch in der Yoga-Therapie verwende: In der Mitte steht das Ziel und rundherum sind die Mittel angeordnet, die erforderlich sind, um das Ziel zu erreichen. Am besten zeichnest du solche Mindmaps regelmäßig auf, um klare Pläne zu haben, mit welchen Mitteln du deine Ziele erreichen kannst. In der Yoga-Therapie hat es mir und meinen Schülern sehr dabei geholfen, effektiver und ganzheitlicher mit Klienten zu arbeiten. Hilfreich ist es auch, eine konkrete Frage zu formulieren, wie zum Beispiel: „Was sollte ich tun, damit ich eine Yoga-Schule aufbauen kann?" Die Beantwortung dieser Frage ist hilfreich, um einen Plan zu machen, der dann schrittweise durchgeführt werden kann.

Nachdem du deinen Plan erstellt hast, geht es um das sofortige Handeln im Hier und Jetzt. Die weitverbreitete Haltung, das Tun auf morgen zu verschieben, schadet deinem Plan nur. Je schneller du aktiv wirst, desto größer ist die Chance, dass du dich an den Plan auch hältst. Für Ausreden ist jetzt keine Zeit, denn nur wer sich regelmäßig aktiv einsetzt, wird seinen Plan auch verwirklichen und seine Ziele erreichen. Dafür ist Disziplin erforderlich und nicht in erster Linie das Lustprinzip, das einem erlaubt, dann aktiv zu sein, wenn es einem gerade passt. Wir alle sind Weltmeister im Aufschieben, haben aber umgekehrt großes Potenzial für Disziplin, und dies ist es auch, welches alle erfolgreichen Menschen auszeichnet. „Weniger reden, mehr handeln" ist eine Praxis, die uns alle weiterbringen wird im Leben. Nicht umsonst stammt unser Wort „Disziplin" von dem lateinischen *disciplina*, das „Lehre" bzw. „Schule" bedeutet. So lernen wir alle am meisten im Handeln, denn die Übung macht den Meister, wie es so schön heißt.

Affirmation: „Möge ich einen genauen Plan machen, mit dem ich meine Ziele erreichen kann."

4. Sei authentisch

„Werde ein Schüler und kein Anhänger!"
JIM ROHN

Diese Aussage des amerikanischen Motivationstrainers Jim Rohn trifft auf mein Leben und meine innere Haltung zu. Authentisch zu sein war mir schon als kleiner Junge sehr wichtig, was mir manchmal eine Stunde außerhalb des Klassenzimmers bescherte, nachdem ich es gewagt hatte, kritische Fragen zu stellen. Menschen, die authentisch sind, verfügen über eine große Anziehungskraft. Je authentischer wir sind, desto mehr können wir unsere Einzigartigkeit und unsere wahre Natur offenbaren. Hast du dir schon einmal überlegt, welche Menschen dich am meisten berührt und inspiriert haben? Bestimmt waren es solche, die einzigartig und aufrichtig sind. Wenn es dir gelingt, die eigenen Schwächen und negativen Verhaltensmuster bewusst wahrzunehmen und liebevoll zu integrieren, brauchst du dich nicht mehr zu verstecken. Wenn du echt bist und dich ehrlich zeigst, so wie du wirklich bist, wirst du glaubhaft und weckst das Vertrauen der anderen. In dir wird all die Energie frei, die du durch das Verdrängen oder Verstecken deiner Schattenanteile bislang verloren hast.

In Yoga-Kreisen herrscht oft noch das engstirnige Denken, Menschen aufgrund ihres Aussehens, ihres Yoga-Stils, ihrer Yoga-Tradition oder Ähnlichem in Schubladen zu stecken. Obwohl ich sehr viel Wertschätzung für die Yoga-Tradition von T. Krishnamacharya und für Lehrer aus dieser Richtung empfinde, war und bin ich mit einigen Dingen nicht einverstanden und vertrete diesbezüglich eine andere Ansicht. Auch Dogmatismus, Intoleranz, Neid, Missgunst bin ich in Yoga-Kreisen begegnet, was mir half, zu reflektieren und genauer hinzuschauen, welche innere Haltung ich dazu habe. In der heutigen Zeit sehe ich auch eine positive Entwicklung in der Yoga-Szene, da es immer mehr Menschen gibt, die aus dem engen, dogmatischen Denken ausgestiegen sind. Die Yoga-Praktizierenden aus den verschiedenen Richtungen begegnen sich offener, toleranter, und das Verbindende steht mehr im Mittelpunkt, was der Philosophie des Yoga entspricht, indem, wie sich Menschen mit ihrer wahren Natur und mit anderen Menschen liebevoll verbinden. Um authentisch zu sein, ist es wichtig, sich ehrlich zu zeigen und bereit zu sein, eigene Fehler und Schwächen einzugestehen. Dies erfordert zunächst Mut, fördert dann aber Demut und Mitgefühl. Ein Yoga-Lehrer muss also weder in der Ausführung der Körperhaltungen perfekt sein, noch muss er vollständig erleuchtet sein, um sich zeigen zu können. Wenn du dich natürlich zeigst, gibst du den anderen ebenfalls Raum, so zu sein, wie sie sind. Toleranz gegenüber der Vielfalt der Menschen, die andere und unterschiedliche Yoga-Stile praktizieren, bringt Leichtigkeit und Offenheit, was für Yoga wie für das Leben Schwung und Freude schenkt.

Eine große Gefahr in allen Beziehungen, und gerade auch in der Rolle des Lehrers, ist der Wunsch, es allen recht zu machen und zu gefallen. Dies ist sehr anstrengend und nicht realistisch, weil die Yoga-Schüler sehr unterschiedliche Bedürfnisse und Filter ihrer Wahrnehmung haben. Die Angst vor Zurückweisung und Ablehnung ist in allen Beziehungen ein heikles Thema, weil wir dadurch in Gefahr geraten, nicht mehr ehrlich und authentisch zu sein.

Dass wir nach Harmonie und Anerkennung streben, gilt es, achtsam im Auge zu behalten. Dazu hilft es, in seiner Mitte zu bleiben, was nicht immer hundertprozentig gelingt – und auch das ist in Ordnung auf dem Weg des Yoga. Sich selbst und anderen verzeihen zu können, wenn es einmal nicht klappt, authentisch zu sein, fühlt sich gut und leicht an. Auch Humor kann helfen, sich selbst und andere nicht zu ernst zu nehmen und sich nicht zu stark mit sich selbst zu identifizieren. Im Ayur-Yoga geht es darum, jedem Menschen den nötigen Raum zu geben, um selbst herauszufinden, welche Art der Yoga-Praxis gerade am besten für ihn passt. Gemäß der ayurvedischen Lehre ist es wichtig, Yoga den verschiedenen Typen anzupassen – so braucht ein luftiger Vata-Typ eine mehr erdende und beruhigende Yoga-Praxis, während der erdbetonte Kapha-Typ eher dynamische Bewegungen und Feuer braucht, um ins Gleichgewicht zu kommen. Authentisch zu sein heißt vor diesem Hintergrund, seiner eigenen Natur, seinem Wesen treu zu sein und einen Übungs- und Unterrichtsstil zu finden, der dir am meisten zusagt. Je authentischer du Yoga lebst und unterrichtest, desto anziehender wirkst du auf Menschen, die Wert darauf legen, sie selbst zu sein und selbst ebenfalls authentisch zu leben.

Das Vergleichen mit anderen Lehrern kann dich inspirieren, dich weiterzuentwickeln, birgt aber die Gefahr, dich selbst zu schwächen und kleinzumachen. Sei dir bewusst, welche einzigartigen Stärken du besitzt, und schenke dir viel Wertschätzung und Selbstbewusstsein. Dies hat mir selbst geholfen, erfolgreich und erfüllt zu sein. Deshalb lege ich auf diese Punkte viel Wert in meinen Yoga-Ausbildungen.

Schreibe dir am besten gleich eine Liste mit deinen Stärken auf und notiere, was dich besonders auszeichnet. Lasse die Liste ruhig lang werden; denn richtig interessant wird es erst, wenn dir nichts mehr einfällt. Du wirst staunen, über wie viele Stärken du schon verfügst und was dich bereits einzigartig macht. Dies aufgeschrieben zu sehen, wird dir helfen, dich und deinen Yoga-Stil klarer zu formulieren und zu praktizieren. Dankbar zu sein für die Fähigkeiten, die du bereits erlangt hast, und demütig zu sein angesichts des Potenzials, das du noch entwickeln kannst, bringt dich in einen wunderbaren Zustand, in dem großes Wachstum möglich wird. So kannst du dich von deiner Einzigartigkeit fortlaufend inspirieren lassen und deine Fähigkeiten stetig weiter entfalten. Indem du dich auf deine Stärken fokussierst, dir Selbstrespekt und Wertschätzung schenkst, gelingt es dir, authentisch, erfolgreich und erfüllt zu leben.

Affirmation: „Möge ich authentisch und aufrichtig meinen Weg gehen."

5. Vertraue dem Meister in dir

Vertrauen ist die wichtigste Basis jeder Beziehung und jedes Erfolgs. Ein starkes Selbstvertrauen öffnet alle Türen in ein erfolgreiches Leben, in dem du dich konstant und mutig immer größeren Herausforderungen stellst und diese meisterst. Wenn du dir selbst und einer höheren Kraft vertraust, ist alles möglich. Doch sich selbst zu vertrauen ist nicht für alle Menschen selbstverständlich. Im Gegenteil trauen sich viele Menschen viel weniger zu, als ihnen eigentlich möglich wäre. Die Aussage „Das schaffe ich nicht" basiert oft auf mangelndem Vertrauen und verhindert es, sich optimal zu entfalten. Ängsten, Selbstzweifeln oder Unsicherheiten gilt es offen und ehrlich zu begegnen und mit ihnen einen positiven Umgang zu entwickeln. Tiefes und echtes Vertrauen gelingt nur, wenn du auch deinen unbewussten Themen Raum gibst, sie annimmst und liebevoll umwandelst. Dies gelingt selten auf Anhieb, sondern benötigt Achtsamkeit und Geduld. Es kann dabei hilfreich sein, von einem erfahrenen Lehrer oder Therapeuten in der Vertrauensbildung unterstützt zu werden. Er oder sie kann dir beispielsweise helfen, durch regelmäßige Praxis von Meditation und geistiger Ausrichtung einen neuen Anker zu setzen, sodass dein Selbstvertrauen und der Glaube an dich selbst gestärkt werden.

Wir alle wissen, wie gut es uns tut, wenn uns jemand das Vertrauen ausspricht und uns bestärkt in dem Glauben, dass wir ein Ziel erreichen können. Der Ausspruch „Du kannst das" kann wahre Wunder bewirken. Wir können uns selbstbewusst dafür entscheiden, an uns zu glauben und von unseren Fähigkeiten überzeugt zu sein, denn der Glaube und das Vertrauen in uns können Berge versetzen. Durch regelmäßige Wiederholung von positiven Affirmationen und Glaubensätzen fördern wir im Gehirn neue Vernetzungen, was uns zu nachhaltiger und tiefer Transformation führen kann. Mithilfe von geführten Meditationen ist es uns möglich, in einen neuen Seinszustand zu gelangen, der durch Wiederholung im Körper und Gehirn biologische Veränderungen bewirkt. Diese können in gewisser Weise ein neues Ich schaffen, voller Vertrauen in sich selbst und die eigenen Fähigkeiten. Dr. Joe Dispenza beschreibt in seinen Büchern, wie wir mit einer neuen Art zu denken und einer Veränderung unserer Überzeugung das Gehirn neu verschalten können. Durch eigene Erfahrung und durch die Begleitung von Menschen in der Yoga-Therapie kann ich bestätigen, dass es möglich ist, sein Vertrauen tiefgehend aufzubauen und unendlich auszuweiten. Alle spirituellen Richtungen weisen mit unterschiedlichen Namen auf diese höhere Kraft in uns hin. Diese Kraft in uns nenne ich Satguru, was als „der wahre innere Meister" übersetzt werden kann, wobei jegliche Form der Benennung nur ein Hinweis sein kann auf etwas, das jenseits von Sprache und Bildern liegt. Unabhängig davon, welchen Weg du gehst und für welche spirituelle Praxis du dich entscheidest, bin ich überzeugt, dass du dein Vertrauen wesentlich verstärken kannst, wenn du eine solche geistige Ausrichtung wählst. Für mich ist Satguru die Quelle des gesamten Potenzials, das sich manifestieren kann. Die Liebe als eine der unendlichen Formen ist die Kraft, die dir hilft, dir und anderen zu geben und selbstlos zu dienen. Je mehr du anderen Menschen aufrichtig dienst, desto mehr Erfolg und Erfüllung wirst du anziehen. Das tiefe Vertrauen in die innere Kraft hilft dir, mutige Entscheidungen zu treffen und in Handlungen umzusetzen, ohne den Ergebnissen verhaftet zu sein. Das Leben und deine Berufung als Yoga-Lehrer sollten dir auch Freude und Leichtigkeit schenken, die du erfährst, wenn du dich weniger mit dir und den Ergebnissen identifizierst. Das Leben wieder mehr als ein kosmisches Spiel zu sehen, schenkt dir viel Raum und Vertrauen dafür, Neues auszuprobieren und dabei auch Fehler machen zu dürfen. Das tiefe Vertrauen in das Leben lädt uns alle ein, es jeden Tag neu zu entdecken. Dabei offenbaren sich immer wieder Überraschungen, was das Leben vielfältig, bunt und abwechslungsreich macht.

Affirmation: „Möge ich mir und dem inneren Meister vertrauen."

6. Gib dein Bestes, ohne dich zu überfordern

„Die Tat ist alles, nichts der Ruhm."
JOHANN WOLFGANG VON GOETHE

Bist du bereit, dein Bestes zu geben? Bist du bereit, regelmäßig an dir zu arbeiten? Bist du bereit, alles zu tun, um deine Ziele zu erreichen? Bist du bereit, ausdauernd zu sein? Bist du bereit, dich den Herausforderungen und Hindernissen zu stellen und daran zu wachsen? Die Beantwortung all dieser Fragen hilft dir, deine Motivation und Bereitschaft zu klären, bevor es zum wichtigsten Prinzip kommt: dem Handeln. Denn darin unterscheiden sich die Menschen gewaltig. Erfolgreiche Menschen – und auch erfolgreiche Yoga-Lehrer – zeichnen sich durch ihre Handlungen aus. Wenn die Vision, die Ziele und der Plan fertig sind, legen sie los, denn sie wissen: Nur durch die Übung wird man zum Meister.

Nach den Yoga-Ausbildungen, die ich gegeben habe, konnte ich immer wieder beobachten, wie einige gleich loslegten mit dem Unterrichten, während andere meinten, sie brauchen noch mehr Zeit und Wissen dafür. Du ahnst bestimmt, welche der angehenden Yoga-Lehrer sich erfolgreich entwickelt haben: natürlich diejenigen, die ins Handeln gegangen sind. Sie haben sich getraut, sich zu zeigen, und waren bereit, durch die Unterrichtserfahrungen zu lernen. Selbstverständlich sind die Menschen sehr unterschiedlich in ihrer Persönlichkeit und ihrem Vorgehen als Yoga-Lehrer, was es zu respektieren gilt. Die Tendenz, die Diplomarbeit oder das Yoga-Unterrichten in die Zukunft zu verschieben, führt aber meistens in die Frustration und Erfolglosigkeit. Mit dem Schwung der Anfangseuphorie, nachdem die eigene Yoga-Lehrer-Ausbildung abgeschlossen ist, lässt sich leichter mit dem Yoga-Unterricht beginnen oder eine Tätigkeit ausweiten bis in die volle Selbständigkeit mit Yoga. Wie bei allem ist der erste Schritt der wichtigste. Wenn wir auf den „richtigen Zeitpunkt" warten, können wir lange warten; denn wer bestimmt diesen außer du selbst?

Was ist also dein nächster Schritt als Yoga-Lehrer, den du umsetzen möchtest? Indem du diesen Schritt gleich umsetzt, kommst du in die Dynamik des Handelns, wodurch du viel Neues lernen kannst. Selbst ohne Plan werden sich dir neue Möglichkeiten und Lernerfahrungen zeigen. Je mehr du dir zutraust, desto größere Entwicklungschancen warten auf dich. Probiere dich einfach aus und überprüfe, ob du deine Ziele erreichen kannst und ob du auf dem richtigen Weg bist, um deinen Plan zu erreichen. Es ist wichtig, dein Bestes zu geben und mit ganzem Herzen und klarem Geist alles für dein Ziel zu tun. Deine Yoga-Schüler werden spüren, ob du authentisch und mit Hingabe dabei bist. Dabei erfährst du, was wichtig ist, um deine Ziele zu erreichen und darauf zu achten. Wenn du nicht bereit bist, dein Bestes zu geben, ist es wahrscheinlich, dass du schnell wieder aufgibst und deine Ziele nicht erreichen wirst. Damit deine Aktivitäten und Handlungen kontinuierlich bleiben und du dich weiterentwickelst, ist es wichtig, sie regelmäßig auszuführen. Dafür gilt es, die Trägheit zu überwinden und auch aktiv zu sein, wenn dir nicht danach zumute ist. Wie schon der Weise Patanjali im Yoga-Sutra 1.14 formulierte, wird nur die Übung von jemandem Wurzeln schlagen, der lange Zeit ohne Unterbrechung mit einer hingebungsvollen Haltung und mit Rücksicht auf andere übt. Dies gilt auch für deine Ziele, die du nur erreichst, wenn du dabeibleibst.

Für mein erstes Buch habe ich lange und ausdauernd Werbung gemacht und es vielen Leuten vorgestellt, was sicherlich ein Grund dafür ist, dass es davon bereits sechs Auflagen in deutscher Sprache und sieben Übersetzungen in andere Sprachen gibt. Gerade bei der Werbung hapert es bei vielen Yoga-Lehrern aus verschiedenen Gründen. Viele tun sich schwer, sich zu zeigen, weil es negative Glaubenssätze gibt, wie ein Yogi sein sollte; so heißt es zum Beispiel, er solle sich nicht selbst darstellen, oder dass Geld zu verdienen, den guten Charakter verderbe und nicht zum Yoga passe. Viele dieser Glaubenssätze sind den Yogis und Yoginis gar nicht bewusst. Erst beim genaueren Hinschauen können sie als nicht stimmig erkannt und aufgelöst werden. So ist jedes Yoga-Projekt wie ein kleines Baby – wenn du es unterstützt und liebevoll für es sorgst, wird es sich optimal entwickeln. Nach dem Aufbau einer Yoga-Schule, der Organisation eines Yoga-Workshops, dem Plan eines Yoga-Ferienkurses oder Ähnlichem gilt es, sich lange und ausdauernd dafür einzusetzen. Für dieses Buch habe ich beschlossen, mich drei Jahre lang für die Werbung und Verbreitung einzusetzen, wie ich es noch nie zuvor bei einem Buch getan habe. Mit Sicherheit wird dies den Erfolg des Buchs wesentlich erhöhen.

Je mehr du dich und deine Yoga-Arbeit wertschätzt, desto mehr kannst du dich aktiv für sie einsetzen, was deine eigene Entwicklung und all deine Yoga-Projekte fördert. Hole dir professionelle Hilfe von Menschen, die dir zum Beispiel helfen, eine ansprechende Website zu gestalten, die dir einen Artikel schreiben und dich in deiner eigenen Entwicklung und der Werbung unterstützen. Bilde ein Netzwerk mit Menschen, die zu dir passen und denen du vertraust, die dich und deine Yoga-Projekte also wirksam unterstützen. Wenn du dich aktiv für deine Yoga-Projekte einsetzt, wirst du einigen neuen Herausforderungen begegnen, die alle nur darauf warten, gelöst zu werden. Das größte Hindernis sind wir dabei immer selbst mit unseren eingeschränkten Sichtweisen, die uns blockieren.

Den meisten Yogis und Menschen im Allgemeinen mangelt es an der Ausdauer, dranzubleiben und nicht aufzugeben. Dies zeichnet aber, wie gesagt, alle erfolgreichen Menschen aus: nie aufzugeben und immer sein Bestes zu geben. Wenn du ausdauernd bist, schätzt du dich selbst mehr wert, und davon wiederum hängt ab, wie viel Freude und Erfolg du im Yoga erreichen wirst. Wie viel Wertschätzung gibst du dir und deinem Yoga? Im Zweifelsfall eher zu wenig. Wenn du deine Ausdauer und Wertschätzung erhöhst, wird dein Vertrauen in dich und dein Yoga wachsen. Die Selbstdisziplin, mit der du dich ständig weiterentwickelst, wird sowohl deine eigene Yoga-Praxis als auch deine Entwicklung insgesamt auf ein höheres Niveau heben, was dich wiederum anziehend macht für andere Menschen. Je mehr du Yoga lebst und praktizierst, umso mehr kannst du andere Menschen dafür begeistern. Deine Ausstrahlung, Ehrlichkeit, Kompetenz, Klarheit, Kreativität und Entschlossenheit machen dich zu einem besonderen Yoga-Lehrer und zu einem Vorbild.

Und hier ist noch ein anderer Aspekt zu betrachten: Wenn du als Yoga-Lehrer aktiv und selbständig bist, besteht die Gefahr, dass du dich verlierst und deine Grenzen nicht mehr wahrnimmst, was zu Erschöpfung und Energielosigkeit führen kann. Die hier vorgestellten Erfolgsprinzipien helfen dir, strukturiert und zielgerichtet zu arbeiten, sodass du dich schützt vor Überanstrengung. Auch für Yoga-Lehrer gilt es, die eigenen Grenzen achtsam wahrzunehmen und zu respektieren. Sich immer wieder Pausen zu gönnen, Regenerationstage und Ferienwochen einzuplanen und einzuhalten, halte ich für äußerst wichtig, um in einer gesunden Balance zu bleiben. Wenn du eine Person bist, die zu Überanstrengung neigt, bist du besonders gefährdet, dich zu überfordern. Die Erschöpfung zeigt sich meistens, wenn es schon zu spät ist. Aus diesem Grund plane ich für mich Pausen ein, in denen ich mich erholen und meine Energiereserven aufladen kann. Dazu eignen sich Stille- und Meditations-Retreats, die auch dir tiefgehende Erholung und neue Kräfte schenken können.

Bist du nun bereit, dein Bestes zu geben und dich für deine Yoga-Projekte und andere Menschen einzusetzen? Die Worte „Ja, ich bin bereit“ bewusst auszusprechen, bringt dich dafür in die Motivation und Kraft. Mit großem Enthusiasmus und Begeisterung kannst du unglaubliche Kräfte mobilisieren, die dich zu den erstaunlichsten Erfolgen führen.

Affirmation: „Möge ich mein Bestes geben und meine Grenzen respektieren.“

7. Sei offen für Feedback

Wenn wir aktiv werden, kommen wir in Kontakt mit anderen Menschen, die uns verschiedene Informationen, Ratschläge und Kritik geben. Das kleine Ich, unser Ego, freut sich über Lob und fürchtet sich vor Tadel und kritischem Feedback. Wie das englische Wort „Feedback“ treffend ausdrückt, bekommen wir etwas zurück(gefüttert). Gutes Feedback ist der Schlüssel zu Verbesserung und Wachstum. Deshalb ist es grundsätzlich ratsam, sich jegliches Feedback mit einer offenen und gelassenen Haltung anzuhören und sich dafür zu bedanken, ohne sich gleich dazu zu äußern Die Äußerungen nicht zu persönlich zu nehmen und der eigene Abstand dazu erlauben uns, die Informationen einzusammeln. Bei einem kritischen Feedback neigen viele Menschen dazu, sich von der anderen Person zu distanzieren oder sogar mit Wut zu reagieren. Und es gibt auch die überhebliche Art, Feedback gänzlich zu ignorieren und vorzugeben, dass es einen nicht berühre und interessiere. Indem du dich für jedes Feedback bedankst, das du erhältst, schützt du dich vor deiner eigenen Überreaktion und zeigst deine offene Haltung dem anderen gegenüber. Damit zeigst du ihm auch, wie wichtig und wertvoll seine Meinung für dich ist. Oft ist es gerade das kritische Feedback, das dir wertvolle Informationen darüber schenkt, worauf du noch mehr achten solltest und wo du noch Potenzial hast, dich zu steigern. Falls dich eine Rückmeldung verletzt, beleidigt, irritiert oder sogar wütend macht, ist es wichtig, sehr genau hinzuschauen und darüber zu reflektieren, was dies mit dir zu tun hat. Die Wahrheit kann entlarvend und schmerzhaft sein, birgt jedoch die Chance zur Klärung und zum Wachstum. Ehrliches Feedback und Aussprachen können die Menschen miteinander verbinden und Beziehungen verstärken.

Gibt ein Mensch Feedback, überträgt er gerne auch eigene Schattenanteile – also das, was ihn an sich selbst stört –, auf andere. Er spricht also eher aus seiner Projektion heraus. Deshalb ist es wichtig, beim Feedback-Geben achtsam zu sein. Die Tendenz zur Kritiksucht baut das eigene Ego und die Ignoranz nur noch mehr auf, und dies ist für niemanden hilfreich. Deshalb sollten Geber und Empfänger negative Kritik sorgfältig prüfen. Mit destruktiven, aggressiven Rückmeldungen können wir andere Menschen in ihrer Würde verletzen, was wiederum auf uns selbst zurückfällt. In meinen Yoga-Ausbildungen üben wir positives Feedback und Wertschätzung, um uns positiv zu spiegeln und ein gesundes Selbstbewusstsein zu fördern. In Yoga-Kreisen wie auch sonst in der Gesellschaft ist der vordergründige, friedliche Rahmen nicht immer so aufrichtig und ehrlich, wie es zunächst oft den Anschein hat, was konstruktive Kommunikation über Meinungsverschiedenheiten verhindern kann.

Wenn wir Vertrauen haben zu einem Menschen, können wir ihn um ein ehrliches Feedback bitten und gezielte Fragen stellen, wie zum Beispiel:

- Wo siehst du bei mir als Yoga-Lehrer noch Potenzial?
- Von was würdest du dir in meinem Yoga-Unterricht noch mehr wünschen?
- Wie beurteilst du meinen Yoga-Unterricht auf einer Skala von 1 bis 10?
- Was wäre wichtig, damit du mir eine 10 geben könntest?

Um dieses Buch zu verbessern, habe ich es, bevor es lektoriert wurde, Freunden gezeigt, von denen ich weiß, dass sie es wagen, Verbesserungsvorschläge und Kritik anzubringen. In dem Wissen, dass es nie völlig perfekt sein wird, habe ich es dann der Lektorin übergeben und werde mich über die Rezensionen und das Feedback nach der Veröffentlichung freuen. Feedback und die Wahrnehmung von anderen ist nie die absolute Wahrheit, und entsprechend können wir selbst entscheiden, was wir davon annehmen wollen.

Ich schließe meine Yoga-Kurse gerne mit einem Metta-Wertschätzungsritual ab, wobei jeder Teilnehmer seine eigenen positiven Eigenschaften von den anderen gespiegelt bekommt. Dies schafft eine tiefe, erfüllende Verbindung von Herz zu Herz. Ganz in diesem Sinne bedanke ich mich bei dir für deine offene Art, dieses Buch zu lesen.

Affirmation: „Möge ich offen sein für Feedback von anderen.“

8. Lerne, mit Zurückweisung und Neid umzugehen

Die Angst vor Zurückweisung kennen wir alle gut. Sie kann uns davon abhalten, Menschen um Rat zu fragen oder sie zu bitten, uns einen Gefallen zu tun. Aber: Deine Persönlichkeit und dein Yoga-Stil gefallen bestimmt vielen Menschen, die nur auf deine Einladung warten. Als ich vor über 20 Jahren mit dem Yoga-Unterricht begann, verteilte ich täglich viele Flyer und postete zahlreiche Plakate. Ich sprach etliche Menschen an mit dem Vorschlag, Ayur-Yoga auszuprobieren, was in dieser Zeit viel schwieriger war als heute, weil Yoga noch einen seltsamen Ruf hatte. Einige Yoga-Freunde kritisierten mich, ich mache zu aufdringlich Werbung und dies sei nicht im Sinne von Yoga, sich so penetrant aufzudrängen.

Da ich mich entschlossen hatte, die Tätigkeit als Yoga-Lehrer als meine Berufung zu leben, hatte ich das klare Ziel vor Augen, eine eigene Yoga-Schule aufzubauen. Der Gedanke an Zurückweisung war in mir gar nicht präsent, denn ich wusste, dass ich nur genügend Leute einladen musste, um meine Schule erfolgreich eröffnen zu können. Von Anfang an waren all meine Yoga-Klassen voll und selbst als unerfahrener Yoga-Therapeut mit bescheidenem Wissen war ich auf Anhieb ausgebucht. Im Grunde genommen ist die Zurückweisung eine Idee unseres Verstandes. Es wird immer Leute geben, die Einladungen annehmen, und solche, die sie ablehnen – ob es sich um eine Geburtstagsparty, die Hochzeit oder einen Yoga-Workshop handelt. Wenn jemand nein sagt zu deinem Yoga-Angebot, musst du es nicht persönlich nehmen. Stelle dir vor, alle sagten ja – dies könntest du gar nicht bewältigen. Auch wenn du jemanden fragst oder bittest, kannst du dabei nur gewinnen. Als ich vor vielen Jahren ein Haus in der Schweiz kaufen wollte, hatte ich einen finanziellen Engpass, weil ich kurz zuvor jemandem Geld geliehen hatte, damit er sich selbst ein Haus kaufen konnte. Da fragte ich spontan in einer Yoga-Therapiestunde einen mir nahestehenden Klienten, ob er mir eine größere Geldsumme für ein Jahr leihen könne. Er sagte sofort zu und ließ mir das Geld kurz darauf zukommen. Hätte ich ihn nicht gefragt, hätte ich die Möglichkeit verpasst, dieses schöne Haus in Amden zu kaufen. Wie viele Möglichkeiten verpasst du im Leben, weil du dich nicht traust, zu fragen oder Menschen um einen Gefallen zu bitten?

Ablehnung und Zurückweisung gehören zum Leben wie die Zusage und die Bestätigung.

Es ist wichtig, dass du dir dies klarmachst. Die Frage ist, worauf du deinen Fokus legst. Wenn du beispielsweise bereit bist, dich mehr auf die Yoga-Schüler zu konzentrieren, die dich und deinen Yoga-Stil wertschätzen, wirst du erfolgreicher und viel gelassener sein. „Wenn du es allen recht machen willst, machst du alles falsch" habe ich einmal auf einer Hausmauer irgendwo in Österreich gelesen. In jeder Yoga-Klasse wirst du Menschen mit unterschiedlichen Reaktionen erleben. Die einen werden dich in deiner Yoga-Schule mit leuchtenden Augen begrüßen und fragen, ob es heute wieder dynamisch wird. Andere wiederum werden mit sanftem Blick liebevoll fragen, ob die Yoga-Übungen heute wieder so sanft und meditativ werden wie beim letzten Mal. Lasse deine Sorge um Zurückweisung los. Du wirst immer die richtigen Leute anziehen, nämlich genau diejenigen, die zu dir passen. Dies weiß dein Verstand zwar bereits, doch kann diese Erinnerung dir helfen, bei der nächsten Situation, in der negative, angstvolle Gedanken auftauchen. Wenn du dich auf deinem Yoga- und Lebensweg veränderst, wirst du zudem neue Menschen anziehen, und einige andere werden sich von dir verabschieden, weil es nicht mehr passt zwischen euch.

Nimm es gelassen und humorvoll, wenn Leute dich zurückweisen. Häufig hat es mehr mit ihnen als mit dir zu tun. „Der Neid ist die aufrichtigste Form der Anerkennung" heißt es in einem bekannten Sprichwort. Und auch dieser Spruch trifft zu: „Mitleid wird uns geschenkt und Neid muss man sich verdienen." Früher war ich sehr erstaunt, wie viel Neid und Missgunst es in der Yoga-Szene gibt. Mit meiner naiven Vorstellung, dass Yoga-Praktizierende davon gänzlich befreit sein sollten, reagierte ich entsetzt, als ich merkte, was alles hinter dem Rücken geredet und teilweise auch öffentlich geschrieben wird über andere Yoga-Lehrer und Yoga-Richtungen. Missgunst und Neid sind die Schattenseiten des Erfolgs.

Nimm es mit Gleichmut und Gelassenheit und lasse dich nicht auf diese negativen Energien ein. Sie tun dir nicht gut, weil sie dein Energieniveau senken. Bleibe freundlich und klar mit Menschen, die versuchen dich herunterzuziehen, selbst wenn sie unfaire Mittel, wie Unwahrheiten und Gerüchte, anwenden. Wenn es dir gelingt, in deiner Mitte zu bleiben, können dich Zurückweisung und Neid nicht mehr verunsichern oder verletzen. Du kannst ihnen humorvoll begegnen, ihre Äußerungen von wahrer Kritik unterscheiden und mit Leichtigkeit und Freude deinen Weg weitergehen. Es müssen dich nicht alle darin bestätigen, was und wie du bist. Die Hauptsache ist, dass du dich liebst und schätzt mit all deinen Licht- und Schattenseiten. Nicht mehr allen gefallen zu wollen ist eine große Befreiung von dem zwanghaften Anerkennungs- und Harmoniebedürfnis, unter dem so viele Menschen leiden. Die Freiheit, echt und authentisch zu leben, ist eines der größten Geschenke, und sie kann dir ein erfolgreiches und erfülltes Leben schenken.

Affirmation: „Möge ich gelassen und gleichmütig sein."

9. Bleibe ein Schüler des Lebens

„Die größten Meister sind diejenigen,
die nie aufhören, Schüler zu sein."
IGNAZ ANTON DEMETER

Auf dem Weg zur Meisterschaft eines erfüllten und erfolgreichen Lebens warten einige Hindernisse auf dich, die es zu beachten gilt. Erfolg kann dich nämlich freier machen oder auch abhängiger. Die Gier nach mehr Anerkennung, Ruhm, Macht, Geld und Kontrolle ist eine verlockende Kraft des Egos, der schon viele erfolgreiche Menschen und natürlich auch Yoga-Lehrer erlegen sind. Erfolg kann die Menschen durchaus negativ verändern, indem sie überhebliche, selbstgefällige und egoistische Züge entwickeln. Da ist es nicht erstaunlich, dass wir selbst in Yoga- und spirituellen Kreisen immer wieder von Skandalen sogenannter großer Meister und Lehrer erfahren. Macht ist verlockend, und wie schon Buddha wusste, ist man bis zur allerletzten Stufe des Erwachens nicht vor ihr gefeit. Durch eine intensive Yoga-Praxis und das Praktizieren dieser Erfolgsprinzipien wirst du erstaunliche Kräfte und Fähigkeiten entwickeln, die du sehr achtsam nutzen und keinesfalls dazu missbrauchen solltest, andere zu manipulieren. Der Weise Patanjali weist darauf hin, dass solche speziellen Fähigkeiten unserem Ego schmeicheln können, aber für die spirituelle Entwicklung kontraproduktiv sind. Genauso ist es mit dem Hochmut und den vielen Ehrungen, die sich als Hindernisse erweisen können. Durch Achtsamkeit kannst du selbst subtile Formen der Ich-Bezogenheit und Eitelkeit bewusst erkennen und transformieren, bevor sie dich im Griff haben. Durch die ständige Praxis der Achtsamkeit wird es dir möglich, den vielen Versuchungen von Macht und Verlangen bewusst zu widerstehen, was dich in deiner spirituellen Entwicklung weiterbringt. Je tiefer und aufrichtiger du den inneren Weg gehst, desto weniger wirst du diesen Versuchungen erliegen und wirst stattdessen der inneren Freiheit dienen.

Wenn deine Schüler und Freunde merken, dass deine Motivation aufrichtig und ehrlich ist und du bereit bist, anderen zu dienen, werden sie dir Vertrauen und Respekt entgegenbringen. Indem du dich als Mensch mit Schwächen zeigst, wirst du für andere Menschen zugänglich und eine tiefe Verbindung wird möglich. Mit deiner Offenheit und Bereitschaft, auch von anderen zu lernen, zeigst du, dass du selbst ein Schüler geblieben bist und deine Bescheidenheit echt ist. Die Bescheidenheit kann, wie so vieles, meisterhaft vorgegaukelt werden. Es gibt gerade in spirituellen Kreisen viele wunderbare Schauspieler, was besonders deren Schüler überrascht, wenn das Spiel schließlich ans Licht kommt. Die ethischen Regeln aller spirituellen Richtungen bieten uns die Möglichkeit zu überprüfen, ob wir auf dem richtigen Weg sind. Manchmal ist es eine schmale Gratwanderung festzustellen, ob wir wirklich nicht verletzend sind und ehrlich, nicht stehlen, im göttlichen Bewusstsein verankert und anspruchslos sind, wie es uns Patanjali in den Yamas (Beziehung zu anderen) als Empfehlungen nahelegt. In den Niyamas, den Alltagsregeln, empfiehlt er uns, die Reinheit, Zufriedenheit, Selbstdisziplin, das Studium und die Hingabe an eine höhere Kraft stetig weiterzuentwickeln, was uns allen sicherlich als guter Wegweiser dienen kann. Natürlich bist du auch als erfolgreicher Yogalehrer nicht immer hundertprozentig auf dem richtigen Weg, was du dir auch eingestehen und vergeben solltest. Doch nur, wenn du dich langfristig bereit erklärst, konstant weiter zu lernen und Schüler des Yoga und des Lebens zu sein, wirst du dich weiterentwickeln und nicht in der Erfolgsfalle der Überheblichkeit eines spirituellen Egos landen, das sich tarnt mit beeindruckenden Worten und schönen Kleidern. Aufrichtige Bescheidenheit, Offenheit und Hilfsbereitschaft sind die Attribute, die einen wahren Lehrer und Leader auszeichnen.

Um sich weiterzuentwickeln, ist es notwendig, offen zu sein für Neues und bereit zu sein, dazuzulernen. Menschen, die meinen, sie wüssten schon alles, oder bei jeder Gelegenheit verkünden: „Das ist nichts Neues für mich", zeigen nur, dass sie nicht offen sind zu lernen. Besserwissern und Rechthabern kann man nichts lehren, und jeder Versuch, es doch zu tun, ist reine Zeitverschwendung, wie du sicherlich schon bemerkt hast. Das Leben ist eine Einladung, unendlich viel Neues zu lernen. Es gibt Meister und Lehrer, von denen du dich inspirieren lassen kannst. In der heutigen Zeit ist die Vernetzung mit anderen Menschen eine große Hilfe, um uns gemeinsam zu entwickeln und zu wachsen. Wichtige Informationen und das Wissen werden immer schneller verbreitet, weshalb es von Vorteil ist, seinen Wissenstand ständig zu erneuern und weiter zu lernen. Die Bereitschaft, die eigenen Fähigkeiten und Talente zu fördern, sowie die Offenheit dafür, immer ein Schüler des Yoga und des Lebens zu sein, garantieren dir, dass du weiterwächst und die unendlichen Möglichkeiten und Potenziale des Lebens voll ausschöpfen kannst. Auf diese Weise kannst du Zufriedenheit, Glück, Erfüllung, Frieden und wahre Freiheit finden.

Affirmation: „Möge ich stets eine Schüler des Lebens sein."

Index der Asanas

Sachregister

Literaturangaben

Dr. Kausthub Desikachar, The Heart of Asana, Media Garuda 2012

Dr. Joe Dispenza, Ein neues Ich, Koha 2012

Gary Kraftsow, Kraftquelle Yoga, Via Nova Verlag 2012

Christian Larsen, Theda van Lessen, Eva Hager-Forstenlechner, Medical Yoga, Thieme Verlag 2015

Dr. med. Christian Larsen, Christiane Wolff und Eva Hager-Forstenlechener, Medical Yoga, Trias 2012

Dr. med. Christian Larsen, Christiane Wolff und Eva Hager-Forstenlechener, Medical Yoga 2, Trias 2016

Remo Rittiner, Finde Meister in Dir (CD), Via Nova Verlag 2012

Remo Rittiner, Das große Yoga-Therapiebuch, Via Nova Verlag 2009

Remo Rittiner, Heilmethode Nadi-Muskeltherapie, Via Nova Verlag 2016

Remo Rittiner, Heilquelle Yoga (DVD), Via Nova Verlag 2008

Remo Rittiner, Vertraue dem Meister in Dir, Windpferd Verlag 2013

Remo Rittiner, Yoga für Nacken und Schultern (DVD), Via Nova Verlag 2012

Remo Rittiner, Yoga Meditation (CD), Via Nova Verlag 2008

Remo Rittiner und Dr. med. Ingfried Hobert, Yogatherapie und ganzheitliche Gesundheit, Via Nova Verlag 2014

Kontaktadressen

Schweiz

Ayur-Yoga
Remo Rittiner
Chlosstrasse 24
8873 Amden
Tel. 0041 76 565 98 26
info@ayuryoga.ch
www.ayuryoga.ch

Ayur-YogalehrerInnen-Ausbildung
in Zürich
Hilda Keller
8134 Adliswil
Tel. 0041 79 575 08 81
Hilda.Keller@gmx.ch
www.yogawelt.ch

Ayur-Yoga Center Zürich
Tanja Spycher & Nadia Bischof
Bleicherweg 45
8002 Zürich
Tel. 0041 (0) 76 331 19 16
info@ayuryoga-center.ch
www.ayuryoga-center.ch

Hatha-Yoga + Yoga-Therapie
Marcel Mach
Bleicherweg 45
8002 Zürich
www.marcelmach.ch

Susanna Lorenzini Schauer
Dipl. Ayur-Yoga-Therapeutin
Zürich
Tel. 0041 (0) 79 377 24 66
susanna.lorenzini@gmail.com

Silvana Tortorella
Yoga-Therapeutin/Pflegefachfrau HF
8001 Zürich
Tel. 0041 (0) 79 77 55 474
www.anahata-silvana.ch

Dr. Felix Hanselmann
Yoga-Lehrer SYG, Ayur-Yoga-Lehrer,
Yoga-Therapeut
8004 Zürich
info@yoga-anker.ch
www.yoga-anker.ch

Barbara Frei
Dipl. Ayur-Yoga-Lehrerin
&Yoga-Therapeutin
Ausbildung Thai Yoga Massage,
"well women yoga"
8004 Zürich
Tel. 0041 (0) 97 309 03 38
Barbarafrei@gmail.com
www.yotree.ch

Jivamukti Yoga, Ayur-Yoga-Therapie,
Fußreflexzonenmassage
Angela Croce
Zürich
Tel. 0041 (0) 79 214 4733
www.yogaforlife.ch

Praxis Susanna Stalder
Stampfenbachstr.117
8006 Zürich
Tel. 0041 (0)43 538 40 17
info@praxis-stalder.ch
www.praxis-stalder.ch

Manuela Sonanini
Dipl. Ayur-Yoga-Lehrerin
Zürich
Tel. 0041 (0) 78863 90 79
m.sonanini@hispeed.ch

Jolanda D'Ambros-Meier
8032 Zürich
Tel.0041 (0) 79 644 14 94
www.yoga-feeling.ch

Renate Bornemann
Yoga-Galaxie
8038 Zürich
Tel. 0041 (0) 79 528 01 40
yoga@yoga-galaxie.ch
www.yoga-galaxie.ch

Jennifer Halbritter
Dipl. Yoga-Lehrerin/Therapeutin
8041 Zürich
Tel. 0041 (0) 76 576 30 20
yogasmile@bluewin.ch
www.yoga-smile.ch

Sabine Rüegg-Gyr
Dipl. Yoga-Lehrerin und
Yoga-Therapeutin
8055 Zürich
Tel. 0041 (0) 79 757 83 85
sabine_rueegg@gmx.ch

Karin Baechle
Dipl. Ayur-Yoga-Lehrerin/
-Therapeutin
Klangmassage, Atemtherapie,
Meditation
Alte Landstr.23
8802 Kilchberg
Tel. 0041 (0) 76 390 24 77
www.karin-ayuryoga.ch
info@karin-ayuryoga.ch

Noelle Hägler
Yoga-Lehrerin YS
8134 Adliswil
Tel. 0041 (0) 737 09 87
www.noelle-yoga.ch

Anima-is Life GmbH
Silvia Ciciarelli
Ayurveda- /Yoga-Therapeutin
8136 Gattikon
info@anima-is-life.ch
www.anima-is-life.ch

YogaundSkoliose.de
Annelie Schlegel
Wädenswil – Schweiz
Tel.0041 (0) 788639688

Mona Vollstuber
Dipl. Yoga-Lehrerin
8200 Schaffhausen
Tel. 0041 (0) 76 368 55 83
mona@yoga-leben.com
www.yoga-leben.com

Riccarda Zwicker
Dipl. Ayur-Yoga-Lehrerin
8630 Rüti
Tel. 0041 (0) 79 964 01 68
Riccarda.zwicker@gmx.ch
www.yogaharmonie.ch

Ivana Stutz
YogaJaya
8344 Bäretswil
www.yogajaya.ch

Ellen Tschopp
Kinesiologie, Yoga-Therapie und Ayurveda
Dipl. Komplementär-Therapeutin/
KK anerkannt
8345 Adestwil/Zürcher Oberland
www.vitalgesund.ch

Ruth Oschwald
Kularnava-Tantra-Schweiz
Dipl. Ayur-Yoga-Lehrerin
8602 Wangen
Tel. 0041 (0) 43 535 71 79
ruth@kularnava-tantra.ch
www.kularnava-tantra.ch

Armin Meyer
Yoga-Lehrer und Yoga-Therapeut
Yogastudio 8630 Rüti
8733 Eschenbach
Tel. 0041 (0) 79 342 30 23
arminmeyer48@bluewin.ch
www.yogaastrologie-zentrum.ch

Rita Zulliger
Yoga-Lehrerin und Yoga-Therapeutin
8645 Rapperswil
rita@zulliger.ch

yogida Daniela Brändle
8400 Winterthur
Tel. 0041 (0) 79 821 13 79
info@yogida.ch
www.yogida.ch

Daniela Dalla Mora
8484 Weisslingen
Tel.0041 (0) 79 2941388
Daniela.dallamora@hispeed.ch

Bea Kaufmann
Yoga-Gruppenkurse und Einzellektionen
Im Raum Zürich und oberen Zürichsee
8806 Bäch
bea.kaufmann@bluewin.ch

Irene Gemperle
Ayur-Yoga-Lehrerin
Neudorfstr. 25
8820 Wädenswil
irene-g@bluewin.ch

Yvonne Frey
Yoga & Pilates
Tel. 0041 (0)79 476 02 61
yvonne@yoga-pilates-lenzburg.ch
www.yoga-pilates-lenzburg.ch

Edith Hauser-Kaufmann
Beuge 9
8752 Näfels
www.bewusst-heit.ch

Clarina Barell
Dipl. Ayur-Yoga-Therapeutin
7220 Schiers
Tel. 0041 (0) 77 452 7567
c.barell@stressressourcen.ch
www.therathek.ch
www.stressressourcen.ch

YogaVita
Renata Kaufmann-Häfliger
Yoga-Lehrerin SYV/EU
Yoga-Therapeutin
6236 Wilihof
Tel. 0041 933 36 24//079 739 32 49
info@yogavita.ch
www.yogavita.ch

Karin Dähler
6056 Kägiswil
www.koerperundbewegung.ch

Yoga Individuell
Cony Fähndrich & Mark Bank
Museggstrasse 8
6004 Luzern
www.yoga-individuell.ch

Anna-Christine Wright
Ayur-Yoga-Lehrerin &
Nadimuskel-Therapeutin
6010 Kriens
anna.wright@hotmail.com
www.ayuryoga-luzern.com

Patricia Cantoreggi
Yoga-Lehrerin/-Therapeutin
Studio Saraswati
6600 Locarno
Tel. 0049 (0) 788058520

Christine Giner
Dipl. Pflegefachfrau,
Dipl. Yoga-Lehrerin/-Therapeutin
Gesundheitsförderung in der
Nordwest-&Zentralschweiz
www.priya-yoga.com

Yoga Aruna
Karin Krähenbühl
Yoga-Lehrerin /Ayur-Yoga-Therapeutin
4805 Brittnau
Tel. 0041 (0) 62 752 39 71
info@yogaaruna.ch
www.yogaaruna.ch

Christine Sladek
Dipl. Yoga-Lehrerin/-Therapeutin
4460 Gelterkinden
Tel. 0041 61 981 57 70
mail@alya-yoga-tanz.ch
www.alaya-yoga-tanz.ch

Margot Teysseire
Hatha-Yoga/Yoga-Therapie
Massage &Wellness/Ethno Health
3937 Baltschieder
Tel. 0041 (0)79 628 9283
Margot.teysseire@bluewin.ch
www.yogaart.ch

Deutschland

Ayur-Yoga-Therapie-Ausbildungen
Ayur-Yoga-Lehrer-Ausbildungen
Christoph Kraft
Ayur-Yoga Center Trier
Zurmaienerstr. 153 c
Tel. 0049 (0) 6782 107180
info@yoga-kraft.de
www.yoga-kraftquelle.de

Ulrich Lehmann
Ayur-Yoga- und Nadi-Muskeltherapeut
55122 Mainz
Tel. 0049 (0) 6131 320385
Ulrich_Lehmann@t-online.de
www.ulrichlehmann.homepage.t-online.de

Ulrike Wagner
Ayur-Yoga-Lehrer-Ausbildung in Leipzig
04463 Dreiskau-Muckern
Landkreis Leipzig
Tel. 0049 (0) 3420 65 52 01
Yoga.in.dm@gmx.de
www.ayur-yoga-leipzig.de

Marion Sütterlin
Ayur-YogaLehrer*innen-Ausbildung
Yoga-Therapeutin und -Lehrerin
Ayur-Yoga Konstanz
Tel. 0049 75 31 5849100
www.mattenglueck-yoga.de

Uta Naumer-Hotz, Alexander Hotz
Yogatherapie-Konstanz @ Physiotherapie
78462 Konstanz
Tel. 0049 7531 364 949
info@yogatherapie-konstanz.de
www.yogatherapie-konstanz.de

Ulrike Brade
Ayur-Yoga-Lehrerin/Ernährungsberatung
10711 Berlin
Tel. 0049 172 2178072
info@yoga-u.de
www.yoga-u.de

Mirjam Sandlos
Holistic Coaching/Consulting
Yoga-Lehrerin (AYA)
Beraterin für bioelektrische Gesundheit
10155 Berlin
Tel. 0049 (0)176 343 50 738
mirjam.sandlos@gmx.de

Kerstin Franke
Ayur-Yoga-Lehrerin und -Ausbilderin
20148 Hamburg
Tel. 0049 (0)171 45 13 162 /
(0)40 84 30 33 71
info@firmenfitness-franke.de
www.firmenfitness-franke.de

Lela* Ayur-Yoga Hamburg
Lela Akhavan
22087 Hamburg
Tel. 0049 179 3920888
info@lelayoga.de
www.ayur-yoga-hamburg.de

YogaRaumWesel
Corinna Bröcker
Yoga-Lehrerin
D-46483 Wesel
Corinna.broecker@t-online.de
www.yogaraum-wesel.de

Yvonne Fohmann
Ausgleichsyoga
70599 Stuttgart
Tel. 0049 (0) 160 98 10 67 68
Ausgleichsyoga@email.de
www.ausgleichsyoga.de

Elke Zeidler-Taesler
Yoga-Lehrerin
Ayur-Yoga-Therapie
65558 Flacht
Tel. 0049 (0) 157 89 54 84 50
elkezeidlertaesler@gmx.de

Wiebke Müller
Ayur-Yoga-Lehrerin
49152 Bad Essen
Tel. 0049 176 621 404 02
mail@wiebke-yoga.de
www.wiebke-yoga.de

Claudia Rauer
Ayur-Yoga-Lehrer-Ausbildung
Frankfurt am Main und Leipzig
claudiarauer@web.de
www.claudiarauer-yoga.de

Ayur-Yoga Lounge
Gabi Scherer
Feuerbachstr. 17
Frankfurt am Main
Tel. 0041 172 6689165
info_ayur-yoga-lounge@gmx.de

Balance – Zeit
Katharina Höning
48727 Billerbeck
info@balance-zeit.de
www.balance-zeit.de

Pataga Yoga – Flow & Grow
Jan Rehfeld
34246 Vellmar
Tel. 0049 (0) 561 201 88448
www.patagayoga.com

Martina Apfelbaum
Ayur & Polarity-Yoga/Ayur-Yoga-Therapie
69256 Mauer
Tel. 0049 (0) 6226 789654
ma@martina-apfelbaum.de
www.martina-apfelbaum.de

Dr. Thomas Kapr
72076 Tübingen
Tel. 0049 (0) 16096201192
Thomas.kapr@gmx.net

Sabine Notheisen
Ayur-Yoga und Ayur-Yoga-Therapie
76707 Hambrücken
Tel. 0049 07255 3970521
sanotheisen@web.de

Brigitte Wengert-Rothmaier
Zert. Ayur-Yoga-Lehrerin
73450 Neresheim
brigittewengertr@yahoo.de

Monika Bacher
Yoga-Lehrerin und Ayur-Yoga-Therapie
83512 Wasserburg
Tel. 0049 (0) 8071 95196
j.m.bacher@gmx.de

Franziska Golling
Lange Gasse 15
86152 Augsburg
Tel. 0049 176 32855235
Franziska.golling@freenet.de

Barbara Jakob
Ayur-Yogalehrerin/Ayur-Yoga-Therapie
86583 Langerringen
Tel. 0049 8232 75977
www.bajala-yoga.de

Susanne Bittner
Zert. Ayur-Yoga-Lehrerin
91154 Roth
Tel. 0049 1728151936
mail@suryasu.de
www.suryasu.de

Christiane Elsinger
Ernährung Bewegung Entspannung
93309 Kehlheim
Tel. 0049 (0) 9441 1577
info@christiane-elsinger.de
www.christiane-elsinger.de

YogAneesha
Anette Voelmy
Am Königshafen 10
D-25992 List/Sylt
0177-8710090
www.yoganeesha.de
info@yoganeesha.de

Marko Sisko
D-31855 Aerzen
05154/96680
0172/4240225
msmarkito@aol.com

Yoga HERZRAUM Trier
Sabine Haag
54292 Trier
Tel. +49(0)6589 91 74 85
mob.+49(0)157 54 99 24 89
Info@yoga-herzraum-trier.de
www.yoga-herzraum-de

Wolfgang Paßmann
Yogaunterricht und Yogatherapie
D- 65527 Niedernhausen
06127-991331
mailto:wpass0815@posteo.de

Petra Gause
Soderstr. 67
64287 Darmstadt
Tel.: +49 (0) 6151 63942
petra.gause@t-online.de

Birgit Peter
Yoga und Yogatherapie
Prälat - Trillerstr. 30
D 92318 Neumarkt
birgit-peter.1@gmx.de
+49 9181 488296

Friederike Müller
D-92318 Neumarkt
+49 175 5980392

heartCore Yoga
Kathrin Peter
76477 Elchesheim-Illingen
Tel. +49 (0)157 83 64 38 32
info@heartcore-yoga.de
www.heartcore-yoga.de

Isabell Schomers BDY
Köln
www.sunbirdyoga.de
Tel. 0049 176 32855573

Dr. Isabelle Borucki
Mobiles Ayur-Yoga und Yogatherapie
im Trierer Ayur-Yoga Center
sowie in Meersburg, Bodensee
Tel.: 01782588393
isa.borucki@gmail.com

YEAH YOGA
Ines Lasczka und Ulrich Storz
Business Yoga und Ayur-Yogatherapie
53129 Bonn
Tel. +49 228 96399968
E-Mail: info@yeah-yoga.de
www.yeah-yoga.eu

Dipl. Soz. Päd. Michaela Hoxha
Kunsttherapeutin, Yogalehrerin,
Yogatherapeutin, Coach
Judenpfad 42
50996 Köln
personalyoga-koeln.de
+49 177 3695332

Eva Kather
Flow & Glow - Yoga und Meditation
D-69151 Neckargemünd
eva@flowandglow.de
+4917623131071
www.flowandglow.de

Österreich

Birgit Söllinger-Markanovic
Ayur-Yoga-Lehrerausbildungen in OOE
Kurse, Workshops, Einzeltraining,
Yoga-Reisen
Tel. 0043 650 2513948
yogawelle@gmail.com
www.yogawelle.at

Dr. med. Peter Poeckh
medizin/yoga/therapie, Wien/Moedling
Tel. 0043 (0) 664 2785044
yoga@peterpoeckh.at
www.peterpoeckh.at

Dr. med. Andreas Goldammer,
Allgemeinmediziner/Arzt/Osteopath/
Yoga-Lehrer
Mag. Martina Sommer-Goldammer
Dipl. Physio-/Yoga-Therapeutin, Heilpädagogin
1090 Wien
Tel. 0043 (0) 664 1104602
www.yogapraxis.org

Monika Hodis
Dipl. Ayur-Yoga-Lehrerin /-Therapeutin
Moedling
Tel. 0043 680 2311329
Monika.hodis@chello.at

Your Yoga
Romana Rosen
1070 Wien
Tel. 0043 664 846 62 33
info@youryoga.at
www.youryoga.at

animayoga
Angelika Gregoric
Yoga; SC-Training; Meditation
Ayurveda, Yoga-Therapie
1180 Wien/9020 Klagenfurt
Tel. 0043 699 16131364
info@animayoga.com
www.animayoga.com

Claudia Tauchner
Dipl. Ayur-Yoga-Therapeutin
Tel. 0043 (0) 664 1242766
sonne@regenbogenyoga.at
www.regenbogenyoga-at.jimdo.com

Aufatmen – das yoga-refugium
Maria und Wolfgang Pfeiffer
Gasse 186a
A-6105 Leutasch/Tirol
info@aufatmen.at
www.aufatmen.at

Waltraud Brunner, MSc
Ayur-Yoga-Therapeutin
Nelkenweg 7
9400 Wolfsberg
Tel. 0043 650 26 54790
Vita.aeterna@gmx.at
https://vitaaeterna.jimdo.com

Anita Gruber
Wehrburgerstrasse 2b
6300 Wörgl Tirol
Tel. 0043 677 617 207 12

Christiane Reisenzein
Yocha-Yoga
4861 Schörfling am Attersee
Tel. 0043 680 2464123

Brigitte Winter
Yoga-Yogatherapie-TCM
Yogastudio Kirchschlag
4202 Kirchschlag
Tel. 00436604340159
brigitte.winter@gmx.at

Renate Divoky
2120 Wolkersdorf
Tel. 0043 676 782 90 67
Renate.divoky@tmo.at

Gertrude Stoiber
A2120 Obersdorf
Tel. 0043 699 160 501 07
gertrude-stoiber@gmx.net

Christopher Wundert
A-7062 St.Margarethen
Eisenstädterstrasse 7
0650/6368323
chrisi.wunderl@gmail.com

Brigitte Gonzalez-Gonzalez
Katzelsdorf (Nähe Wiener Neustadt)
www.insideyou.at
Tel. 0043 664 2265410

Spanien

Silvia Belmonte-Axtner
03450 Playa San Juan, Alicante
Tel. 0034 696 438 005
info@silviabelmonte.com
www.silviabelmonte.com
www.facebook.com/S.Belmonte-Axttner/

Bert & Christine Moser
Castillo San Rafale
E-18697 La Herradura-Granada
www.castillosanrafael.com
contact@castillosanrafael.com

Italien

Sonja Petrovic
Ayur-Yoga-Ferien auf der Insel
Elbaoffice@naherholungsgebiet.com
www.naherholungsgebiet.com

Weitere Titel aus dem Verlag Via Nova:

Das große Yoga-Therapiebuch

Yogapraxis für die Gesundheit und einen klaren Geist
Vorwort von Rüdiger Dahlke
Remo Rittiner

Paperback, 200 Seiten, 400 Fotos, ISBN 978-3-86616-149-8 *6. Auflage*

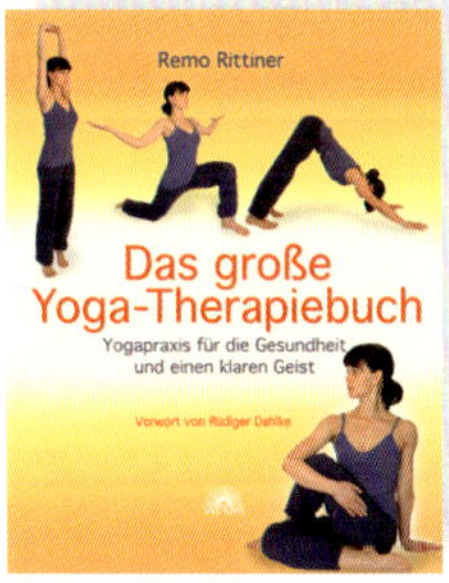

Das Buch basiert auf den Grundprinzipien der Yogatradition des Yogameisters T. Krishnamacharya und seines Schülers A.G. Mohan sowie auf den neuesten Erkenntnissen der westlichen Anatomielehre. Es ist klar und verständlich geschrieben und eignet sich sowohl für AnfängerInnen als auch für fortgeschrittene Yogaübende, die sich für das große Heilungspotential der Yogatherapie interessieren. Remo Rittiner hat seine langjährige Erfahrung mit zahlreichen Menschen, die regelmäßig unter seiner Anleitung Yoga praktizieren, in dieses Buch einfließen lassen.

Heilmethode Nadi-Muskeltherapie

Verspannungen, Schmerzen und Blockaden lösen durch ganzheitliche Behandlungsprogramme und Yogatherapie
Remo Rittiner

Paperback, 176 Seiten, vierfarbig, 200 farbige Fotos und 80 anatomische Bilder, ISBN 978-3-86616-385-0

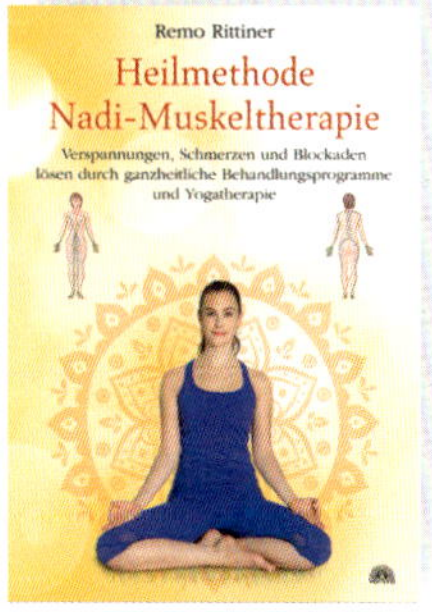

Dieses Buch vermittelt erstmals das Grundlagenwissen über die Funktionsweise und die praktischen Anwendungen der Nadi-Muskeltherapie. Der bekannte Yogatherapeut Remo Rittiner hat Jahrtausende altes yogisches und ayurvedisches Wissen mit modernsten Erkenntnissen der Neurophysiologie und Neuroanatomie verbunden und zu einer hochwirksamen ganzheitlichen Therapieform weiterentwickelt. Von der Anamnese bis zum Behandlungsablauf wird anschaulich und konkret erklärt, wie Verspannungen, Schmerzen und Blockaden bei den uns heute bekanntesten Beschwerden gezielt gelöst werden können. Ganzheitliche Übungen aus der Yogatherapie und der spirituellen Praxis ergänzen dieses für unsere Zeit so einzigartige und wertvolle Heilwissen!

Yogatherapie und ganzheitliche Medizin

Vorbeugung und Heilung von Krankheiten
Remo Rittiner/ Dr. med. Ingfried Hobert

Paperback, 184 Seiten, 400 Fotos, ISBN 978-3-86616-438-3 *2. Auflage*

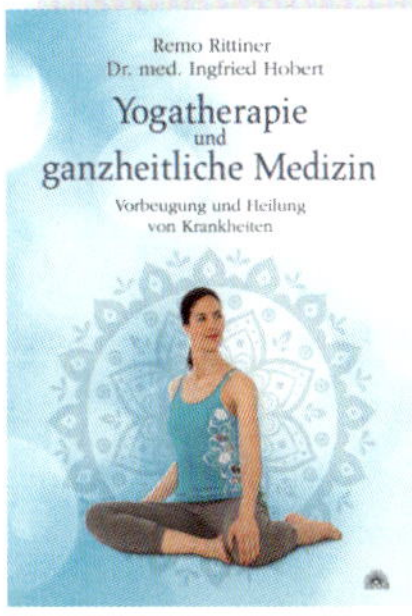

Dieses Buch ist für all jene Menschen geschrieben, die an chronischen Krankheiten leiden und nach neuen Wegen der Heilung und Linderung ihrer Beschwerden suchen. Vor dem Hintergrund ganzheitlicher Psychosomatik haben der erfahrene Yogatherapeut Remo Rittiner und der naturheilkundliche Mediziner Dr. Ingfried Hobert diese spezifischen Yoga-Programme entwickelt, die sich schon bei vielen Patienten erfolgreich bewährt haben. Ob Hüftarthrose, Heuschnupfen oder Bandscheibenvorfall, ob Übergewicht, Depression oder Burnout, wer sich auf dieses Übungsprogamm einlässt, hat beste Chancen, seinen Gesundheitszustand ganz wesentlich zu verbessern. Die einzelnen Übungen sind in klarer und verständlicher Form mit vielen Fotos dargestellt und für jeden leicht zu erlernen.

Die Ethno Health-Apotheke

Die besten Heilpflanzenrezepturen unserer Erde
Indikationen, Anwendung, Wirkungen
Dr. med. Ingfried Hobert/Svenja Zitzer

Klappenbroschur, 320 Seiten, 24 vierfarbige Fotos, ISBN 978-3-86616-398-0

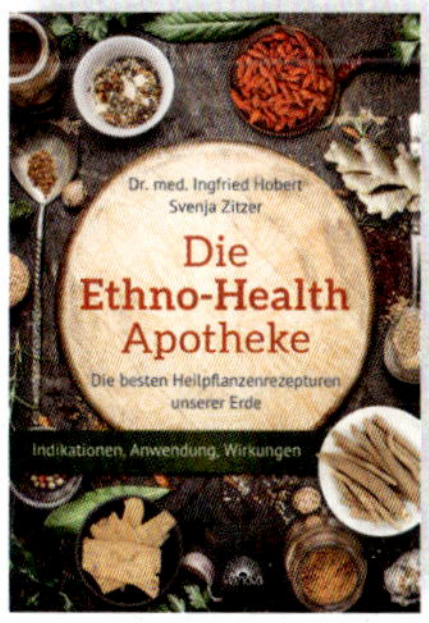

Was der Ethnomediziner Dr. Ingfried Hobert in langjähriger Arbeit in diesem Buch zusammengefasst hat, ist wirklich einmalig: Aus der „Natur-Schatzkiste" unseres Planeten hat er das traditionelle Heilwissen der Völker und Kulturen aus allen Zeiten und Kontinenten zusammengetragen und mit Hilfe modernster wissenschaftlicher Methoden und ausgewählter Spezialisten nach heutigem Stand geprüft. Das Ergebnis ist phänomenal: hocheffektive Heilpflanzenmischungen und vielfältige Rezepturen aus den verschiedensten Regionen der Welt, die wirklich helfen. Ein einzigartiges Heilwissensbuch, das uns auf ganz natürliche Weise in allen Bereichen unseres Lebens wirkungsvoll unterstützen kann. Diese genialen Rezepturen stärken die Lebenskräfte, regen die Selbstheilungsprozesse an, schenken Heilung, strahlende Gesundheit und Transformation. Dieses Buch gehört wie die Hausapotheke eigentlich in jeden Haushalt! Das Vorwort hat Dr. Rüdiger Dahlke geschrieben.

Yogatherapie bei hohem Blutdruck – DVD

Remo Rittiner

DVD, Laufzeit: 65 Minuten, ISBN 978-3-86616-406-2

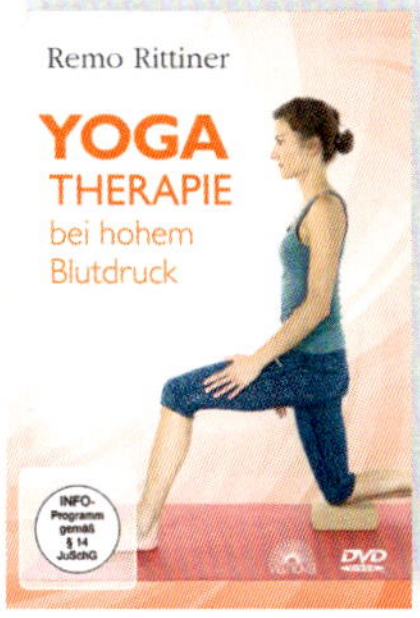

Mit diesen 2 spezifischen Yoga-Programmen, die sich in langjähriger Praxis bewährt haben, können Sie auf ganz natürliche Weise Ihren Blutdruck senken. Die effektiven Übungen werden sehr anschaulich dargestellt, so dass sie auch von Laien und Anfängern leicht durchzuführen sind. Neben dem sofort anwendbaren Yoga-Kurzprogramm wird im Hauptprogramm eingehend gezeigt, wie körperliche Verspannungen, energetische Blockaden und krankmachende Vorstellungen - oft auch Ursache für erhöhten Bluthochdruck - aufgelöst werden können. Nutzen Sie diese einmaligen Yogaprogramme, um ganzheitlich und nachhaltig Ihre Heilkräfte zu stärken! Entwickelt wurden sie von dem bekannten Yogatherapie-Experten und Buchautor Remo Rittiner. Die Ayur-Yogalehrerin und Ayur-Yogatherapeutin Marion Sütterlin wirkt als Modell mit.

Yogatherapie bei Skoliose – DVD

Remo Rittiner

DVD, Laufzeit: 92 Minuten, ISBN 978-3-86616-437-6

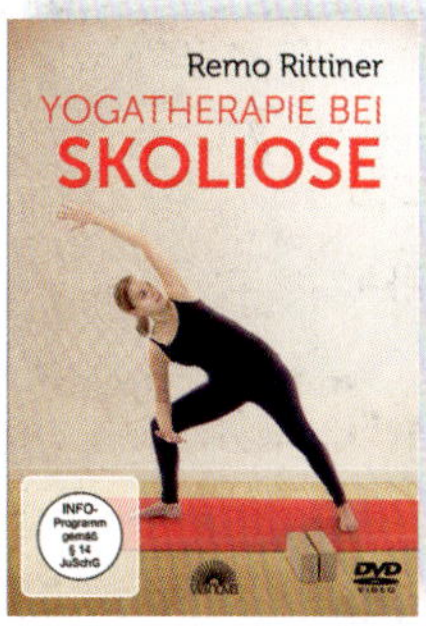

Auf dieser DVD finden Sie gezielte Körper- und Atemübungen, die sich bei fast allen Skoliosetypen in langjähriger Praxis besonders bewährt haben. Muskuläre Dysbalancen werden ausgeglichen, die verkürzte Seite bekommt mehr Raum und die überdehnte Seite wird harmonisiert. Die genaue anatomische Ausrichtung sowie gezielte Streck- und Derotationsübungen bringen die Wirbelsäule wieder mehr in die Mitte und verringern ihre seitliche Abweichungen. Der spürbare Effekt: Verspannungen können gelöst werden und die Beweglichkeit und das Wohlbefinden werden wesentlich verbessert.

Yoga für Nacken und Schultern

Remo Rittiner/
Eva Hager-Forstenlechner

DVD, Laufzeit: 79 Minuten,
ISBN 978-3-86616-220-4

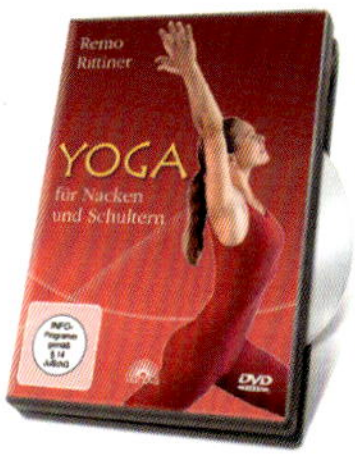

Yoga für Rücken und Hüfte

Remo Rittiner/
Eva Hager-Forstenlechner

DVD, Laufzeit: 80 Minuten,
ISBN 978-3-86616-274-7

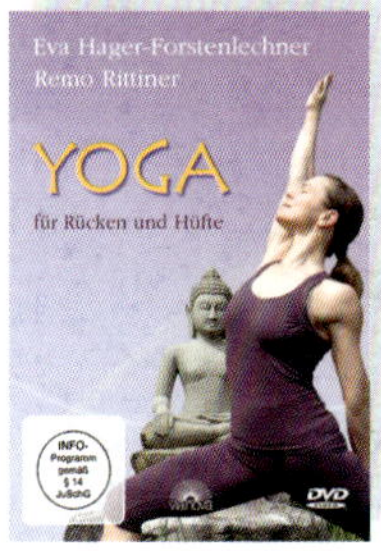

Kraft und Beweglichkeit für Füße und Knie

Remo Rittiner/
Eva Hager-Forstenlechner

DVD, Laufzeit: 76 Minuten,
ISBN 978-3-86616-308-9

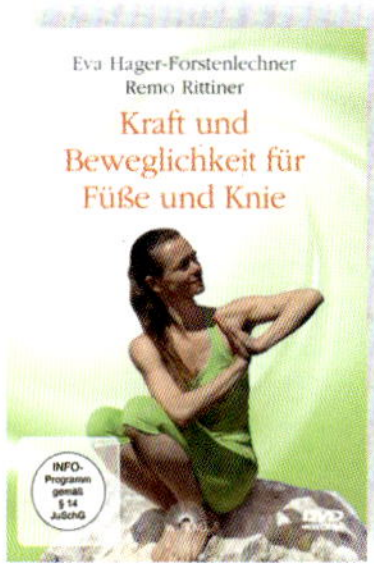

Yoga und ganzheitliche Medizin bei Krebserkrankungen

Remo Rittiner/
Dr. med. Ingfried Hobert

DVD, Laufzeit: 72 Minuten,
ISBN 978-3-86616-309-6

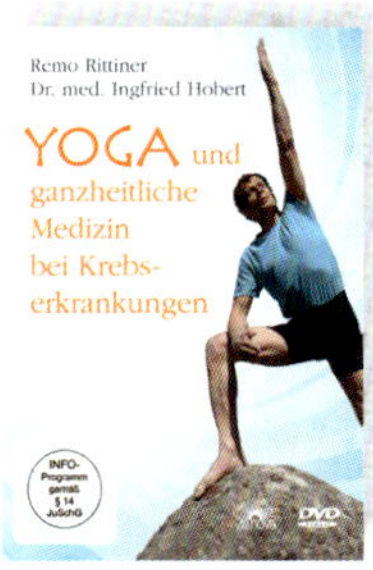

Heilquelle Yoga

Yogatherapie-Übungen gegen Schmerzen im unteren Rücken
Remo Rittiner

DVD, Laufzeit: 52 Minuten,
ISBN 978-3-86616-054-5

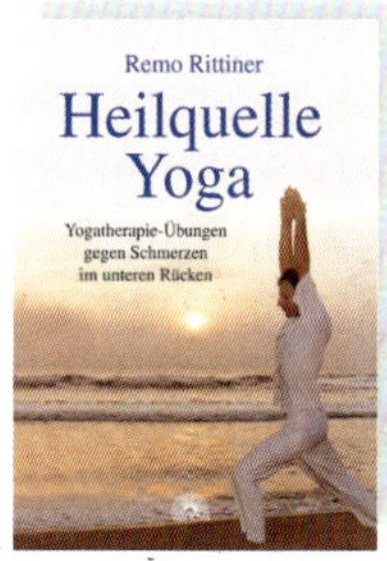

Yoga Meditation

Remo Rittiner

CD, Laufzeit: 46 Minuten,
ISBN 978-3-86616-103-0

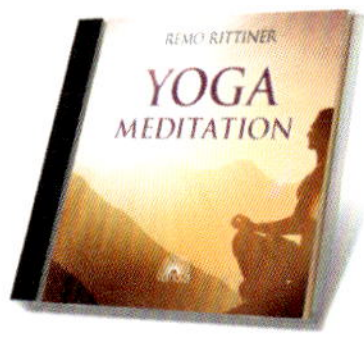

Finde den Meister in dir

Remo Rittiner

CD, Laufzeit: 45 Minuten,
ISBN 978-3-86616-242-6

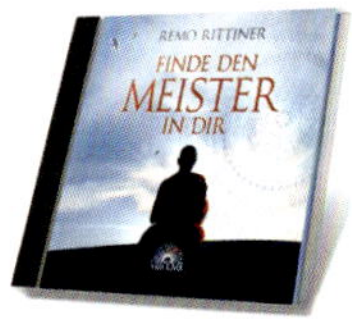

Prana-Meditation

Mehr Lebensenergie und Weisheit
Remo Rittiner

CD; Laufzeit 70 Minuten,
ISBN 978-3-86616-389-8

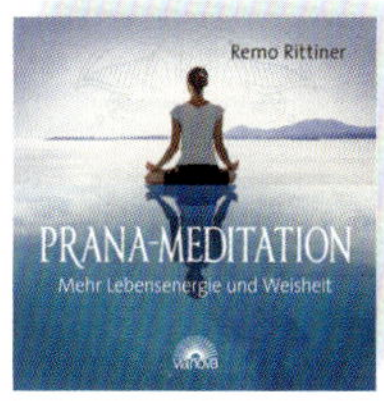

Jeder hat seinen inneren Meister, der entdeckt werden will

Das Leben findet im Jetzt statt – das klingt so einfach und ist doch nicht so leicht: Unbewusst vermeiden wir die Gegenwärtigkeit und verlieren uns in den Ablenkungsmanövern des Verstandes.
Der bekannte Schweizer Yoga-Therapeut Remo Rittiner hat in „Vertraue dem Meister in Dir" sein umfangreiches, ganzheitliches Wissen zu achtsamer Lebensführung, nachhaltiger Ernährung, spirituellen Praktiken und der Aktivierung der Selbstheilungskräfte auf den Punkt gebracht. Mit erstaunlich eingängigen Übungen, flankiert von Reflexionen zu Alltagssituationen mit Gefühlen und Wünschen, denen wir oft unkritisch nachgeben, steigen wir immer tiefer in unser Inneres. Rittiner definiert fünf Hindernisse für den Zugang zum inneren Meister; sie reichen vom Nichtwissen bis zur Angst, deren Überwindung zu tiefem Vertrauen führt beziehungsweise zu höchstem Bewusstsein. Über das Jetzt und die Stille gelangen wir dorthin, wo der Geist zur Ruhe kommt. Am Ende der Entdeckungsreise werden wir mit geistiger Klarheit, freudvoller Vitalität und dem Zugang zu unserem unerschöpflichen inneren Potenzial, dem Meister in uns, belohnt.

Vertraue dem Meister in Dir

Remo Rittiner

Praxisbuch mit Übungen

Dem Leben zuversichtlich begegnen und das höchste Potenzial verwirklichen

232 Seiten, ISBN 978-3-86410-050-5
Windpferd Verlag

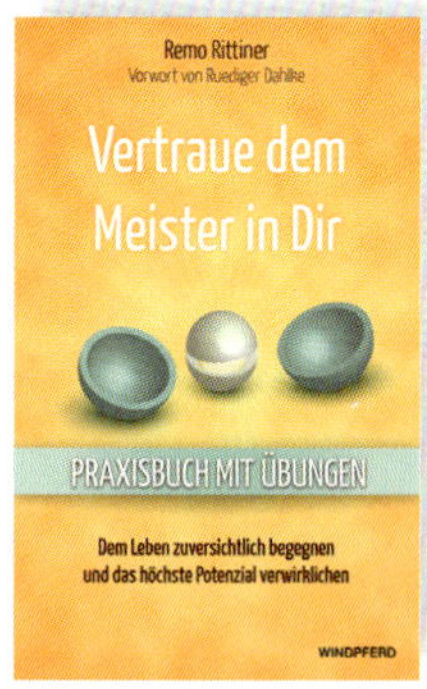

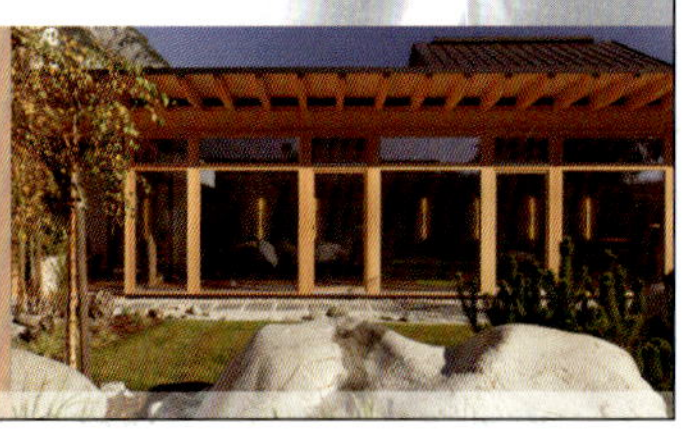